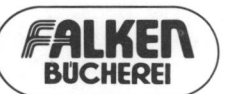
FALKEN
BÜCHEREI

Bärbel Noack
Weberstraße 19
2800 Bremen 1
Tel.: 0421/7 24 43

Lothar M. Kirsch

Isometrisches Training
Übungen für Muskelkraft und Entspannung

Überarbeitete und erweiterte Auflage

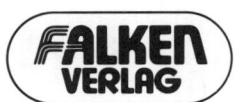

Im Falken-Verlag sind zahlreiche Bücher zum Thema Kondition
und Fitneß erschienen:
»Muskeltraining mit Hanteln« (Nr. 0676)
»Leistungsfähiger durch Krafttraining« (Nr. 0617)
»Fit und gesund« (Nr. 0782)

Der Autor dankt für die Unterstützung bei der Bildgestaltung:
Ingeborg Siegers, Karin Kerp, Nina Dortschy, Sandra Siegers und
Uwe Pöhlmann als Partner bei den Aufnahmen;
Gerhard Kirsch und Frank Kirsch als Fotografen;
Dieter Siegers für fotografische Technik.

CIP-Kurztitelaufnahme der Deutschen Bibliothek

Kirsch, Lothar M.:
Isometrisches Training: Übungen für Muskelkraft u. Entspannung/
Lothar M. Kirsch. [Fotos: Frank Kirsch ...]. – Überarb. Nachaufl. –
Niedernhausen/Ts.: Falken-Verlag, 1986.
    (Falken-Bücherei)
    ISBN 3-8068-0529-6

ISBN 3 8068 0529 6

© 1980/1986 by Falken-Verlag GmbH, 6272 Niedernhausen/Ts.
Titelbild: Photo-Design-Studio Gerhard Burock, Wiesbaden-Naurod
Fotos: Frank Kirsch, Gerhard Kirsch, L. M. Kirsch
Herstellung: Neuwieder Verlagsgesellschaft mbH, 5450 Neuwied

Inhalt

Vorbemerkungen

»Isometrisches Krafttraining« — was ist das eigentlich? So werden Sie sich sicherlich fragen, denn viele Lexika führen den Begriff noch nicht. Isometrisches Training ist eine besondere Form von Krafttraining, bei der keine dynamische Arbeit geleistet, sondern eine statische (bewegungslose) Anspannung der Muskulatur ausgeführt wird.

Ist diese Methode alt oder neu? Diese Frage ist nicht leicht zu beantworten, denn als »isometrisches Training« kennen wir diese Art des Trainings erst seit den fünfziger Jahren. Doch Turnvater Jahn sagte bereits 1816: »Ein Gewicht von zwei Pfund in einer Entfernung von 50 Zoll zu heben, erfordert schon ziemlich viel Kraft. Das waagrechte Halten auf Dauer ist sehr übend.« Dieses »waagrechte Halten auf Dauer« ist aber eine isometrische Anspannung der Muskulatur. Im *physikalischen* Sinne wird ja keine Arbeit geleistet. Aber eine Methode dieses bekannten Phänomens, nämlich die isometrische Anspannung der Muskulatur, kannte unser Turnvater Jahn noch nicht.

Nach ihm haben die Gymnasten des neunzehnten Jahrhunderts viele Gymnastikabläufe entwickelt. Diese Gymnastik in »Großvaters Stil« war nun äußerst steif und exerziermäßig. Durch das exerziermäßige Üben traten vielfach Spannungen des Körpers auf; man hatte somit unbewußt ein isometrisches Training durchgeführt.

Im ersten Weltkrieg wurden isometrische Anspannungen bei Kriegsverletzten im medizinischen Bereich als Rehabilitationstraining (Wiederherstellungstraining) angewendet. So blieb auch lange Zeit das isometrische Training nur eingeweihten Medizinern bekannt. Nach dem ersten Weltkrieg konzentrierte sich die medizinische Wissenschaft zunächst auf andere Themen. Erst nach dem zweiten Weltkrieg, nämlich 1953, begannen zwei junge Ärzte, Müller und Hettinger, das isometrische Krafttraining zu erforschen. Hettinger war es dann auch, der dem isometrischen Krafttraining, wie wir es heute kennen, entscheidende Impulse gab. Auch heute noch beschäftigt sich Prof. Hettinger als Orthopäde mit der Thematik.

Aber warum ist dann noch so wenig über das isometrische Krafttraining bekannt? Zunächst wurde das isometrische Training hoch gelobt, dann jedoch im allgemeinen Sport vom Herz-Kreislauf-Training ins Abseits gedrängt. Man vermochte nicht, dieses einfache und effektive Training in den Breitensport zu integrieren, weil man ihm einen falschen Stellenwert beimaß. Wozu man das isometrische Krafttraining einsetzt, was es zu verbessern vermag und auf welche Teile des Organismus es keine Einwirkung hat, wird in der theoretischen Einführung näher erörtert.

Wer darf dieses Training durchführen? Jedermann. Es ist ein Training für jung und alt. Sogar bei Herzinfarktpatienten wurde es unter ärztlicher Kontrolle durchgeführt. Das isometrische Krafttraining ist ein zusätzliches Training, das die Muskulatur auf schnelle, bequeme und effektive Weise kräftigt. Aber es ist kein Training, das seinen Sinn aus sich selbst heraus erfährt. Es ist vielmehr ein wichtiges Hilfsmittel für sämtliche Sportarten. Deshalb wird auch denjenigen Übenden, die über 40 Jahre alt sind und seit langem nur noch Sport vor dem Fernseher konsumiert haben, empfohlen, den Hausarzt zu fragen, ob man und wie man Sport treiben darf.

Dem aktiven Jedermannsport und der Trimm-Dich-Bewegung wird noch zu wenig Beachtung geschenkt. Die moderne Zeit verlangt nach ausgleichender, körperlicher Betätigung. Darauf hat bereits 1908 der damalige Direktor der Medizinischen Universitätsklinik Köln, Professor Külbs, hingewiesen. Das Problem ist also nicht neu. Warum haben wir es noch nicht gelöst? Es muß als Hauptgrund der menschliche Hang zur Bequemlichkeit genannt werden. Es werden oft Zeitmangel und die Furcht vor dem Versagen angegeben, weshalb man keinen Sport treibt. Dieses Buch möchte dazu beitragen, dem Übenden eine Trainingsform an die Hand zu geben, die ihm mehr Selbstvertrauen durch stetige Leistungsverbesserung der Muskulatur gibt. Es versteht sich daher auch als bescheidener Beitrag zur Volksgesundheit.

Wenn Sie nicht schon Sport treiben, möchten Sie sicher wissen, wie, wann und wo man an Trimm-Aktionen, Trimming 130, einzelnen Sportarten, Aerobics usw. teilnehmen kann. Der Deutsche Sportbund (DSB), die Landessportbünde und die Stadtsportbünde bieten oft Kurse für Trimmer an bzw. können weitere Informationen vermitteln. Anschrift:

Deutscher Sportbund
Otto-Fleck-Schneise 12
6000 Frankfurt am Main 71

Wem etwas mehr Zeit zur Verfügung steht, kann den lokalen Sportverein einmal anrufen und fragen, wo und wann ein Übungsprogramm angeboten wird. Man kann überall an einem Probetraining teilnehmen. In großen Städten bieten überdies die Volkshochschulen Breitensport zu günstigen Zeiten an.

Nun noch einige Worte an Trainer und Übungsleiter. Ihnen wird der Begriff »isometrisches Krafttraining« bestimmt nicht fremd sein. Anhand dieser Schrift können Sie sich informieren, wie man solche Übungen durchführt und neue entwickelt. Der Autor würde sich freuen, wenn Sie das isometrische Krafttraining in Ihr Übungsprogramm einfließen lassen könnten. Wenn Sie spezielle Fragestellungen haben, so finden Sie im Literaturverzeichnis am Ende des Buches weitere Informationsquellen.

Theoretische Einführung

Anatomie und Physiologie

Einige Bemerkungen aus den Gebieten Anatomie und Physiologie müssen an dieser Stelle vorausgeschickt werden, denn sie tragen zum Verständnis der Zusammenhänge bei, ohne zu wissenschaftlich zu sein.

Die Muskeln setzen mit Hilfe der Sehnen an den Knochen an. Damit eine Kraft wirksam werden kann, muß dieses System ein Gelenk oder mehrere Gelenke überspringen. Der Muskel besteht aus einzelnen Muskelfasern. Das Zusammenwirken dieser Muskelfasern ist für unsere Betrachtung von großer Bedeutung. Dazu ein Beispiel: Wir heben einmal ein 5-kg-Gewicht an, dann wiederholen wir den Vorgang mit einem 10-kg-Gewicht. Wie stellt sich der Muskel auf die unterschiedlichen Gewichte ein? Der Muskel wird nicht in seiner Gesamtheit eingesetzt, sondern nur die benötigte Anzahl von Muskelzellen wird vom Gehirn angeregt, sich zu verkürzen. Unsere Muskelzellen steuern die Kraft nämlich nicht so, daß einmal

wenig, ein anderes Mal mehr kontrahiert wird, denn es gilt das Alles-oder-Nichts-Gesetz. Die einzelne Muskelzelle wird kontrahiert — oder eben nicht! Die sportmedizinische Forschung hat festgestellt, daß der untrainierte Muskel unvorteilhafter arbeitet als der trainierte. Beim Training lernt die Muskulatur zunächst einmal, ökonomischer zu arbeiten.

Strecken wir etwa einen Arm, so ist ein Muskel dafür verantwortlich. Ein anderer Muskel ist für die Beugung zuständig. Diese gegensätzlich arbeitenden Muskeln nennt man Antagonisten. Im Fall der Armstreckung handelt es sich um den Armstrecker oder *Musculus triceps brachii*. Im Falle der Armbeugung ist es in der Hauptsache der zweiköpfige Armmuskel oder *Musculus biceps brachii;* aber auch der Armbeuger *(Musculus brachialis)* und der Oberarmspeichenmuskel *(Musculus brachioradialis)* wirken bei der Beugung mit. Diese zusammenwirkenden Muskeln nennt man Synergisten.

Stellenwert des isometrischen Krafttrainings

Der Sport will die Leistungsfähigkeit des Menschen verbessern. Um dies besser zu verstehen, veranschaulichen wir uns das an der folgenden Zusammenstellung:

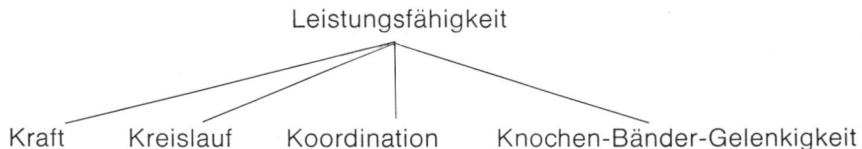

Leistungsfähigkeit

Kraft   Kreislauf   Koordination   Knochen-Bänder-Gelenkigkeit

Die Leistungsfähigkeit ist von den vier K's — Kraft, Kreislauf, Koordination und Knochen-Bänder-Gelenkigkeit — abhängig.

Kraft:

Da für sämtliche Bewegungen oder Spannungen des Körpers Kraft aufgewendet werden muß, wird die Kraft hier an erster Stelle genannt. Zur Verbesserung der Kraft stehen uns im wesentlichen zwei Methoden zur Verfügung: das isometrische Krafttraining, bei dem Spannung ausgeübt wird, und das isotonische Krafttraining, bei dem eine Bewegung ausgeführt wird. Wir werden dies noch näher veranschaulichen.

Kreislauf:

Unsere Leistungsfähigkeit hängt im weiteren von unserem Herz-Kreislauf-System ab. Das rapide Ansteigen der Herz-Kreislauf-Krankheiten in den letzten Jahren zeigt, daß gerade dieses Organsystem für unsere Gesundheit von entscheidender Bedeutung ist. Nur ein starkes Herz-Kreislauf-System kann uns eine Dauerleistung ermöglichen. Dazu ein Beispiel: Die Sieger eines Mister-World-Wettbewerbes schafften an einer Drehkurbel eine Leistung von 1000 W und konnten diese Leistung eine Minute lang aufrecht erhalten. Eine Leistung von 120 W für 10 Minuten aufrecht zu erhalten, schafften sie hingegen nicht — zierliche Sportstudentinnen, die ein Ausdauertraining vorher betrieben hatten, waren dazu problemlos imstande. Dieses Beispiel soll zeigen, daß wir uns in acht nehmen müssen, ein Organsystem zu Lasten von anderen überzutrainieren. (Anmerkung: Bei dem vorangehenden Beispiel muß beachtet werden, daß die Dauerleistung auch von der Anpassungsfähigkeit des Stoffwechsels abhängt.) Ein leichtes und effektives Trainingsmittel, wie es das isometrische Training darstellt, könnte leicht dazu verführen, zu viel Krafttraining durchzuführen. Zum anderen muß das Herz-Kreislauf-System trainiert werden, um dem Muskel genügend Sauerstoff und Nährstoffe zur Verfügung zu stellen.

Koordination:

Damit ist das Nervensystem gemeint. Unsere Muskeln müssen schnell komplizierte Bewegungen durchführen. Wenn wir unsere Muskulatur durch isometrisches Training stärken, so müssen wir überdies die Koordinierung der neugewonnenen Muskeln durch ein geeignetes Geschicklichkeitstraining fördern. Also muß auch hier ein sinnvolles Gleichgewicht zwischen Muskelmasse und Koordinationsfähigkeit herrschen.

Knochen-Bänder-Gelenkigkeit:

Um eine gewisse Leistung erbringen zu können, müssen Gelenke, Sehnen und Bänder imstande sein, sich zu dehnen. Turner, die den Spagat oder die Brücke nicht beherrschen, Ruderer, die nicht weit genug den Rumpf beugen können, oder Schwimmer, die keine beweglichen Schultergelenke besit-

zen, werden es in den genannten Sportarten kaum weit bringen.

Aus diesen medizinischen Gegebenheiten sollten Konsequenzen für das Training folgen. Ein gutes Training setzt sich zusammen aus:

1. *Aufwärmen:* Laufen, Federn, Hüpfen.
2. *Dehnen:* Durch gymnastische Übungen werden Sehnen und Gelenke gedehnt.
3. *Bewegungsablauf:* Die Koordination wird in diesem Teil des Trainings geübt, obwohl Kraft, Kondition und Beweglichkeit mittrainiert werden.
4. *Krafttraining:* Durch isometrisches und isotonisches Krafttraining; wobei das isometrische Training Zeit erspart und das isotonische Training den Vorteil hat, gleichzeitig die Koordination mitzutrainieren.
5. *Herz-Kreislauf-Training:* Durch Laufen und ähnliche Bewegungsübungen kann das Herz-Kreislauf-System gezielt trainiert werden.

Das Training sollte in dieser Reihenfolge ablaufen, da der Körper vor dem Dehnen aufgewärmt werden muß, ein Training der Bewegungsabläufe erst nach der Dehnung effektiv wird und schließlich ein Krafttraining nach dem Herz-Kreislauf-Training durch einen gewissen Grad an Erschöpfung, Atemlosigkeit und Übersäuerung des Blutes durch Milchsäure nicht recht wirksam wäre.

Wenn der Sport in solcher Form

ausgeübt wird, kann die Leistungsfähigkeit sämtlicher Organsysteme verbessert werden. Das isometrische Training ist ein wichtiges Teilstück eines solchen Trainingsaufbaus.

Entwicklung des Muskels

Wie wird sich beim Training die Muskulatur verändern? Wird sie wachsen, wie es etwa die Werbung der Muskelmacher verspricht? Wird die Muskulatur »felsenfest«, wie es dort heißt? Vielleicht treten Sie mit der einen oder anderen dieser Fragen an das isometrische Krafttraining heran.
Die Muskulatur wird sich verändern. Natürlich werden Sie keine »felsenfesten« Muskeln bekommen, denn eine »felsenfeste« Muskulatur ist genau so starr, unbeweglich und nutzlos wie harter Stein. Die Muskulatur wird sich in Größe, Geschmeidigkeit, Reaktionsgeschwindigkeit und Festigkeit an den Gebrauch anpassen. Auch sollten Sie nicht zu schnell mit dem Maßband nachmessen, um wieviel der Muskel gewachsen ist; der Muskel wächst erst nach einiger Zeit. Bei jedem Training der Muskulatur, das eine gewisse Schwelle überschreiten muß, geschieht folgendes: Zunächst versucht der Muskel die vorhandene Kraft vollständig einzusetzen. Diese Phase nennt man auch die Ökonomiephase. Wird der Muskel darüberhinaus beansprucht, so setzt ein Dickenwachstum ein, das heißt, die einzelnen Muskelzellen verdikken sich; man spricht von der Hypertrophiephase. Dabei wird man eine meßbare Vergrößerung der Muskulatur beobachten können. Schließlich werden die Muskelzellen etwa doppelt so dick wie ursprünglich, und dann setzt eine neue Entwicklung ein: Die Muskelzellen teilen sich; wir sprechen von der Hyperplasiephase. Die Struktur und Leistung des gesamten Muskelgewebes ändert sich während des Krafttrainings. Der Muskel wird vermehrt kapillarisiert, das heißt, es bilden sich neue, feinste Blutgefäße, die die Muskelzellen mit Nahrung und Sauerstoff versorgen. Sodann erfährt der Muskel eine Stoffanreicherung. Es lagert sich zum Beispiel vermehrt Glykogen (»Traubenzukker«) an, der für den Energiehaushalt eine entscheidende Rolle spielt.

Isometrisches und isotonisches Krafttraining

Wo genau liegt der Unterschied zwischen isometrischem und isotonischem Krafttraining und wie arbeiten diese beiden Trainingsformen zusammen?

Bei der *isotonischen* Muskelanspannung wird eine Bewegung ausgeführt. Als Beispiel soll das Anheben eines Gewichtes dienen. Es wird Arbeit im physikalischen Sinne geleistet (Arbeit gleich Kraft mal Weg).

Bei der *isometrischen* Muskelanspannung wird keine Bewegung ausgeführt. Der Muskel spannt sich an, leistet aber keine physikalische Arbeit (da das Produkt aus Kraft mal Weg gleich Null ist).

Damit der Muskel wächst, muß er einen Reiz bekommen. Man kann durch isotonisches und isometrisches Training solche Reize auf den Muskel ausüben. Hierzu ein interessanter Vergleich: Der Weltrekord im Liegestützen (»pushups«) liegt bei 3216. Wer vielleicht einmal 50 Liegestütze in einer Minute ausgeführt hat, weiß diese 3216 zu würdigen. Für diesen Rekordversuch wurden 115 Minuten benötigt. Um seinem Triceps einen Reiz zu weiterem Muskelwachstum beziehungsweise zur Verstärkung der Muskelkraft zu verschaffen, muß der Rekordhalter viel Zeit opfern.

Beim isometrischen Training dagegen genügt bereits eine Anspannung mit maximaler Kraft für 3 Sekunden. Hierzu schon gleich eine Übung, die später im Übungsprogramm näher erläutert wird. In Abb. 87 sehen wir den Übenden im Liegestütz. Ein Helfer übt Druck auf seine Schultern aus, wenn der Übende auf halbe Höhe hochgekommen ist. Dazu reicht bereits die Kraft der kleinen Schwester oder Tochter aus! Machen Sie selbst folgenden Versuch: Zunächst setzt sich das Mädchen auf Ihren Rücken – Sie werden bei normaler, isotonischer Ausführung das Mehrgewicht problemlos überwinden. Halten Sie aber im Umkehrpunkt (das ist der Punkt, wenn Oberarm und Körper parallel zueinander stehen) an und lassen Druck auf Ihre Schultern ausüben, dann wird es Ihnen nicht möglich sein hochzukommen. Wie erklärt sich das? Der Umkehrpunkt ist für die Kraftumsetzung des Armstrecker die ungünstigste Lage; darum kann man in diesem Fall den *Musculus triceps brachii* besonders gut trainieren.

Wir hatten bereits die nötige Anspannungsdauer mit 3 Sekunden beschrieben. Diese Zahl beruht auf den Forschungen von Professor Hettinger. Der Reiz, den man auf einen Muskel ausübt, um ihn zum Wachstum anzuregen, hängt von zwei Faktoren ab: Trainingskraft in Anteilen an der Maximalkraft und Trainingsdauer. Professor

Hettinger fand unter anderem, daß man mit einem Kraftaufwand von 40–50 Prozent der Maximalkraft den Muskel 15–20 Sekunden trainieren muß, um einen Trainingseffekt zu erzielen. Zwei Nachteile dieser Trainingsform springen sofort ins Auge. Zum einen ist diese Zeitspanne sehr lang, und zum anderen kann man während des Trainings den Anteil an der Maximalkraft nicht messen (zudem ändert sich diese Größe ja laufend). Professor Hettinger fand nun, daß bei Training mit Maximalkraft nur 3 Sekunden notwendig sind, um einen Trainingseffekt zu erreichen. Mit einer Trainingsdauer von 3 Sekunden umgehen wir das Problem der Kraftmessung und arbeiten überdies zeitmäßig am ökonomischsten.

Da sich sämtliche Muskelaktionen als Mischformen von isotonischen und isometrischen Anteilen darstellen, soll uns das Zusammenwirken des isometrischen und isotonischen Krafttrainings interessieren. Dazu wieder ein Beispiel: Ein schweres Gewicht soll angehoben und in einer bestimmten Höhe gehalten werden. Zunächst wird gegen den Widerstand des Gewichtes (Trägheit der Masse) die Muskelkraft eingesetzt, und zwar wird es sich dabei um eine isometrische Anspannung der Muskulatur handeln – solange sich das Gewicht nicht bewegt. Löst sich das Gewicht vom Boden, dann haben wir es mit einer isotonischen Muskelbewegung zu tun. Beim Halten in der festgelegten Höhe ist die Muskelaktion wieder isometrisch. Dieser stetige Übergang von statischer und dynamischer Kraft muß dann auch im Training ausgeführt werden; der Trainingsreiz, den wir durch isometrisches Training gewonnen haben, muß gelenkt werden – durch isotonische Übungen oder noch besser durch Übungen der Sportart, die wir betreiben.

Medizinische Fragen

Zu jung — zu alt — zu krank?

Das isometrische Training dient der Muskelkräftigung für jeden; es kann aber auch in enger Verbindung mit einer Sportart, sei es Fußball, Turnen, Kampfsport oder Ausgleichssport, stehen. Darum ist es von Interesse, ob es für jüngere, ältere oder kranke Übende Einschränkungen gibt.

Fangen wir bei den Kindern an. Das Schwimmen wird ja schon im Säuglingsalter empfohlen. Sport ist für Kinder ein wichtiges Mittel, die körperliche Entwicklung zu fördern. Aber Kinder unter 10 Jahre alt sollten noch kein isometrisches Krafttraining durchführen. Der kindliche Körper benötigt nicht das hochspezifische isometrische Krafttraining, da er aus Sport und Spiel genügend Reize zur Entwicklung erhält. Außerdem fällt es Kindern schwer, die Übungen zu begreifen. In eigenen Versuchen hat der Autor die Erfahrung gemacht, daß Kindern diese Übungen nur witzig vorkommen, da sie durch mangelndes Verständnisvermögen im theoretischen Bereich den Sinn der Übungen nicht erfassen. Doch bereits nach dem 10. Lebensjahr kann man beginnen, einzelne Übungen trainieren zu lassen. Besonders während der Pubertät kann das isometrische Training der körperlichen Entwicklung nützliche Impulse geben. Voraussetzung ist dabei die Einsicht der übenden Kinder, wozu diese Übungen gedacht sind.

Bin ich schon zu alt? Diese Frage brauchen Sie sich ganz gewiß nicht zu stellen. Isometrisches Krafttraining eignet sich auch für Senioren. Es ist mit gutem Erfolg an Alterssportlern erprobt worden. Sogar nach Herzinfarkten ist ein solches Training möglich, denn es trainiert nicht den Kreislauf und kann ihn somit auch nicht belasten. Richtige Ausführung ist allerdings Voraussetzung. Bei vielen Anfängern des isometrischen Trainings kommt es zur sogenannten Preßatmung, die wiederum zu beträchtlichen Blutdruckerhöhungen führen kann — dann also doch auf den Kreislauf wirkt. Nicht nur bei Bluthochdruckerkrankungen, sondern auch bei Normotonikern (Menschen mit normalem Blutdruck) ist die Preßatmung zu vermeiden. Bei der richtigen Durchführung kommt es jedoch nicht zur Preßatmung. Dieses wichtige Thema, Preßatmung, werden wir später noch einmal aufgreifen.

Folgende Situation findet man oft im Breitensport vor. Die Übenden haben bis zum Alter von 20 Jahren recht aktiv Sport getrieben. Doch dann hatte man plötzlich mit dem Sport aufgehört, denn Beruf und Familie schränkten die Zeit ein. Im Alter von 40 Jahren fällt einem auf, daß man zur Erhaltung der Gesundheit Sport treiben muß. Man erinnert sich an frühere sportliche Leistungen, und die letzten 15 bis 20 Jahre verschmelzen zu einem Tag. Wer aus dem Nichts heraus versucht, sportliche Höchstleistungen zu erbringen, wird seinem Körper nur schaden. Es ist auch nicht Ziel eines solchen Breitensports, Höchstleistungen zu erbringen. Man sollte sich als Ziel die Erhöhung der allgemeinen Leistungsfähigkeit setzen. Dieses Ziel erreicht man durch ein aufbauendes Training.

Leider ist die Zahl der Sportler, die in der Jugend mit dem Training begonnen haben und es kontinuierlich bis ins hohe Alter betreiben, äußerst gering. Diese Menschen brauchen sich nicht an den Arzt zu wenden, wenn sie noch einen anderen Sport treiben

oder mit dem isometrischen Training beginnen wollen. Wer allerdings die letzten Jahre nur hinter dem Schreibtisch gesessen hat und die über 40 Jahre alten Übenden in spe sollten vor Aufnahme des Sports und des isometrischen Krafttrainings unbedingt den Hausarzt aufsuchen und sich untersuchen lassen. Nach Feststellung des Leistungsstandes wird der Arzt auf Fragen des aufbauenden Trainings mit Rat zur Seite stehen.

Ist jemand zu krank für das isometrische Krafttraining? Bei bestimmten Krankheiten dürfen verschiedene Sportarten und Teile des isometrischen Trainings nicht durchgeführt werden. Als Beispiel mögen Wirbelsäulenerkrankungen dienen. Manche isometrischen Übungen, die für die Rückenmuskulatur des Gesunden positive Effekte aufweisen, könnten dem Wirbelsäulenerkrankten schaden. Auf solche Gefahrenstellen wird im Übungstext hingewiesen. Chronisch Erkrankte können durchaus Sport und isometrisches Krafttraining betreiben, aber es können Einschränkungen bestehen. Auch hier ist der Besuch beim Arzt dringend angeraten.

Wenn wir diese Vorsichtsmaßregeln beachten, werden wir den größten Nutzen aus Sport und isometrischem Training gewinnen können: die Erhaltung der Gesundheit.

Ernährung

Für das isometrische Krafttraining ist keine spezielle Ernährung notwendig. Eine ausgeglichene, vollwertige Ernährung reicht völlig aus. In Hinsicht auf unsere Hauptsportart und unsere Lebensweise sollten wir die Ernährung jedoch anpassen. Dazu folgen hier noch einige Hinweise.

Ausgeglichen ist zunächst einmal eine natürliche Ernährung. Die Ernährungswissenschaft hat bewiesen, daß der weiße Zucker (Raffineriezucker) und das weiße Mehl für den Organismus schädlich sind. Die Konsequenz sollte sein, daß man Weiß- und Graubrot zugunsten von Vollkornbrot aus dem Speiseplan streicht. Der weiße Zucker kann durch Honig ersetzt werden. Aber auch vom Honig sollte man nicht zu viel nehmen. Beim Kauf von Honig muß man darauf achten, eine enzymreiche Sorte zu erhalten. Gewissenhafte Einzelhändler oder Reformhäuser können den Kunden zu dieser Frage beraten. Beim Reformhändler bekommt man überdies noch viele gute Ratschläge für eine gesunde Ernährung.

Kohlenhydrate

Die Kohlenhydrate sind die wichtigsten Energieträger des menschlichen Stoffwechsels. Eine zu hohe Zufuhr von Kohlenhydraten bedingt im Körper eine Speicherung, das heißt, überschüssige Energie wird in Form von Fetten angelagert. Der moderne Mensch führt seinem Körper zu viel Kohlenhydrate zu, und damit sind die Kohlenhydrate für die weitverbreitete Fettsucht in der modernen Gesellschaft verantwortlich.

Für den Sportler heißt es, ausreichend, aber nicht zuviel Kohlenhydrate zu sich zu nehmen. Bei sitzender Arbeit ist eine kohlenhydratreiche Ernährung unsinnig. Spielt man aber am Wochenende etwa aktiv Fußball, so läßt sich eine ausreichende Menge an Kohlenhydraten am Spieltag leicht durch Fruchtsäfte erreichen.

Der Energiebedarf schwankt gerade in den verschiedenen Sportarten stark und ist von vielen Faktoren abhängig. Professor Nöcker hat Forschungsergebnisse veröffentlicht, die ich als Grundlage zur Berechnung der folgenden Tabelle benutzt habe.

Zeitaufwand zum Abtrainieren von 100 g Milchschokolade (≙ 560 Kcal)

Trainingsform	Gewicht des Trainierenden	
	50 kg	70 kg
Grundumsatz	11 Std. 10 Min.	8 Std.
Gehen 3 km/Std.	4 Std. 30 Min.	3 Std. 10 Min.
Gehen 4,5 km/Std.	4 Std.	2 Std. 50 Min.
Gehen 6 km/Std.	3 Std.	2 Std. 10 Min.
Laufen 9 km/Std.	1 Std. 10 Min.	50 Min.
Laufen 12 km/Std.	1 Std. 2 Min.	45 Min.
Laufen 15 km/Std.	55 Min.	40 Min.

Die Aufstellung zeigt auch, daß für Ernährungssünden der Preis eines anstrengenden Trainings bezahlt werden muß.

Heute, im Zeitalter des Computers, gibt es bereits Minicomputer, die den Energieverbrauch des Menschen berechnen. Man kann diese Computer wie eine Armbanduhr tragen. Mit einem solchen Computer kann man seinen Energieverbrauch ziemlich genau bestimmen und dann seine Kalorienzufuhr steuern.

Welche Arten von Kohlenhydraten gibt es, und welche eignen sich besonders für eine richtige Ernährung? Die unterste Stufe bilden die Einfach- und Zweifachzucker (Mono- und Disaccharide) Trauben-, Frucht-, Rohr-, Rüben-, Malz- und Milchzucker. Leider besteht die Nahrung der meisten Menschen heutzutage aus solchen Zuckern. Diese Zucker werden sehr schnell im Magen resorbiert und erhöhen schnell den Blutzuckerspiegel, der dafür aber auch wieder schnell absinkt. Diese Schwankungen sind wohl nicht unbeteiligt an der Ausbildung der Zuckerkrankheit *(Diabetes mellitus)*. Unsere Kohlenhydratezufuhr sollte sich auf die Mehrfachzucker beschränken, die Polysaccharide. Sie finden sich zum Beispiel im Vollkornbrot. Dabei erhöht sich der Blutzuckerspiegel kaum, wird aber sehr lange auf gleichem Niveau gehalten.

Eiweiß

Auch bei der Eiweißzufuhr muß auf die richtige Menge geachtet werden. Zu viel Eiweiß belastet den Stoffwechsel. Dauerleistungssportler bevorzugen zumeist eine

19

eiweißärmere Kost als Kraftsportler. Ein muskulöser Körper benötigt mehr Einweiß als ein muskelarmer Körper. Geben wir der Muskulatur durch isometrisches Training einen Reiz zum Wachstum, so muß auch Eiweiß zur Verfügung gestellt werden, damit der Muskel alte Muskelzellen erneuern kann und sich neue bilden können. Verschiedene Sportarten benötigen also ein größeres Angebot an Eiweiß. Professor Prokop hat zum Beispiel für einen 70 kg schweren Kunstturner einen täglichen Eiweißbedarf von 120–135 g ermittelt. Diesen Bedarf könnte der Kunstturner aus den folgenden Nahrungsmitteln decken: 750 ml Milch, 50 g halbfetter Käse, 1 Ei, 50 g Haferflocken, 300 g Schwarz- und Weißbrot, 250 g rohes Fleisch, 100 g Wurst.

Für Nichtsportler sind diese Mengen natürlich zu hoch. Andere Sportarten, wie zum Beispiel das Gewichtheben, benötigen eine noch größere Zufuhr. Leistungssportler informieren sich am besten an der angegebenen Quelle.

Wie sieht ein vernünftiges Eiweißangebot aus? Der Körper baut sein Eiweiß aus vielen sogenannten Aminosäuren auf. Ob diese Aminosäuren aus tierischem oder pflanzlichem Eiweiß stammen, spielt keine Rolle: aber es müssen sämtliche benötigten Aminosäuren zugeführt werden. Bei einer vegetarischen Ernährung müssen viele Gemüse und Früchte gemischt zu einer Mahlzeit angeboten werden, um sämtliche Aminosäuren zu enthalten. Tierisches Eiweiß hat den Vorteil, daß es ähnlich dem menschlichen aufgebaut ist. Die Ernährungswissenschaft sagt, daß ein Verhältnis von 2/3 tierischem Eiweiß zu 1/3 pflanzlichem Eiweiß in der Nahrung am vorteilhaftesten ist.

Fette

Der Körper benötigt Fette nicht zuletzt, weil sie Träger der fettlöslichen Vitamine sind und aus diesen Fetten auch Hormone aufgebaut werden. Beim Sport spielen die Fette auch als Energielieferant eine große Rolle.
Welche Nahrungsquelle ist zu bevorzugen? Olivenöl, Keimöle oder Sonnenblumenöl sollten den Hauptteil unserer sichtbaren Fettzufuhr ausmachen, da sie mehrfach ungesättigte Fettsäuren enthalten. Ungesättigte Fettsäuren können den Blutfettspiegel senken. Ein erhöhter Blutfettspiegel kann die »Gefäßverkalkung« beschleunigen und somit zum Herzinfarkt führen.

Salz- und Wasserhaushalt

Bei starker körperlicher Anstrengung oder bei Hitze produziert der Körper vermehrt Schweiß. Salze und Wasser gehen verloren. Dieser Verlust muß ersetzt werden.

Am besten eignen sich dazu Fruchtsäfte, Milch, Früchte oder Wasser
(dem beim Wettkampf Salz beige-
geben werden kann).
Oftmals raten Laien, bei übermä-
ßigem Schwitzen nicht zu trinken
oder viel Salz zu essen. Solch
gutgemeinter Rat kann ernste gesundheitliche Schäden zur Folge
haben, denn das Schwitzen ist
eine Ausgleichsreaktion des Körpers, die man nicht einfach unter-
drücken darf.
Hausfrauen kaufen gerne Koch-
salz (NaCl), weil es nicht klumpt.
Für die Ernährung ist jedoch Meersalz gesünder, denn neben Na-
triumchlorid enthält Meersalz noch
eine Vielzahl anderer Salze (wie
etwa Kaliumchlorid, Jodsalze, Cal-
ciumchlorid).

Vitamine

Vitamine können das Muskelwachstum nicht beeinflussen, aber
sie haben Rückwirkungen auf die
Leistungsfähigkeit. Bei Vitamin-
mangel (besonders Vitamin B-
Komplex und Vitamin C) kann es
zu einer Verlangsamung des Mus-
kelstoffwechsels und damit zur
Leistungsminderung kommen.
Professor Nöcker hat den Vitamin-
bedarf von Nichtsportlern, Kraft-
sportlern, Schnellkraftsportlern und
Dauerleistungssportlern berech-
net. Der Bedarf des Nichtsportlers
ist durch eine vernünftige Ernährung gewährleistet. Bei Kraftsport-
lern ist eine mäßige Erhöhung des
Vitaminbedarfs zu verzeichnen.

Bei Dauerleistungssportlern ist
eine starke Erhöhung des Bedarfs
gefunden worden. Leistungssportler müssen dem Körper mehr Vitamine zuführen.

Nach diesen vielen Einzelinforma-
tionen soll nun noch einmal zu-
sammengefaßt werden: Die Nahrung muß alle notwendigen Stoffe
in ausreichendem Maße enthalten.
Zu viel schadet genauso wie zu
wenig. Man hat eine einfache und
gute Kontrolle, indem man regelmäßig sein Gewicht überprüft. Die
Ernährung soll natürlich gehalten
werden. Milch, Fleisch und Fisch
decken den Hauptteil des Eiweiß-
bedarfs. Getreideprodukte sind
für die Kohlenhydrate Hauptener-
gielieferant. Frisches Obst und Gemüse sind reich an Vitaminen und
Mineralien; zudem enthalten sie
Zellulose, die auf die Darmtätig-
keit anregend wirkt. Der Fettbe-
darf wird aus pflanzlichen Ölen
und Margarinen gedeckt. Flüssig-
keits- und Salzverluste werden
durch Fruchtsäfte, Milch oder Wasser ausgeglichen.
Häufige kleine Mahlzeiten belasten den Körper weniger als ein
oder zwei Riesenmahlzeiten. Es
empfiehlt sich, die Zusammensetzung der Nahrung an Hand einer
Nahrungsmitteltabelle zu überprüfen. Man kann so auch die Ener-
giezufuhr besser abstimmen. Die
Mahlzeiten sollte man regelmäßig
und in Ruhe einnehmen, damit sich
der Körper mit seinem Stoffwechsel darauf einstellen kann.

Alkohol

Manche Sportler meinen, daß Alkohol leistungsfördernd sei. Darum haben verschiedene Fachverbände den Alkohol auf die Doping-Liste gesetzt. Tatsache ist, daß der Alkohol zum einen die Muskelkraft einschränkt und zum anderen die Koordinationsfähigkeit beeinträchtigt. Er wirkt also leistungsmindernd.

Alkohol ist ein Gift, das dem Körper vielfach Schaden zufügt. Er reizt den Magen-Darm-Trakt; es kommt zur Gastritis. Die nächste Station ist die Leber. Im Spätstadium des Alkoholmißbrauchs kommt es zur Leberzirrhose (»Schrumpfleber«). Der Vitaminhaushalt wird gestört. Die Nerven können sich entzünden (Polyneuritis). Die Bauchspeicheldrüse kann sich entzünden.

Die leichte Verfügbarkeit des Alkohols und die Gefahrlosigkeit suggerierende Werbung verdunkeln die Suchtgefahr des Alkohols. Wer beim Essen auf ein (!) Glas Wein nicht verzichten will, kann es wohl trinken, aber es sollte dann bei diesem einen Glas bleiben. Nach dem Training ein paar Glas Bier gegen den Durst zu trinken, bringt den Stoffwechsel völlig aus dem Gleichgewicht. Darum also: wenig bis keinen Alkohol.

Nikotin

Der Nikotinmißbrauch wird zu Recht als Volksseuche Nummer 1 angesehen. Nikotin ist ein gefährliches Gefäßgift. Würde man den Nikotingehalt weniger Zigaretten einem Menschen intravenös injizieren, so wäre der Tod die Folge. Der chronische Mißbrauch führt zu degenerativen Gefäßerkrankungen. Die Durchblutung des Gewebes wird beeinträchtigt. Täglich müssen wegen mangelnder Durchblutung und dem darauffolgenden Gewebetod Beine amputiert werden. Ein anderer Zusammenhang wurde zwischen Zigarettenkonsum und Herzinfarkt gefunden. Bei starken Rauchern im 6. Lebensjahrzehnt steigt gegenüber von Nichtrauchern gleichen Alters die Herzinfarktanfälligkeit um 240 % an. Weiterhin führen Teer und Nikotinreste zum Bronchialkrebs. Der Kehlkopfkrebs tritt fast ausschließlich bei Rauchern (ca. 98 %) auf (persönliches Gespräch mit Professor J. Matzker). Beim Raucher verkalken die Gefäße schneller als beim Nichtraucher.

Obwohl diese Tatsachen seit langem bekannt sind, steigt die Zahl der Raucher tagtäglich. Beziehen wir dies nun auf das isometrische Training. Der Muskel wird zum Wachstum angeregt, es bilden sich neue Haargefäße (Kapillargefäße), um die Zufuhr von Sauerstoff und Nahrung zu gewährleisten. Das Rauchen wirkt nun dieser Entwicklung völlig entgegen.

Rauchen setzt die Leistungsfähigkeit herab und ist mit einem gesunden Leben nicht vereinbar. Allen Rauchern kann nur dringend geraten werden, sich das Rauchen abzugewöhnen.

Mister Wunders Kraftnahrung und Kraftpillen

Die Werbung der Kraftmacher verspricht durch dieses oder jenes Mittel riesige Muskeln über Nacht. Zum einen handelt es sich um Eiweißpräparate. Wir haben jedoch im Abschnitt Ernährung gesehen, daß eine gemischte Kost völlig ausreicht. Denn angebaut wird das Eiweiß erst, wenn zuvor dem Muskel ein entsprechender Reiz gegeben wurde. Mister Wunders Eiweiß-Kraftnahrung hat gegenüber Milch, Fleisch oder Fisch nur den Vorteil, daß sie unverschämt teuer ist.

Ähnlich verhält es sich auch mit Mister Wunders Kraftpillen. Diese Kraftpillen bestehen aus Vitaminen und Mineralien. Auch auf diesem Gebiet gilt, daß eine natürliche Ernährung völlig ausreicht und dazu billiger ist.

Hormone

Unverantwortliche Trainer geben Sportlern androgene Hormone (männliche Hormone) und anabole Steroide (anabol = aufbauend), die das Muskelwachstum beeinflussen. Androgene Hormone, wie das Testosteron, wirken vermännlichend — es sind die Hormone, die den Mann kennzeichnen. Anabolika fördern den Muskelaufbau. Diese Anabolika haben durchweg eine vermännlichende Wirkung, die nicht völlig unterdrückt werden kann. In den gängigen Überdosierungen kommt es vermehrt zum Leberkrebs. Darüber hinaus hat ein massiver Eingriff in das hormonale Geschehen des Körpers noch weitere, nachhaltige Folgen. Frauen bekommen tiefe Stimmen und unansehnliche, überproportionierte Muskelpakete; Unregelmäßigkeiten in der Menstruation treten auf. Bei jungen Menschen wird das Wachstum früher abgeschlossen. Bei dem übernatürlichen Wachstum der Muskeln wachsen die Sehnen nicht gleichmäßig mit, es kann daher zu Sehnenrissen kommen.

Ferner wurden auch Schilddrüsenhormone von solchen Trainern verabreicht.

Fest steht, daß solche Eingriffe in den Hormonhaushalt des Körpers dem Arzt bei gegebenem Anlaß (Krankheit) vorbehalten bleiben müssen. Das beschriebene Vorgehen von Trainern, Sportfunktionären und Sportlern hat mit Sport als Verbesserung der Lebensqualität nichts mehr gemein. Verschiedene Hormone werden auch auf Doping-Listen geführt.

Doping

Unter Doping versteht man den Versuch, die Leistung des Körpers durch solche Mittel zu steigern, die dem Organismus normalerweise fremd sind. Viele Sportler haben ihren sorglosen Umgang mit hochwirksamen Medikamenten mit dem Leben bezahlen müssen. Als eine Form des Dopings kann man das bereits beschriebene Zuführen von Hormonen betrachten. An weiteren Dopingmitteln sind noch viele zu nennen.

Weckamine

Weckamine sind stimulierende Medikamente. Die bekanntesten sind das Amphetamin (Benzedrin) und Pervitin. Sie sind so gefährlich, weil sie die geschützten Reserven des Körpers freilegen. Besonders viele Tote gab es im Berufsradsport. Die Sportler haben sich, angeregt von diesen Mitteln, überschätzt und den Körper über den Punkt der totalen Erschöpfung weiter belastet.

Herz-Kreislauf-Mittel

Diese Mittel erhöhen die Leistung des Herz-Kreislauf-Systems. Im Krankheitsfall erfüllen diese Mittel ihre Pflicht. Aber im Sport haben sie nichts zu suchen, denn sie führen mit der einhergehenden Überbeanspruchung des Körpers zu Schäden des Organismus. Zu den Mitteln gehören unter anderem Cardiazol, Coramin und Coffein (in hohen Dosen).

Rauschmittel

Rauschmittel wie Cocain und Heroin sind auch schon verwendet worden. Cocain zeigt anfangs eine Steigerung der Leistungsfähigkeit, die aber allmählich in einen allgemeinen Zerfall des Körpers übergeht. Heroin, Morphium, Cocain und ähnliche Mittel mehr sind nicht nur auf Doping-Listen zu finden, sie stehen auch auf der Betäubungsmittel-Liste (BTM-Liste). Der ungesetzliche Gebrauch ist strafbar.

Medikamente

Viele Menschen müssen Medikamente einnehmen. Vielfach haben diese Medikamente aber Rückwirkungen auf die verschiedenen Körpersysteme.
Verschiedene Mittel verlangsamen das Reaktionsvermögen. Andere Mittel verringern die Fähigkeit des Blutes zu gerinnen. Der Blutdruck wird gesenkt oder erhöht. Auch hier sollte der Arzt gefragt werden, ob die einzunehmenden Mittel Rückwirkungen auf eine sportliche Betätigung haben.
Andererseits kann aber auch der Sport Einfluß auf die Wirksamkeit von Medikamenten haben. So brauchen Zuckerkranke unter Umständen weniger Medikamente, die den Blutzucker senken, weil im Muskel mehr Glucose verbraucht wird.

UV-Strahlung und jahreszeitliche Schwankung

Die durchschnittliche Kraftzunahme des Organismus ist über das gesamte Jahr nicht gleich verteilt. Im Spätsommer und Frühherbst ist sie am größten, im Winter am geringsten. Dies hängt mit der ultravioletten UV-Strahlung zusammen. Nach UV-Strahlung nimmt das Wachstum der Muskulatur im Training zu. Im Winter hat ein Urlaub im sonnigen Süden oder der Besuch in einem Solarium durchaus seine Berechtigung.

Praktische Durchführung und Übungsbeschreibungen

Anspannung der Muskulatur — aber wie?

Isometrisches Muskeltraining ist ein Training, bei dem der Reiz auf den Muskel durch Anspannung erfolgt. Wie wird nun diese Anspannung durchgeführt? Es gibt mehrere Möglichkeiten, den Muskel gegen einen Widerstand anzuspannen.

Man kann den Muskel, der trainiert werden soll, gegen die Arbeitsrichtung mittels eines starren Gegenstandes fixieren. Ein Beispiel dazu ist die Übung 18 (Abb. 26—32) in ihren einzelnen Phasen. Arman- und -abspreizer werden gegen den Widerstand der Sprossenwand trainiert.

Man kann diese Muskulatur aber auch gegen den Widerstand der eigenen antagonistischen Muskeln trainieren: Übung 42 (Abb. 74) ist ein solches Beispiel. Der Unterschenkel-Beuger des einen Beines wird gegen den Unterschenkelstrecker des anderen Beines trainiert.

Man kann den Widerstand, der zum Training notwendig ist, auch durch sein eigenes Körpergewicht aufbringen; Übung 9 (Abb. 12) ist ein Beispiel. Das Körpergewicht wirkt auf den Judogürtel, auf dem der Übende steht, und wird durch Griff auf die Arme übertragen; mit diesem Widerstand wird dann der Unterarm-Beuger trainiert.

Der Widerstand kann auch durch einen Partner aufgebracht werden. In Übung 49 (Abb. 86) fixiert der Helfer den Unterarm des Übenden, und so kann dann der Unterarm-Beuger trainiert werden.

Nach einiger Zeit des Trainings hat man seine Muskulatur so weit geschult, daß man bestimmte antagonistische Muskeln anspannen kann und es so zum Übungseffekt kommt. Darauf baut eine Möglichkeit der Weiterführung des isometrischen Krafttrainings auf. Zwei gegensätzlich wirkende Muskeln führen eine Bewegung aus, wobei der eine Muskel die Bewegung des anderen abbremst. Den indischen Yogis war dieses System schon vor Jahrtausenden bekannt; man nennt es auch das Zeitlupentraining, da sämtliche Bewegungen in Zeitlupe durchgeführt werden. Diese Übungsform ist für Fortgeschrittene gedacht.

Isometrisches Training für Unsportliche

Wir haben das isometrische Training bislang als Hilfsmittel im Sport vorgestellt. Breite Bevölkerungsschichten haben jedoch keine Ambitionen zum Sport. Gerade für diese Leute bietet das isometrische Training eine Möglichkeit zum Ausgleich.

Der statistisch größte Teil der Bevölkerung ist in Sitzberufen beschäftigt: Büroberufe, Fabrikation von technischen Teilen, Fahrer und so weiter. Bei diesen Berufen werden verschiedene Körperteile überbeansprucht, andere wiederum erschlaffen.

Verspannungen und Verkrampfungen treten besonders in der Rücken- und in der Schultermuskulatur auf, Erschlaffungen besonders bei der Bauchmuskulatur und der Muskulatur der Beine.

Um diese angesprochene Muskulatur zu trainieren, ist ein besonderes Programm erstellt worden. Es eignet sich besonders für den Personenkreis, der das isometrische Training nicht sportmäßig ausführen will. Durch die Straffung und Festigung der Muskulatur kann man Verkrampfung und Verspannung entgegenarbeiten.

Im Kapitel »Trainingsanleitung« findet sich ein Trainingsplan, der für den obengenannten Personenkreis bestimmt ist. Ein solches »Training« kann natürlich nicht sämtliche Muskelsysteme schulen, aber es wurde darauf geachtet, daß die wichtigen Muskelgruppen alle vertreten sind. Zudem sind solche Übungen berücksichtigt worden, die den bereits erwähnten Verkrampfungen entgegenwirken. — Aber auch für diesen Trainingsplan gilt, was im Kapitel zur Durchführung steht. Es muß auf die Aufwärmphase und auf Lockerung zwischen den Übungen geachtet werden. Auch der Trainingsplan 14 kann mit drei weiteren Übungen ergänzt werden. Bei manchen Berufen kommt es noch zu anderen Verkrampfungen und Verspannungen. Für diese speziellen Fälle sollte sich der Leser Übungen aus dem reichhaltigen Übungsangebot auswählen.

Isometrisches Training eignet sich auch als Entspannungsübung in der Büropause. An dieser Stelle aber muß das isometrische Training abgewandelt werden. Eine gewissenhafte Aufwärmphase wird nicht erreichbar sein, und außerdem soll kein eigentliches Muskeltraining ausgeführt werden. Darum soll in diesem Falle — und wirklich nur in diesem Fall — nicht mit Maximalkraft gearbeitet werden. Der Trainingsplan 15 »Büropause« wird auch im Kapitel »Trainingsanleitung« näher erläutert.

Preßatmung

Bei vielen Anfängern kommt es bei der großen Anstrengung zur sogenannten Preßatmung. Für den untrainierten Körper ist dies mit Gefahren verbunden. Bei Beginn der Preßatmung kommt es zur Blutdruckerhöhung. Kurz darauf aber wird die Blutzufuhr in den Brustraum unterbrochen; dem Herz steht kein Blut mehr zur Verfügung, das es in den Kreislauf pumpen könnte. Der untrainierte Körper reagiert auf diesen Blutdruckabfall mit einer Ohnmacht. Diese Ohnmacht ist eine Schutzmaßnahme des Körpers. Darum soll vom ersten Beginnen an bewußt eine solche Preßatmung vermieden werden. Am besten macht man es sich zur Gewohnheit, während der isometrischen Anspannung ein- und auszuatmen. Dieses Atmen hat keinen Einfluß auf die eigentliche Übung. Es soll lediglich der Kehlkopfdeckel geöffnet sein, damit im Brustraum kein Überdruck entsteht. Beim Ein- und Ausatmen kann sich dann der Druck ausgleichen.

Bewußtes Training

Wenn sich der Übende vor der Übung genau überlegt, was er machen will und welche Muskeln angespannt werden, wenn er voll konzentriert die Übung durchführt, dann wird er durch dieses bewußte Training bessere Ergebnisse erzielen.

Lockerung

Zwischen den Übungen müssen die beanspruchten Muskeln entspannt und gelockert werden. Der einfachste und zugleich effektivste Weg dazu ist das Ausschütteln. Beim Ausschütteln des Oberkörpers stellt man sich locker mit hängenden Armen hin und schüttelt den Oberkörper und die Arme nach allen Seiten. Die Beine schüttelt man im Stehen abwechselnd aus, oder man setzt sich auf den Boden, zieht die Beine leicht an und bewegt die Knie nur um wenige Zentimeter im schnellen Wechsel nach beiden Seiten — man kann dabei auch die Hände zu Hilfe nehmen.

Entspannung und isometrisches Training

Der moderne Mensch sitzt viel und die spärliche Muskulatur neigt dazu, sich zu verkrampfen. Der untrainierte Muskel verlernt dann auch, sich zu entspannen. Durch isometrisches Training wird ein bewußter Reiz zur Anspannung der Muskulatur gegeben. Anspannung und Verkrampfung unterscheiden sich in einem wesentlichen Punkt: nach einer Anspannung folgt eine Entspannung, die Verkrampfung bleibt Verkrampfung. Der Muskel, der trainiert wird, sich anzuspannen, lernt auch, sich zu entspannen. So wirkt das isometrische Training auf indirektem Weg auch entspannend.

Zeitaufwand

Wie lange dauert ein Übungsteil? Professor Hettinger hat die bereits genannten Haltezeiten durch gewissenhafte Forschungen ermittelt. Für unsere Zwecke eignet sich am besten die Maximalanspannung, die für ungefähr 3 Sekunden aufrecht erhalten wird.

Wie oft soll trainiert werden? Diese Frage ist eingehend von Professor Hettinger erforscht worden.

7 Trainingstage pro Woche und fünfmaliges Training je Tag ergeben eine Trainingshäufigkeit von 100 % — der relative Trainingseffekt ist dann 100 %.

7 Trainingstage pro Woche und einmaliges Training je Tag ergeben eine Trainingshäufigkeit von 20 % — der relative Trainingseffekt ist immer noch 90 %!

Einmaliges Training pro Woche ergibt eine Trainingshäufigkeit von 2,9 % — der relative Trainingseffekt ist dann nur noch 30 %.

Für unsere Zwecke eignet sich am besten das einmalige tägliche Training. Man hat die Trainingshäufigkeit um 80 % gesenkt, verliert aber nur 10 % an Effektivität!

Weiterhin muß man bedenken, daß tägliches Training mit geringem Zeitaufwand effektiver ist als wöchentlich einmaliges Training mit großem Zeitaufwand. Es ist also nicht gleich, ob man täglich 10 Minuten trainiert oder einmal wöchentlich 70 Minuten! Der Unterschied an Effektivität kann bis zu 60 % betragen.

Wie lange soll ein häusliches Training dauern? In der nachstehenden Tabelle sind sämtliche Trainingsbestandteile aufgeführt; es wurde die Mindestanforderung formuliert.

Zeitaufwand beim häuslichen Training

Trainingsteil	Zeitaufwand
Aufwärmen	2 Minuten
Dehnen	2 Minuten
Isometrisches Training ⎰ Isotonisches Training ⎱	5 Minuten
Lockerungsübungen	1 Minute
Gesamtaufwand	10 Minuten

Diese Mindestanforderung beträgt 10 Minuten. Wem mehr Zeit zur Verfügung steht, der kann zu diesen Grundzeiten ganz einfach proportional Zeitanteile addieren.
Welche Anzahl von Übungsteilen sollte man pro Tag trainieren? Man sollte bei jedem Übungstermin etwa 12–15 Teile trainieren.

Die Trainingspläne (siehe Kapitel »Trainingsanleitungen«) sind auf die Mindestforderung von 12 Übungsteilen abgestimmt. 12 Übungsteile würden eigentlich nur 36 Sekunden Trainingszeit verlangen, aber man muß auch Zeit für die Lockerung zwischen jeder Übung, für richtige Einstellung von Hilfsmitteln und ähnlichen Zeitverlust mit einkalkulieren. Die Trainingsanleitung ist mit Musterplänen ausgestattet, an Hand deren man die einzelnen Übungen erarbeiten kann. Besonders am Anfang wird man für jede neue Übung etwas mehr Zeit bereitstellen müssen.

Hilfsmittel

Ein Stuhl, ein Gymnastikseil und ein Handtuch reichen schon vollkommen aus. Anstatt des Gymnastikseils ist auf den Abbildungen vielfach ein Judogürtel benutzt worden. Der Judogürtel hat den Vorteil, griffiger zu sein und schneidet überdies nicht ein.

Die Fotos sind zumeist in der Turnhalle entstanden, um eine bessere Bildqualität zu erreichen. Die meisten Übungen lassen sich aber auch zu Hause durchführen. Nur einige, spezielle Übungen sind für das Training in der Halle gedacht.

Die Übungsbeschreibungen

Der erste Teil der Übungsbeschreibungen ist den *allgemeinen Übungen* gewidmet. Hier sind Übungen zu finden, die systematisch alle Muskelsysteme schulen. Es gibt Übungen für Anfänger und Fortgeschrittene. Den verschiedenen Schwierigkeitsgraden ist im Abschnitt »Trainingsanleitung« Rechnung getragen worden. Die Übungen im allgemeinen Teil sind geordnet nach den Teilgebieten Kopf-Hals-Muskulatur, Schulter-Arm-Muskulatur, Rumpfmuskulatur und Beinmuskulatur.

Dieses Ordnungssystem findet sich auch bei dem nächsten Teil, *Partnerübungen.* Es dient zur besseren Orientierung und wird auch bei den Trainingsplänen im Abschnitt »Trainingsanleitung« benutzt.

Nach den Partnerübungen kommt ein Teil der *Speziellen Übungen für verschiedene Sportarten.* Hier kann man Übungen finden für Judo, Aikido, Karate, Kung-fu, Thai-Boxen, Schwimmen, Leichtathletik, Radfahren, Fußball, Tennis, Gewichtheben und Rudern. Die gezeigten Übungen verstehen sich als Beispiele aus der riesigen Zahl der Möglichkeiten.

Der letzte Teil der Übungsbeschreibungen ist einer *Weiterführung* des isometrischen Krafttrainings gewidmet. Die gezeigte Technik ist ein Amalgam aus alt und neu, aus isometrischem Training und einer alten Yogatechnik!

Jede Übung hat eine fortlaufende Nummer bekommen; man kann so die Übungen, die in den Trainingsplänen aufgeführt sind, leichter finden. Außerdem gibt es Übungen, die im Teil Partnerübungen zum Beispiel Muskelgruppen trainieren, wie sie im Teil Allgemeine Übungen auch trainiert werden; auch hier werden an Hand der Übungsnummern Hinweise gegeben. Hinter jeder Übungsnummer steht das Trainingsziel.

Allgemeine Übungen

Kopf-Hals-Muskulatur

Übung 1
Trainingsziel: Nackenbeuger

Variante 1:
Man faltet ein Handtuch längs zusammen. Dann legt man das Handtuch am Hinterkopf an und zieht mit den Händen kräftig nach vorne. Gegen diesen Widerstand versucht man den Kopf in den Nacken zu beugen (Abb. 1).

Variante 2:
Man faltet die Hände zusammen und legt sie um den Hinterkopf. Gegen den Druck der Arme nach vorne spannt man die Nackenmuskulatur an (Abb. 2).

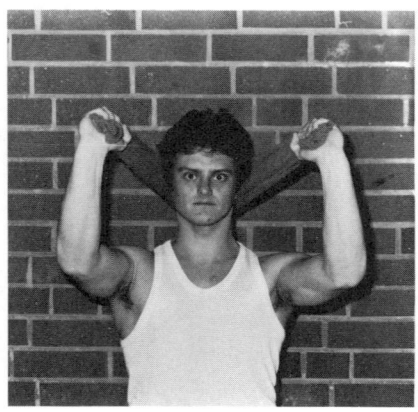 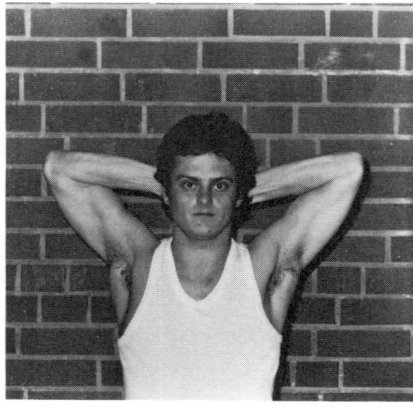

Abb. 1 Kräftigung der Nackenmuskulatur mit dem Handtuch

Abb. 2 Kräftigung der Nackenmuskulatur mit gefalteten Händen

Übung 2

Trainingsziel: Vorwärtsneiger des Kopfes

Variante 1:
Man faltet ein Handtuch längs zusammen und nimmt es in beide Hände, Handflächen nach oben. Dann wird das Handtuch um die Stirn gelegt. Die Hände drücken nun kräftig nach hinten. Gegen diesen Widerstand versucht man, den Kopf vorwärts zu neigen (Abb. 3).

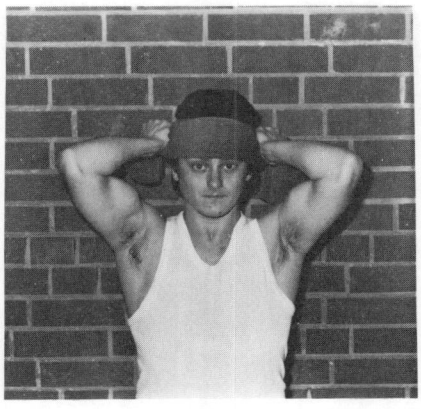

Abb. 3 Kräftigung des Kopfneigers mit dem Handtuch

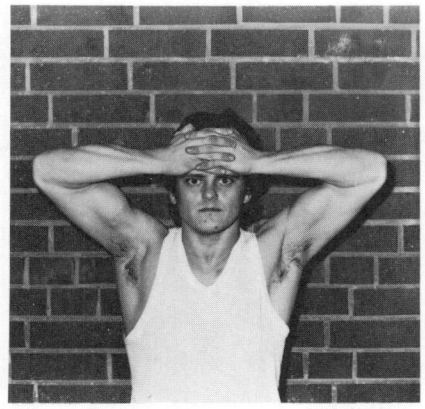

Abb. 4 Kräftigung des Kopfneigers mit gefalteten Händen

Variante 2:
Man faltet die Hände und legt sie an die Stirn. Gegen den Armdruck nach hinten wird der Kopf vorwärts geneigt (Abb. 4).

33

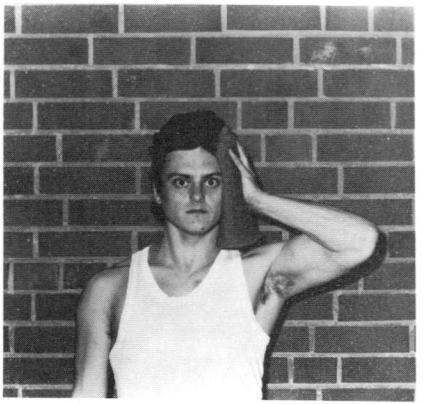

Abb. 5 Durch Gegendruck des Armes wird der Seitenneiger des Kopfes trainiert

Übung 3
Trainingsziel: Seitwärtsneiger des Kopfes

Man versucht den Kopf zur Seite zu neigen, aber der Widerstand des Armes fixiert den Kopf. Es ist bei dieser Übung ratsam, ein Handtuch oder ein kleines Kissen über die fixierende Hand zu legen, damit der Gegendruck möglichst gleichmäßig auf eine große Fläche verteilt wird (Abb. 5). Nach beiden Seiten üben.

Übung 4
Trainingsziel: Kopfdreher

Man setzt sich dicht vor einen festen Tisch. Der rechte Ellenbogen wird auf den Tisch aufgestützt. Den linken Arm legt man auf den Tisch und umfaßt mit der linken Hand den rechten Ellenbogen, damit er nicht verrutschen kann. Mit der rechten Hand stützt man gegen die rechte Gesichtshälfte. Gegen den Widerstand des Armes versucht man, den Kopf nach rechts zu drehen (Abb. 6).
Die Hand soll einen möglichst großen Teil der rechten Gesichtshälfte abdecken. Die Übung muß auch zur linken Seite hin ausgeführt werden.

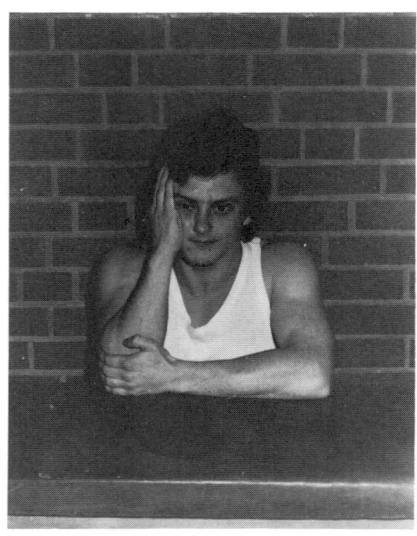

Abb. 6 Training des Kopfdrehers

34

Schulter-Arm-Muskulatur

Übung 5
Trainingsziel: Fingerbeuger

Variante 1:
Man hebt die Arme etwa in Schulterhöhe und krallt die gebeugten Finger ineinander. Man versucht die Finger gegen einen Zug nach außen gebeugt zu halten (Abb. 7). Da ein kleiner Unterschied besteht, welche Hilfsmuskulatur mittrainiert wird, wenn man rechte oder linke Hand vorne hat, sollte man jeden Tag die Handstellung wechseln. Vergleiche auch Übung 45.

Variante 2:
Für Übende mit langen Fingernägeln gibt es eine Variante. Die Hände werden gefaltet und die Ellenbogen in Schulterhöhe gebracht. Wenn die Arme parallel zum Körper stehen, zieht man sie auseinander. Gegen diesen Widerstand arbeitet man mit den Fingerbeugern (Abb. 8).

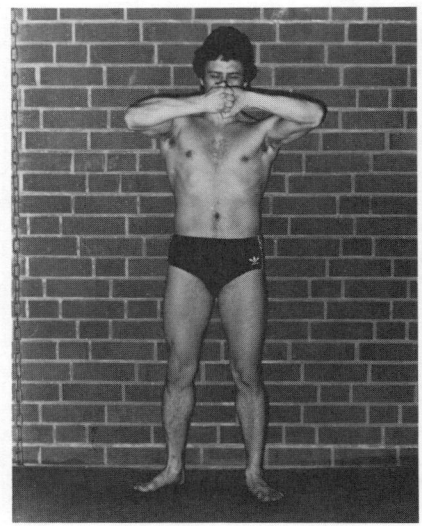 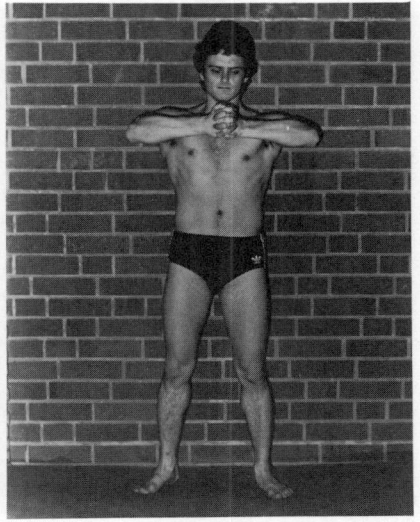

Abb. 7 Kräftigung der Fingerbeugemuskulatur durch Zug nach außen

Abb. 8 Die Fingerbeugemuskulatur wird unter Schutz von (langen) Fingernägeln trainiert

Übung 6
Trainingsziel: Fingerstrecker

Die Arme werden bis in Brusthöhe gehoben und die Finger aufeinandergesetzt; die Daumen zeigen nach innen. Die Arme werden nun gegeneinandergedrückt (Abb. 9).
Je stärker die Fingerstreckmuskulatur wird, desto mehr wird man gleichzeitig die Schultermuskulatur mittrainieren. Eine spezielle Variante wird in Übung 74 gezeigt.

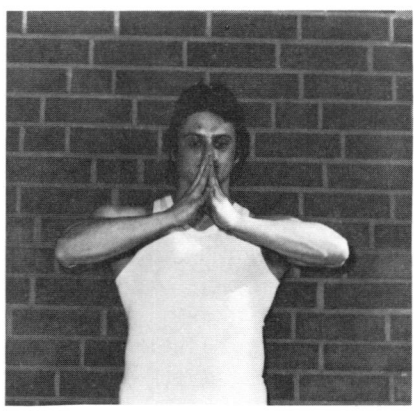

Abb. 9 Training der Fingerstrecker

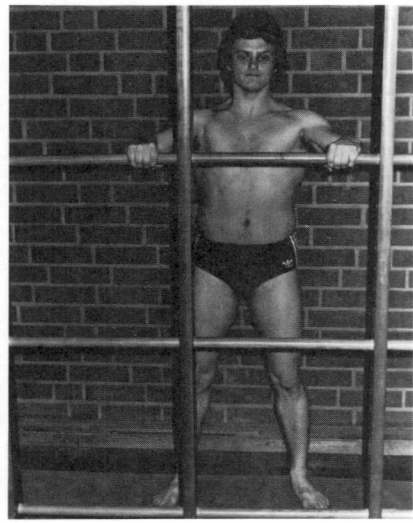

Abb. 10 An einer Sprosse wird der Unterarm-Außendreher trainiert

Übung 7
Trainingsziel: Unterarm-Außendreher

Man stellt sich vor eine Sprossenwand oder Reckstange und umgreift diese im Ristgriff. Gegen den Widerstand des Griffs versucht man, die Arme nach außen zu drehen (Abb. 10).

36

Übung 8
Trainingsziel: Unterarm-Innendreher

Die rechte Hand wird in Brusthöhe
gehoben, wobei der Handrücken
nach außen weist. Die linke Hand
wird nun in einem rechten Winkel
auf die rechte gelegt. Beide Hände umfassen sich. Gegen den Widerstand der linken Hand versucht
die rechte Hand nach innen zu
drehen. Die Oberarme dürfen sich
nicht bewegen. Nach beiden Seiten trainieren (Abb. 11).

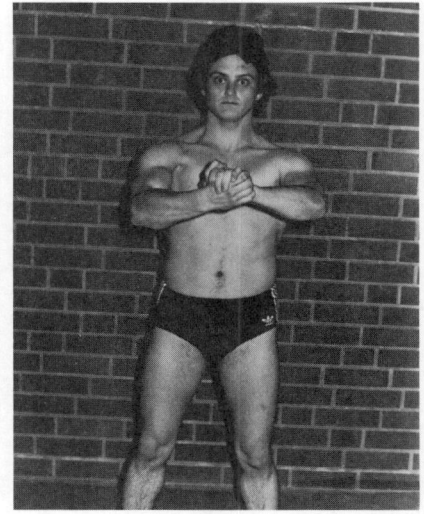

Abb. 11 Der Unterarm-Innendreher des
rechten Armes wird trainiert

Übung 9
Trainingsziel: Unterarmbeuger

Mit leicht gegrätschten Beinen
stellt man sich auf den Judogürtel,
umfaßt die Enden und beugt gegen den Widerstand des eigenen
Gewichtes die Unterarme. Der
Oberarm-Unterarm-Winkel soll ungefähr 90° betragen. Die Ellenbogen werden in Körpernähe gehalten, ohne aber am Körper anzu-
liegen (Abb. 12).

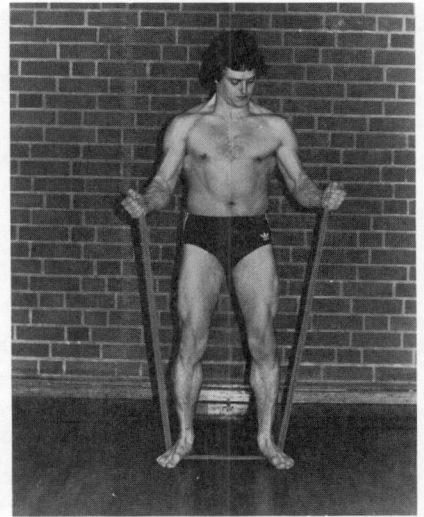

Abb. 12 Auf dem Judogürtel stehend
werden die Unterarm-Beuger
beider Arme trainiert

37

Übung 10
Trainingsziel: Unterarmbeuger

Variante 1:
Man setzt sich auf eine Stuhlkante und beugt sich etwas vor. Dann setzt man die Unterarme unter den Oberschenkel an. Gegen den Widerstand des Aufrichtens versucht man, die Unterarme gebeugt zu lassen (Abb. 13). Diese Übung ist somit eine Kombinationsübung, denn sie schult auch die Rumpf-Streckmuskulatur. Man kann diese Übung auch als Ausgleich in der Büropause durchführen.

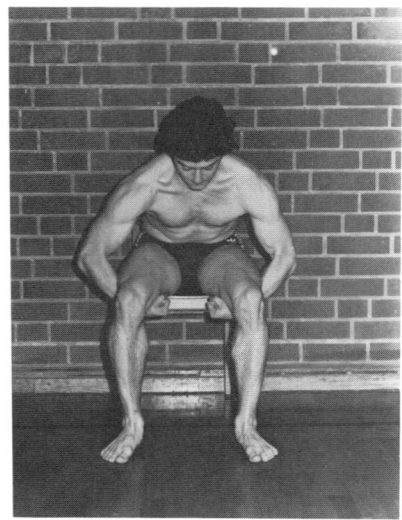

Abb. 13 Training der Unterarmbeuge-muskulatur auf einer Stuhlkante sitzend

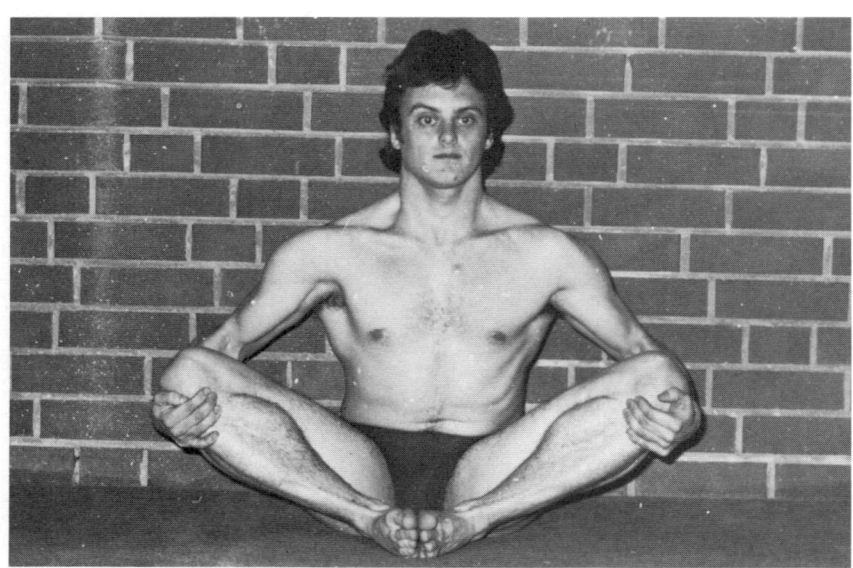

Abb. 14 Im Orientsitz werden die Unterarmbeuger trainiert

Variante 2:
Man setzt sich so auf den Boden, daß die Fußsohlen gegeneinandergepreßt und die Fersen möglichst nah am Körper sind. Die Knie sind nun seitlich leicht angehoben. Man umfaßt mit den Händen und Unterarmen die Knie. Man versucht, die Unterarme gegen die Kraft der Knie, die nach unten gerichtet ist, zu beugen (Abb. 14).
Diese Variante trainiert überdies ganz hervorragend die Muskulatur des Schultergürtels.

Übung 11

Trainingsziel: Unterarmbeuger und Unterarmstrecker

Die rechte Hand wird in Bauchnabelhöhe mit der Handfläche nach oben gehalten. Die linke Hand setzt man mit der Handfläche darauf. Nun beugt der rechte Arm mit maximaler Anspannung, und der linke Arm streckt mit maximaler Kraft. Beide Hände bleiben dabei kurz vor dem Bauchnabel (Abb. 15). Nach beiden Seiten üben.

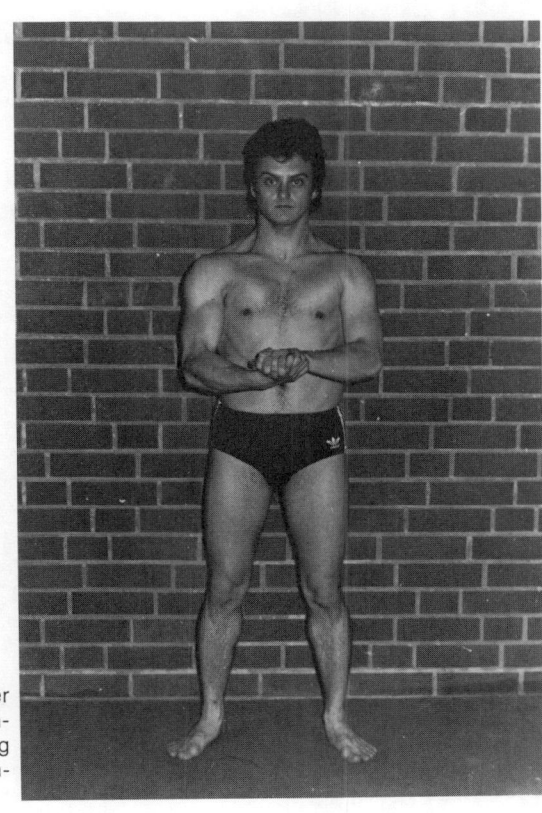

Abb. 15
Durch Aufeinanderlegen der Handflächen und Druck gegeneinander werden gleichzeitig Unterarm-Beuger und Unterarm-Strecker trainiert

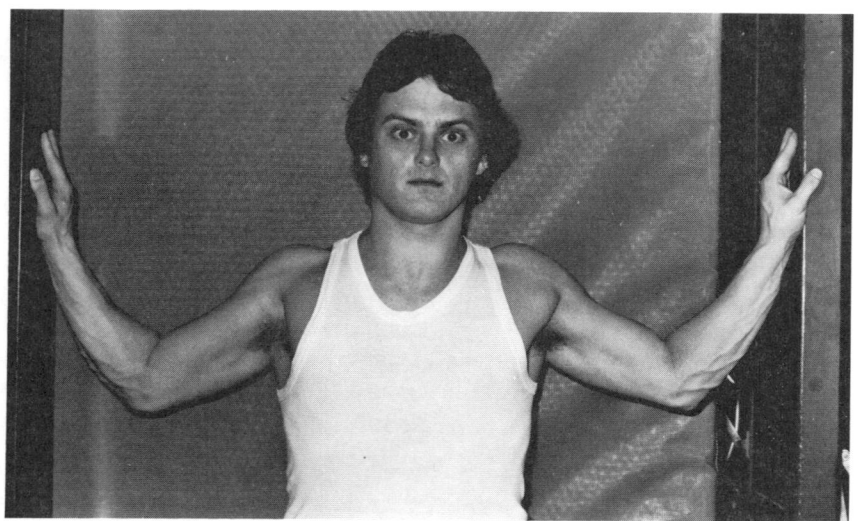

Abb. 16 Isometrische Übung zum Training der Unterarm-Strecker (am
Türrahmen durchgeführt)

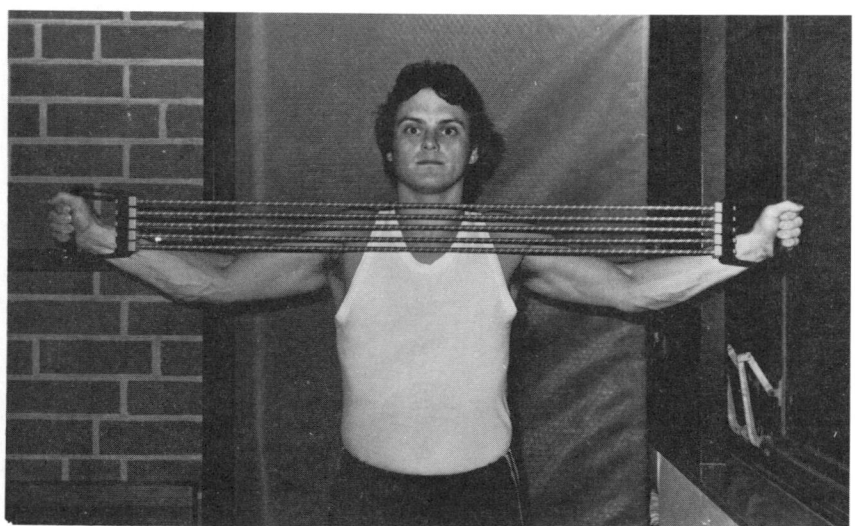

Abb. 17 Isotonische Übung mit dem
Expander zum Training der Unterarm-Strecker (als Vergleich
zu Abb. 16)

Übung 12
Trainingsziel: Unterarmstrecker

Man stellt sich in einen Türrahmen und setzt die Handflächen (je nach Breite des Türrahmens) in Schulterhöhe bis Kopfhöhe gegen den Türrahmen. Nun wird mit ganzer Kraft gegen den Türrahmen gedrückt (Abb. 16).
Zum Vergleich ist hier noch eine isotonische Übung gezeigt: das Expanderdrücken. Wenn Sie einen Expander besitzen, können Sie das folgende Experiment versuchen. Sie stellen fest, wieviel Sie vor dem isometrischen Krafttraining schaffen. Nachdem Sie einige Zeit die obenstehende Übung trainiert haben, überprüfen Sie das Ergebnis (Abb. 17).

Übung 13
Trainingsziel: Armanspreizer

Die Handflächen werden gegeneinandergesetzt und die Arme in Brusthöhe gebracht. Man streckt die Arme so nach vorne, daß der Winkel zwischen Oberarm und Unterarm ungefähr 160–170° beträgt. Nun werden die beiden Handflächen mit maximaler Kraft zusammengedrückt (Abb. 18).
Übung 47 ist eine ähnliche Partnerübung.

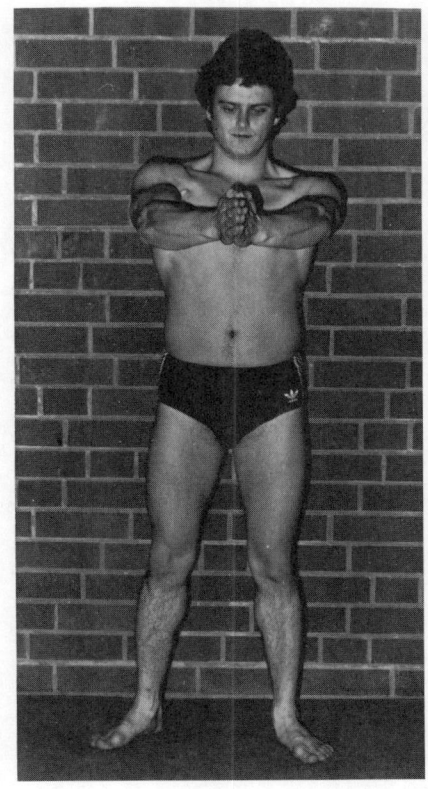

Abb. 18 Training der Armanspreizer

Übung 14
Trainingsziel: Armabspreizer

Die Hände werden gefaltet und in Brusthöhe gehoben. Nun streckt man die Arme nach vorne, achtet aber darauf, daß die Streckung nicht vollkommen ist, sondern der Winkel von Oberarm zu Unterarm etwa 160–170° beträgt. Nun werden die Arme gegen die haltende Kraft der Hände auseinandergezogen (Abb. 19).
Übung 47 ist eine ähnliche Partnerübung.

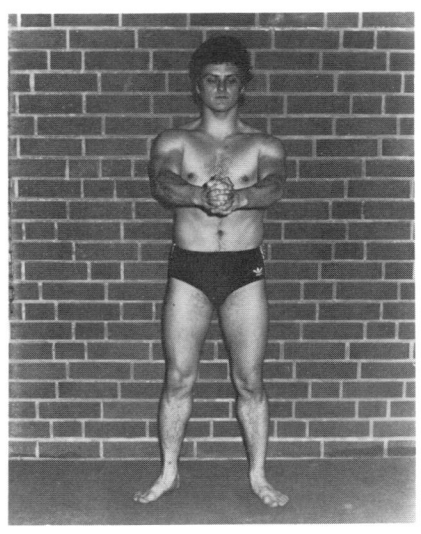

Abb. 19 Training der Armabspreizer

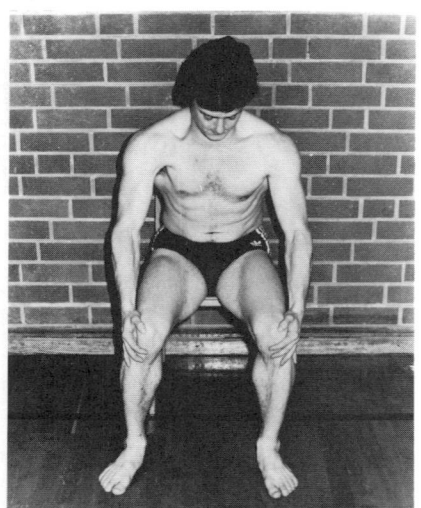

Abb. 20 Im Sitz auf der Stuhlkante werden die Armanspreizer trainiert

Übung 15
Trainingsziel: Armanspreizer

Man sitzt auf der Kante eines Stuhles mit hüftweit gespreizten Beinen. Mit den Händen greift man an die Außenseite der Knie. Die Kraft der Knie nach außen und die Kraft der Arme nach innen heben sich auf, und so werden bei maximaler Anspannung die Armanspreizer und die Beinmuskulatur trainiert (Abb. 20).

Übung 16
Trainingsziel: Armabspreizer

Man setzt sich auf eine Stuhlkante und spreizt die Beine hüftweit. Die Handrücken der Fäuste setzen an den Knieinnenseiten (nicht am Kniegelenk!) an und drücken gegen den Widerstand der Beinmuskulatur nach außen (Abb. 21). Bei dieser Übung wird wie in Übung 15 die Beinmuskulatur mittrainiert.

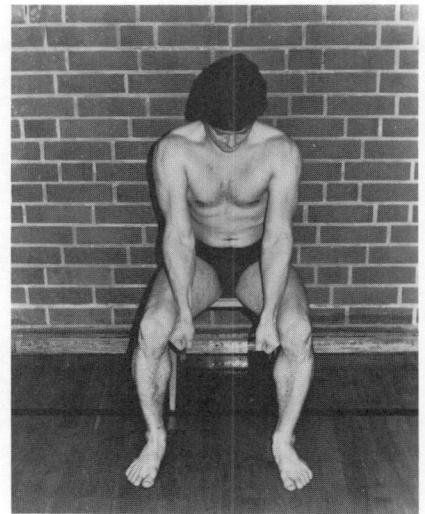

Abb. 21 Im Sitz auf der Stuhlkante werden die Armabspreizer trainiert

Übung 17
Trainingsziel: Armanspreizer

Variante 1:
Beide Fäuste werden unmittelbar unter dem Beckenkamm an der Muskulatur angesetzt; durch festen Druck der Arme in Richtung Körpermitte werden die Armanspreizer trainiert (Abb. 22).

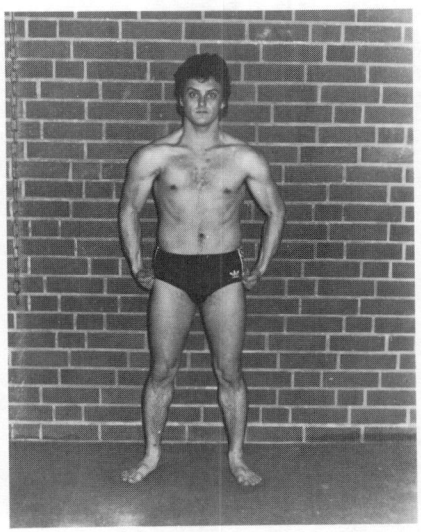

Abb. 22 Training der Armanspreizer durch Druck der Fäuste unterhalb des Beckenkamms

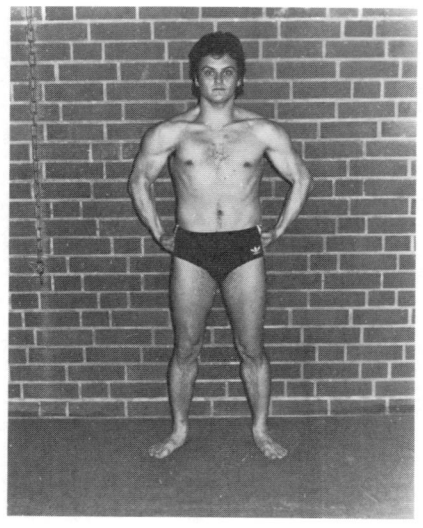

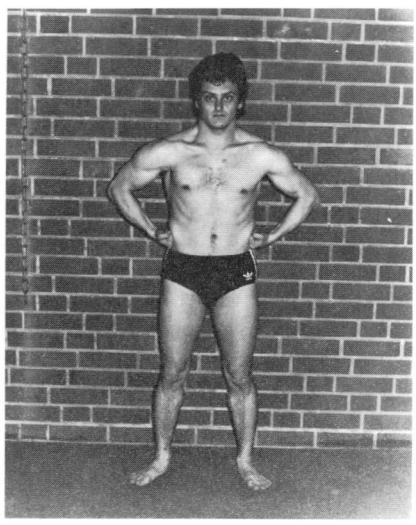

Abb. 23 *Achtung Fehler:* Die Fäuste sitzen zu tief (auf dem Hüftgelenk)!

Abb. 24 *Achtung Fehler:* Die Fäuste werden zu hoch angesetzt

Zwei Fehler werden häufig beobachtet. Die Fäuste werden auf den Hüftgelenken aufgesetzt. Auf Dauer könnte dies aber zu Schäden führen (Abb. 23). Zum andern werden die Fäuste häufig auch zu hoch angesetzt (Abb. 24). Die Übung verliert dann an Effektivität.

Variante 2:
Anstatt die Fäuste anzusetzen, kann man an der beschriebenen Stelle auch die Handflächen ansetzen (Abb. 25). Die Gefahr für die Hüftgelenke bei tieferem Ansatz entfällt bei dieser Übungsform.

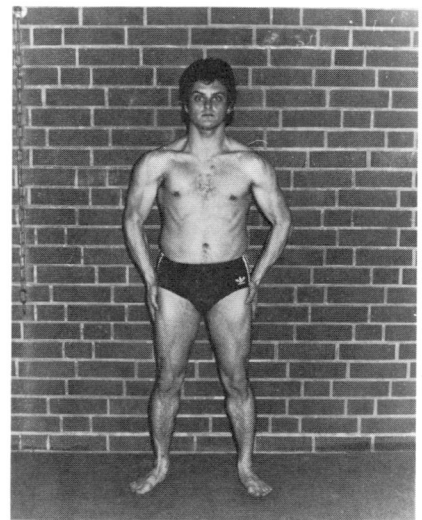

Abb. 25 Training der Armanspreizer durch Druck mit den Händen

44

Übung 18
Trainingsziel: Armanspreizer und Armabspreizer

In dieser Übungsfolge werden Armanspreizer und Armabspreizer an der Sprossenwand trainiert. Die entsprechende Partnerübung ist Übung 48.
Zunächst trainieren wir die Arm-anspreizer. Wir stehen mit der linken Seite zur Sprossenwand und ergreifen eine Sprosse mit der linken Hand etwas oberhalb der Kopfhöhe, die Handfläche zeigt nach unten. Der Arm wird nun nach unten gedrückt (Abb. 26). Der Körper darf natürlich nicht ausweichen. Dann ergreifen wir eine Sprosse in gleicher Weise etwa in

Abb. 26 Der Armanspreizer des linken Armes wird in Kopfhöhe trainiert

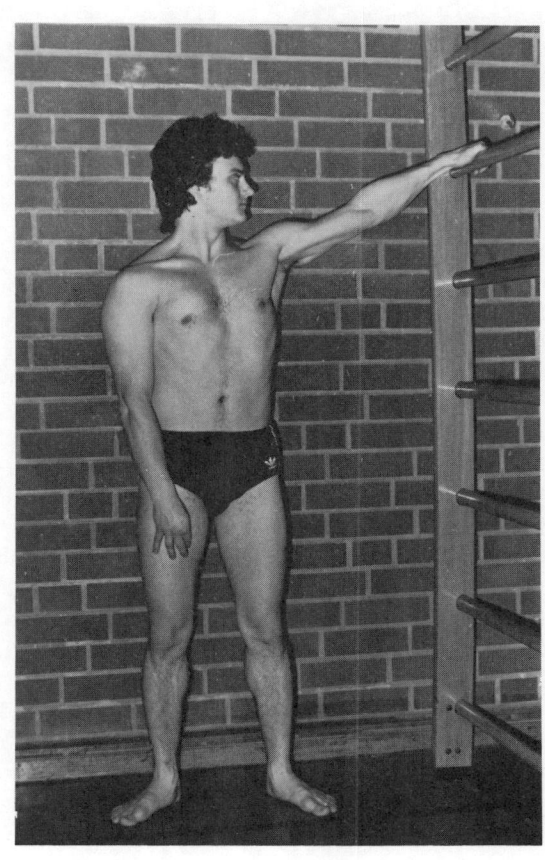

45

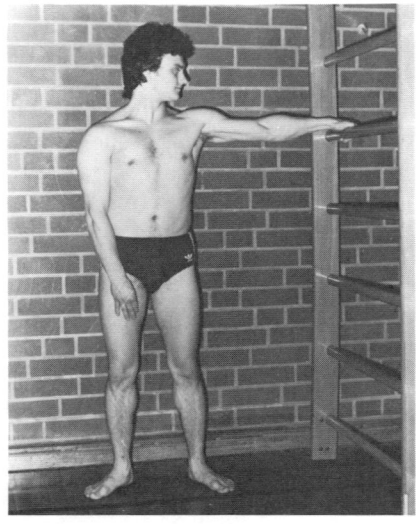 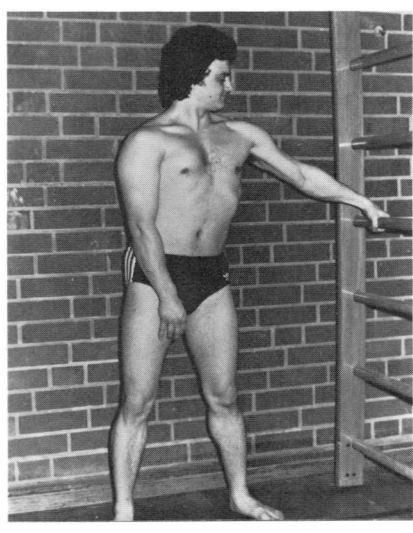

Abb. 27 Der Armanspreizer wird in Schulterhöhe trainiert

Abb. 28 Der Armanspreizer wird in Hüfthöhe trainiert

Schulterhöhe und drücken nach unten (Abb. 27). Schließlich ergreifen wir eine Sprosse etwa in Hüfthöhe und versuchen, den Arm an den Körper anzuziehen (Abb. 28). Sollte der Körper nachgeben, ist die Übung ohne großen Effekt! Nach beiden Seiten trainieren.

Nun wenden wir uns den Armabspreizern zu. Dabei zeigt die Handfläche immer nach oben beziehungsweise außen. In Hüfthöhe (Abb. 29 und Abb. 30), in Schulterhöhe (Abb. 31) und etwas über Kopfhöhe (Abb. 32) wird der Arm von der Hüfte wegbewegt. Auch hier darf man die andere Seite nicht vergessen.

Obwohl die Übung gar nicht so schwierig ist, sollte sie doch dem Fortgeschrittenen vorbehalten bleiben.

Eine andere Trainingsmöglichkeit soll noch beschrieben werden. Man trainiert auf einer Höhe, zum Beispiel Hüfthöhe, zunächst den rechten Armanspreizer, dann den linken Armanspreizer, danach geht man zum rechten Armabspreizer über, schließlich trainiert man den linken Armabspreizer. Danach geht man zur nächsten Höhe und trainiert ebenso. Man schafft mit dieser Trainingsform Erholungszeiten für mehrfach beanspruchte Muskelfasern.

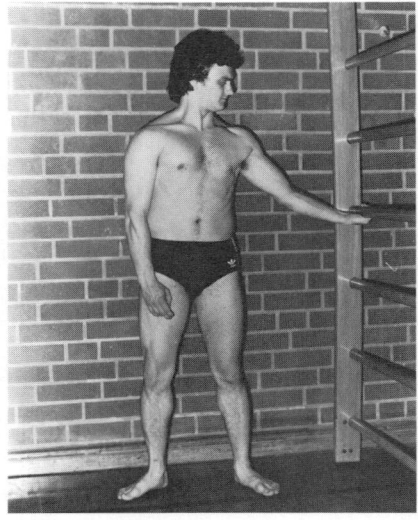 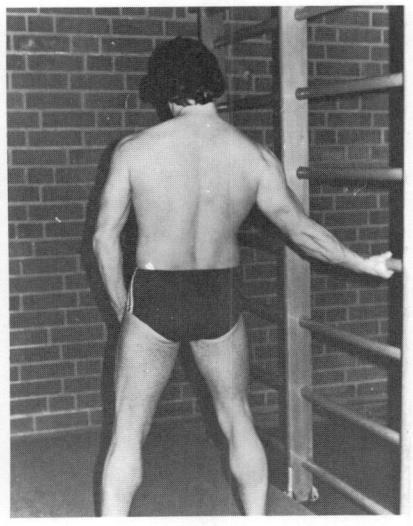

Abb. 29 Der Armabspreizer wird in Hüfthöhe trainiert (Vorderansicht)

Abb. 30 Der Armabspreizer wird in Hüfthöhe trainiert (Rückansicht)

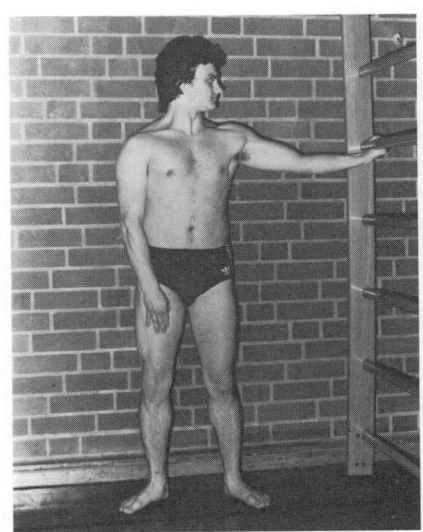 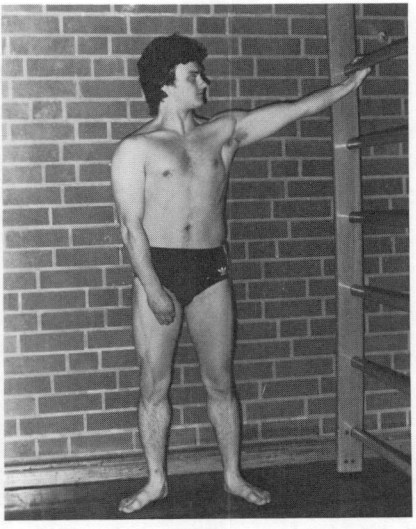

Abb. 31 Der Armabspreizer wird in Schulterhöhe trainiert

Abb. 32 Der Armabspreizer wird in Kopfhöhe trainiert

Übung 19
Trainingsziel: Armheber

Variante 1:
Man setzt sich auf den Judogürtel und versucht die gestreckten Arme, die durch Griff an den Judogürtel fixiert sind, seitwärts hochzuheben (Abb. 33).

Variante 2:
Man steht auf dem Judogürtel und beugt den Oberkörper leicht nach vorne. Nun wird der Judogürtel nach beiden Seiten hochgezogen (Abb. 34); die Arme bleiben dabei gestreckt. Diese Variante schult auch die Schultermuskulatur.

Variante 3:
Wie in der Variante 2 dieser Übung steht man auf dem Judogürtel mit vorgebeugtem Oberkörper. Nun wird nicht seitwärts gezogen, sondern der Vorgang des Armhebens ist nach hinten ausgerichtet (Abb. 35).

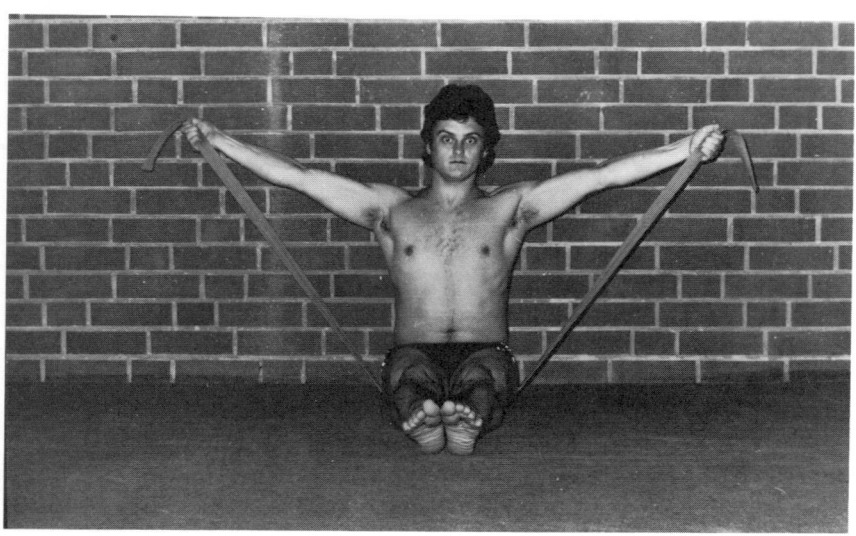

Abb. 33 Training der Armheber im Sitzen

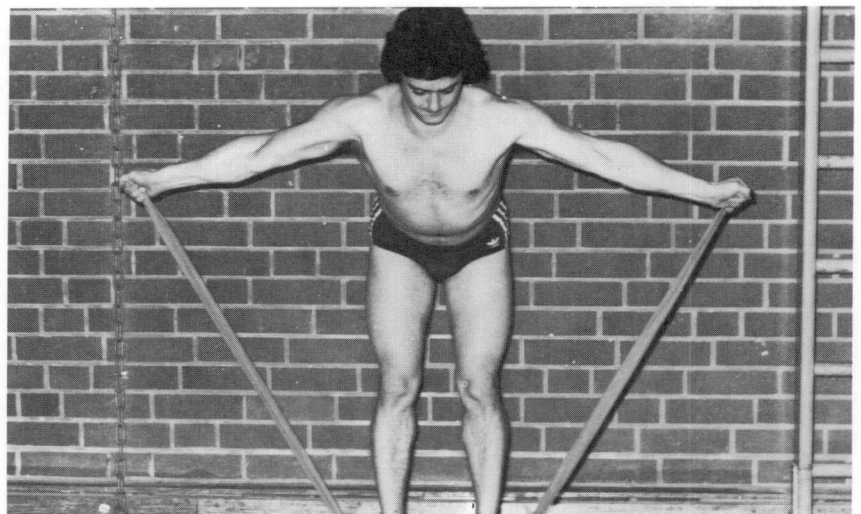

Abb. 34 Bei vorgebeugtem Oberkörper
werden die Arme seitwärts gegen den Judogürtel angehoben

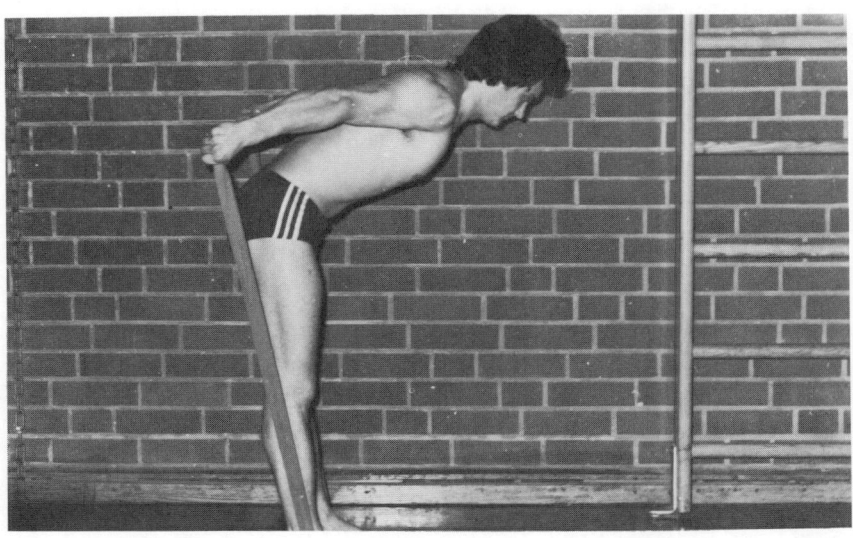

Abb. 35 Bei vorgebeugtem Oberkörper
werden die Arme nach hinten
gegen den Judogürtel ange-
hoben

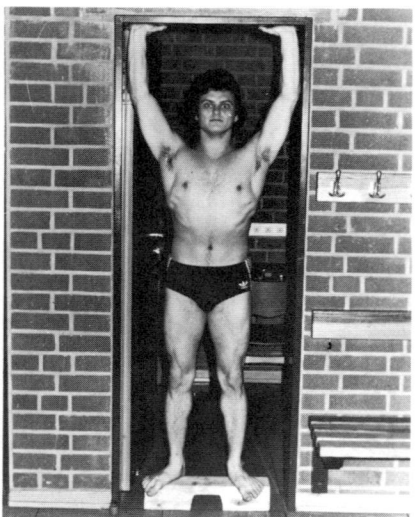

Übung 20
Trainingsziel: Armheber und Armstrecker

Man stellt sich in einen Türrahmen. Die leicht gebeugten Arme stemmt man mit maximaler Kraft gegen den Querbalken; dabei bleibt der Körper völlig gestreckt. Gegebenenfalls muß man sich auf einen Holzklotz oder einen anderen harten Gegenstand stellen, damit eine leichte Beugung der Arme vorhanden ist (Abb. 36).

Abb. 36 Die Arme werden gegen den Querbalken eines Türrahmens gedrückt

Rumpfmuskulatur

Übung 21
Trainingsziel: Rumpfbeuger

Diese Übung kann man an der Sprossenwand oder an einer Stuhllehne durchführen. Der Oberkörper wird vorgebeugt, und die Hände ergreifen in der Waagerechten eine Sprosse (Abb. 37) oder die Stuhllehne (Abb. 38). Gegen die Fixierung der Arme wird die Rumpfbeugemuskulatur angespannt.

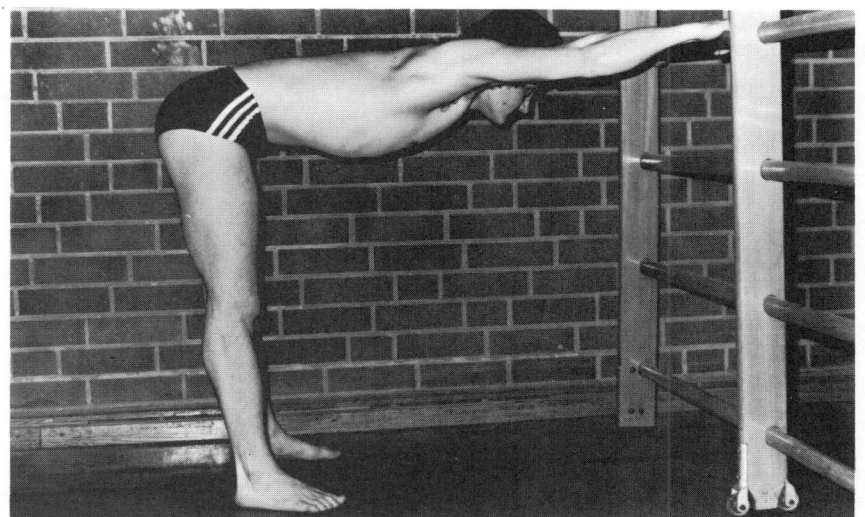

Abb. 37 Training der Rumpfbeugemuskulatur mit Hilfe der Sprossenwand

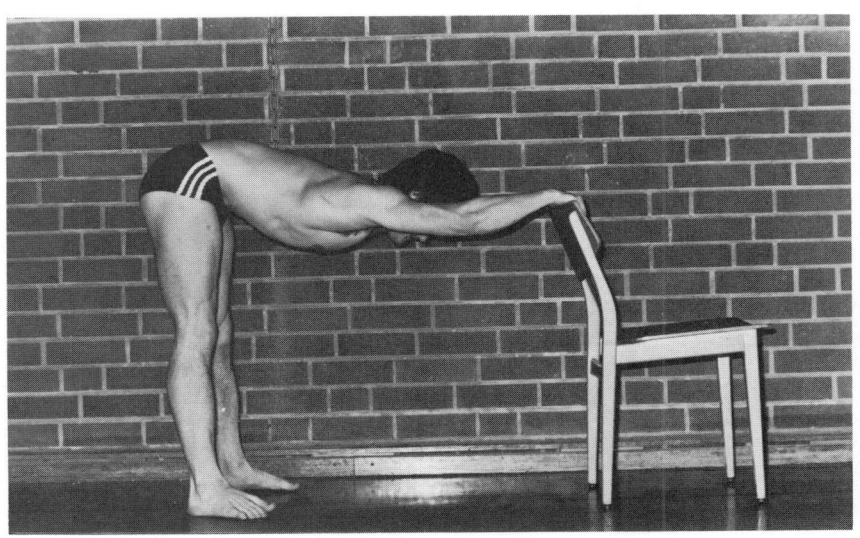

Abb. 38 Training der Rumpfbeugemuskulatur mit Hilfe eines Stuhles

Übung 22
Trainingsziel: Rumpfbeuger

Diese Übung hat Ähnlichkeit mit der Yogastellung Dhanurâsana (der »Bogen«), jedoch besteht ein grundsätzlicher Unterschied. Mit der hier gezeigten Übung soll die Rumpfbeugemuskulatur trainiert werden. Wir legen uns auf den Bauch, winkeln die Beine, ergreifen die Knöchel und versuchen eine Kraftanspannung in Richtung Boden gegen den Widerstand der Arme aufzubringen (Abb. 39). Bei der ähnlichen Yogaübung wird der Körper im Rücken weit gebogen (daher der Name); bei der isometrischen Übung bleibt er so gestreckt wie möglich.

Übung 23
Trainingsziel: Rumpfstrecker

Man setzt sich auf den Boden und bringt die Oberschenkel so dicht wie möglich an den Oberkörper heran. Dann umfaßt man die angewinkelten Beine. Gegen die Fixierung durch die Arme versucht man, den Körper zu strecken (Abb. 40 und Abb. 41).

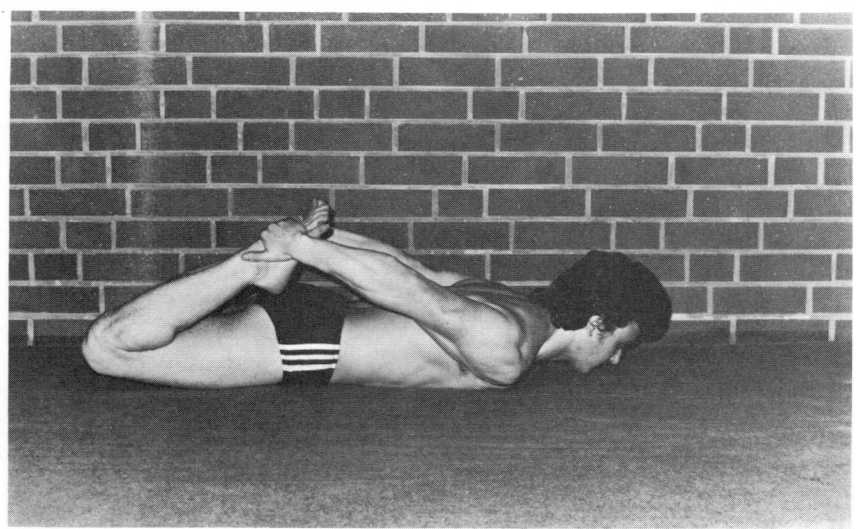

Abb. 39 Training der Rumpfbeugemuskulatur in Bauchlage

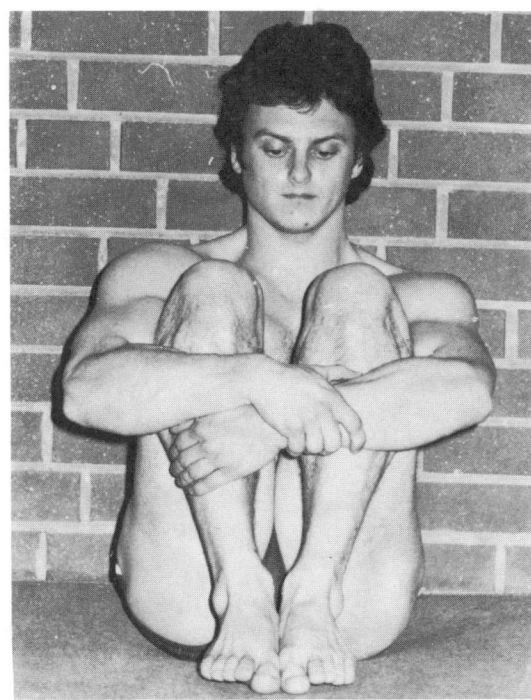

Abb. 40
Isometrische Übung für die
Rumpfstreckmuskulatur (Vorder-
ansicht)

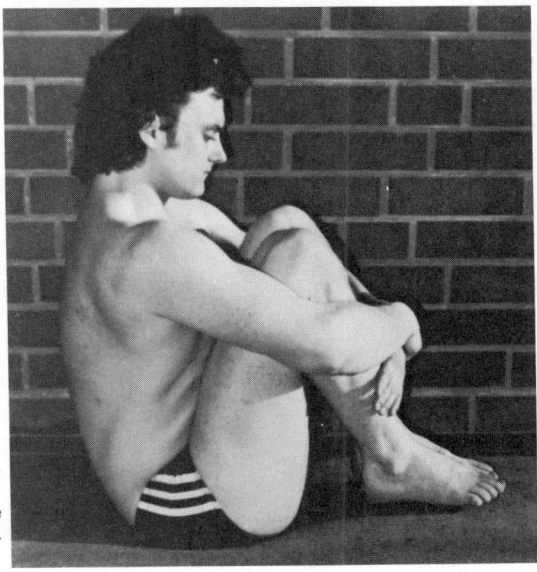

Abb. 41
Isometrische Übung für die
Rumpfstreckmuskulatur (Seiten-
ansicht)

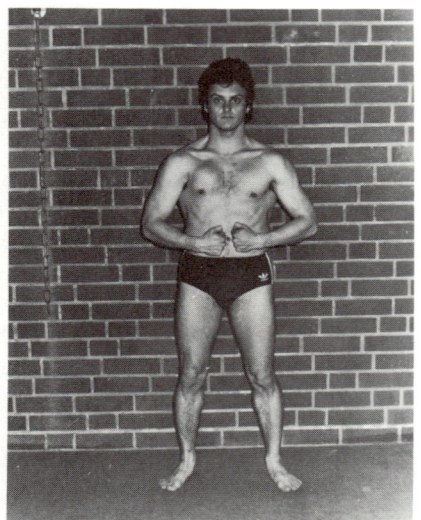

Variante 1:
Man setzt die Faustinnenseiten auf der Bauchmuskulatur auf. Man spannt die Bauchmuskulatur an. Die Fäuste richten eine Gegenkraft auf die Körpermitte (Abb. 42). Daher wird bei dieser Übung auch die Schultermuskulatur mittrainiert.

Abb. 42 Durch den Druck der Fäuste wird die Bauchmuskulatur geschult

Variante 2:
Eine etwas leichtere Variante soll auch noch vorgestellt werden. Man faltet ein Handtuch, faßt es an beiden Enden und legt es über den Bauch. Die Bauchmuskulatur wird gegen den Zug der Arme nach hinten angespannt (Abb. 43).

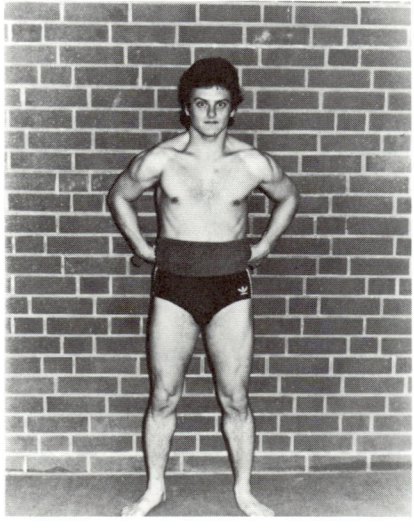

Abb. 43 Training der Bauchmuskulatur mit dem Handtuch

Übung 25

Trainingsziel: Seitliche Bauchmuskulatur

Man setzt die Daumenseiten der
Fäuste an der seitlichen Bauchmuskulatur an. Dann bringt man
einen Druck in Richtung Körpermitte auf; dagegen läßt man die
Bauchmuskulatur arbeiten (Abb.
44).

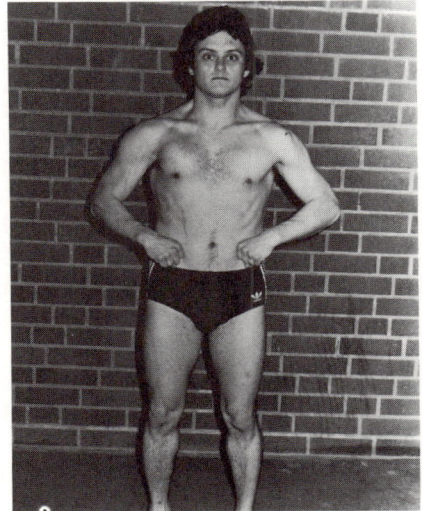

Abb. 44 Training der Bauchseitenmus-
kulatur durch Druck mit den
Faustinnenseiten

Übung 26

Trainingsziel: Rückenmuskulatur
und Bauchmuskulatur

Variante 1:
Die Faustrücken setzen neben der
Wirbelsäule etwas unterhalb der
letzten Rippe an. Gegen die Rük-
kenmuskulatur und die Bauchmuskulatur richtet sich der Armdruck nach vorne (Abb. 45). Bei
einem bestehenden Wirbelsäulen-
schaden muß von dieser Übung
abgeraten werden.

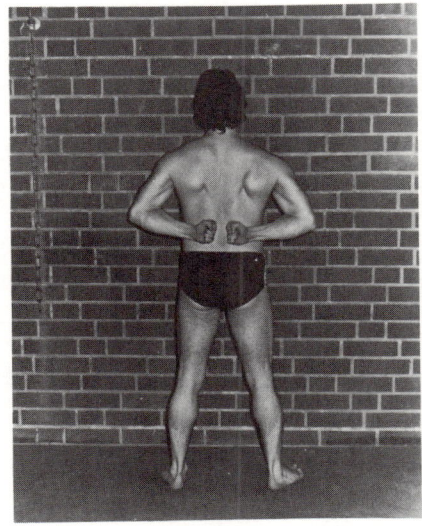

Abb. 45 So werden Rücken- und Bauchmuskulatur trainiert

55

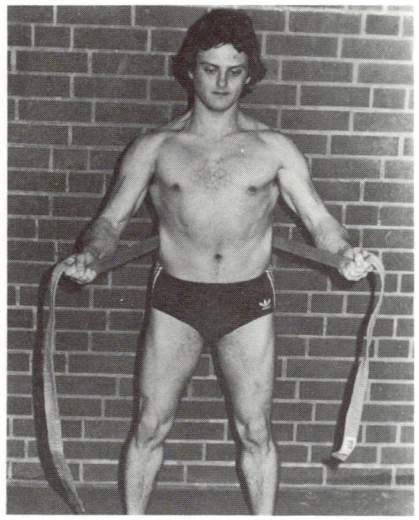

Variante 2:
Man kann diese Übung auch mit dem Handtuch oder dem Judogürtel durchführen. Die hier gezeigte Variante ist auch bei leichter Wirbelsäulenerkrankung noch durchführbar. Das Handtuch oder der Judogürtel wird etwas unterhalb der letzten Rippe um den Rücken gelegt. Die Arme ziehen nach vorne gegen den Widerstand der Rückenmuskulatur und der Bauchmuskulatur, die ja trainiert werden sollen (Abb. 46).

Abb. 46 Training der Rücken- und Bauchmuskulatur mit dem Judogürtel

Übung 27
Trainingsziel: Rückenmuskulatur

Man stellt sich auf den Judogürtel und beugt den Oberkörper nach vorne. Die Hände ergreifen den Judogürtel in Knöchelhöhe, und man versucht den Oberkörper gegegen diese Haltekraft aufzurichten (Abb. 47).

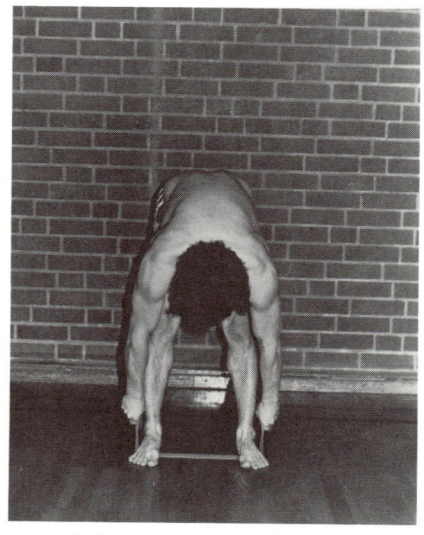

Abb. 47 Training der Rückenmuskulatur (tiefe Stellung)

56

Um die Ablösemechanismen der Muskulatur zu trainieren, wiederholen wir die Übung mit dem Unterschied, daß wir nun in Höhe der Waden den Judogürtel ergreifen. Ein drittes Mal üben wir den Griff knapp über den Knien (Abb. 48). Bei Wirbelsäulenerkrankungen sollte die Übung nicht trainiert werden.

Übung 28
Trainingsziel: Rückenmuskulatur

Diese Übung ist äußerst schwierig und sollte deshalb nur von Fortgeschrittenen ausgeführt werden. Es handelt sich um die Yogastellung »Heuschrecke« (Schalabhâsana).
Man legt die Arme unter den Körper. Dabei kann man die Hände falten oder die Handflächen auf dem Boden aufsetzen. Das Kinn liegt vorgestreckt am Boden. Die Rückenmuskulatur hebt die Beine bis fast in die Senkrechte (Abb. 49). Man versucht, das Gewicht der Beine zu halten. Selbst für den Fortgeschrittenen reicht dieses Gewicht aus. Bei Trainingsbeginn muß man sehr vorsichtig beginnen, damit es nicht zu Verkrampfungen der Rückenmuskulatur kommt. In einer späteren Phase des Übens wird aber ein erhöhter Widerstand nötig; dann muß die Übung als Partnerübung durchgeführt werden, siehe Übung 55.
Bei Wirbelsäulenerkrankungen soll man die Übung nicht trainieren.

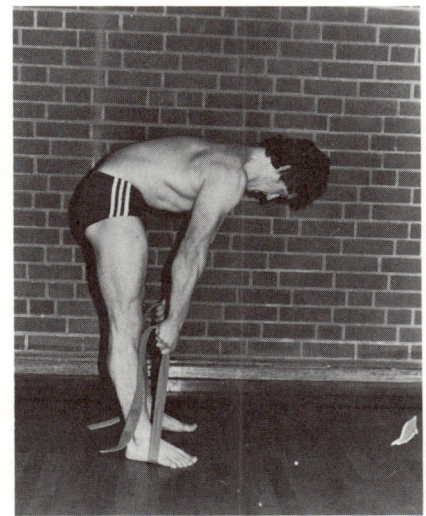

Abb. 48 Training der Rückenmuskulatur (hohe Stellung)

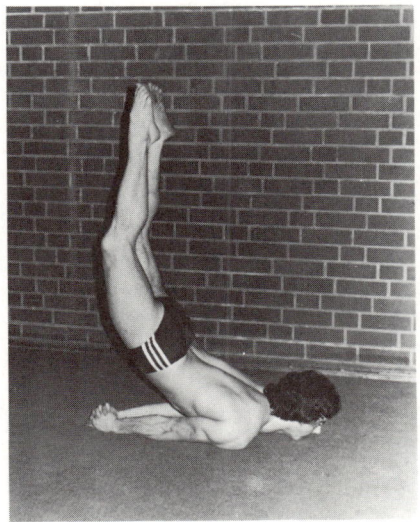

Abb. 49 Die Yogastellung „Heuschrecke" zum Training der Rückenmuskulatur

Übung 29
Trainingsziel: Rumpfseitenmuskulatur

Um die Rumpfseitenmuskulatur zu
trainieren, stellen wir uns auf den
Judogürtel. Der Oberkörper wird
leicht gedreht hinuntergebeugt.
Die eine Hand greift in Knöchelhöhe, die andere zwischen Wade
und Knie. Gegen den Widerstand
der tiefer gelegenen Hand versucht man, den Oberkörper durch
Drehung aufzurichten (Abb. 50).
Die andere Hand faßt nur, um dem
Judogürtel mehr Halt zu geben.
Nach beiden Seiten trainieren.
Auch diese Übung ist bei Wirbelsäulenerkrankungen nicht ange-
zeigt.

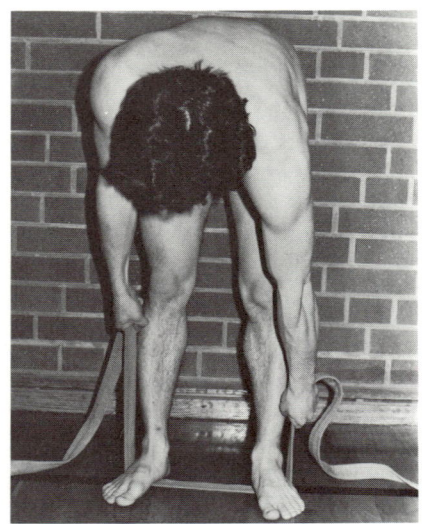

Abb. 50 Training der Rumpfseitenmuskulatur mit dem Judogürtel

Übung 30
Trainingsziel: Rückenmuskulatur

Man stellt sich mit der rechten
Seite zur Sprossenwand auf und
beugt den Körper in Richtung
Sprossenwand. Die rechte Hand
ergreift eine Sprosse, so tief wie
es geht. Die linke Hand greift über
den Kopf an eine Sprosse (Abb.
51). Die notwendige Gegenkraft
wird allein von der rechten Hand
getragen; die linke Hand stellt nur
das Gleichgewicht her, damit der
Körper nicht ausweicht. Man versucht den Körper seitwärts gegen
die Haltekraft des rechten Armes
aufzurichten. Diese Übung muß
nun noch zur anderen Seite trainiert werden. Bei bekanntem Wir-
belsäulenschaden ist die Übung
nicht durchzuführen.

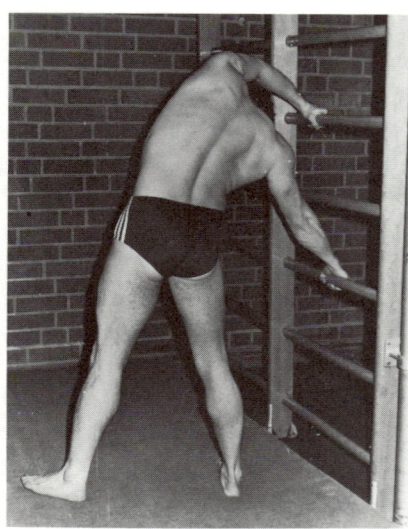

Abb. 51 An der Sprossenwand wird die
Rückenseitenmuskulatur trainiert

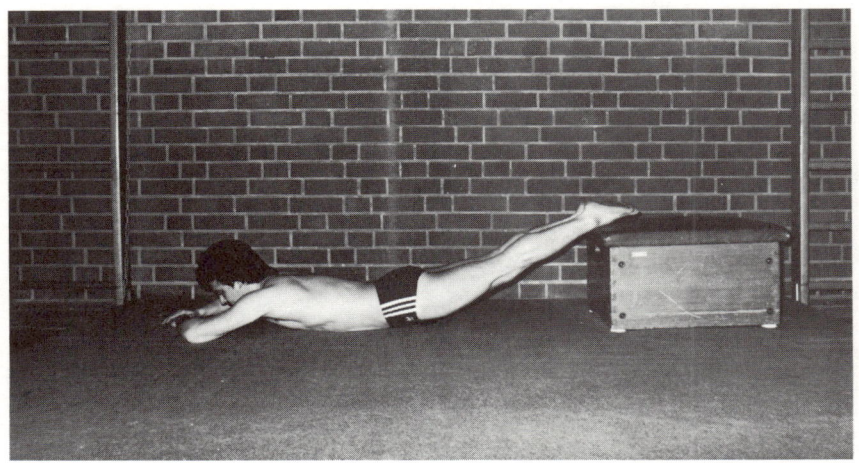

Abb. 52 Der Oberschenkel-Beuger wird am kleinen Kasten in Bauchlage trainiert

Übung 31
Trainingsziel: Oberschenkel-Beuger

Variante 1:
Man legt sich mit dem Bauch auf den Boden, die Füße legt man dabei auf die Kante einer Couch oder eines kleinen Kastens. Dann versucht man, gegen diesen Widerstand die Beine zu Boden zu bringen (Abb. 52). Der Rumpf darf bei dieser Übung keine Bewegung ausführen.

Variante 2:
Man stellt sich in einen Türrahmen. Der Rücken und die Arme stützen an einer Seite des Türrahmens ab, und man drückt abwechselnd die Beine gegen die andere Seite des Türrahmens (Abb. 53).

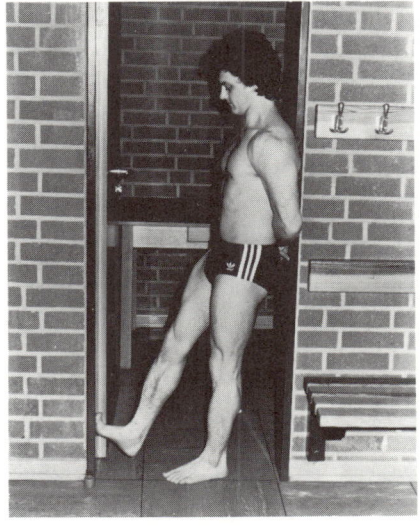

Abb. 53 Training des Oberschenkel-Beugers im Türrahmen

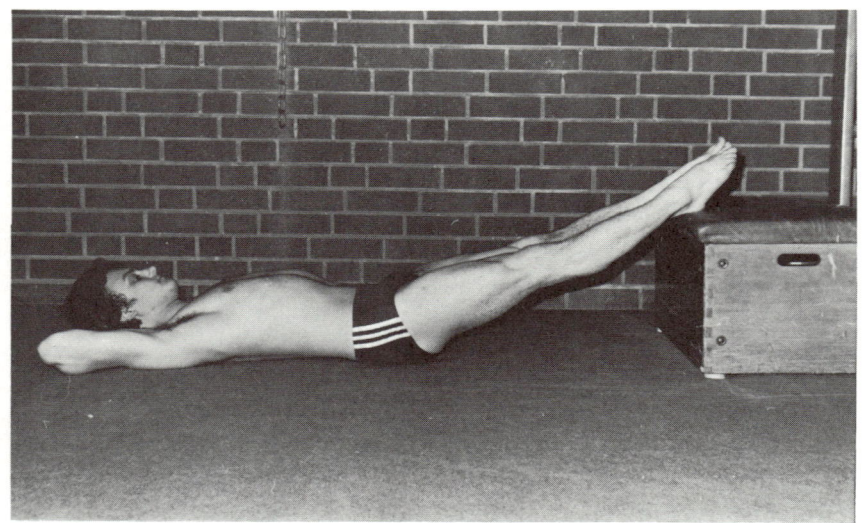

Abb. 54 Der Oberschenkel-Strecker wird am kleinen Kasten in Rücken- lage trainiert

Übung 32
Trainingsziel: Oberschenkel-
Strecker

Variante 1:
Man legt sich mit dem Rücken auf den Boden, die Fersen liegen auf der Kante einer Couch oder eines kleinen Kastens. Gegen den star- ren Widerstand des Kastens ver- sucht man, die Beine zu Boden zu bringen (Abb. 54). Der Rumpf bleibt während der gesamten Übung unbewegt.

Variante 2:
Man stellt sich in einen Türrah- men. Die Arme stützen nach vor- ne ab. Gegen diesen Widerstand werden die Beine abwechselnd nach hinten gegen die andere Sei- te des Türrahmens gestreckt (Abb. 55).

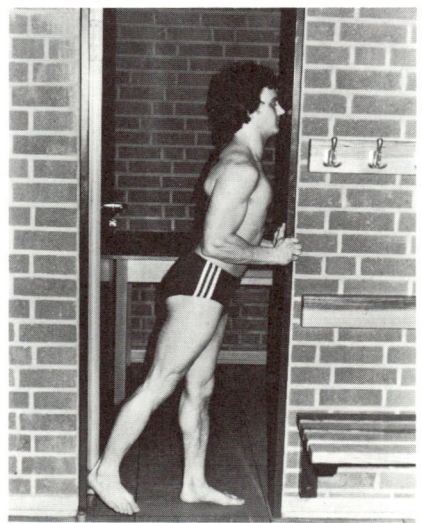

Abb. 55 Training des Oberschenkel- Streckers im Türrahmen

60

Übung 33
Trainingsziel: Beinstrecker

An einer feststehenden Sprossenwand oder einer Nische für die
Zentralheizungskörper im eigenen
Heim kann man eine ausgezeich-
nete Übung für die Beinstreck-
muskulatur durchführen. Man legt
sich dazu auf den Rücken vor die
Sprossenwand, hebt die gewinkelten Beine, so daß die Füße unter
einer Sprosse stehen. Gegen den
Widerstand der Sprosse streckt
man nun die Beine (Abb. 56).

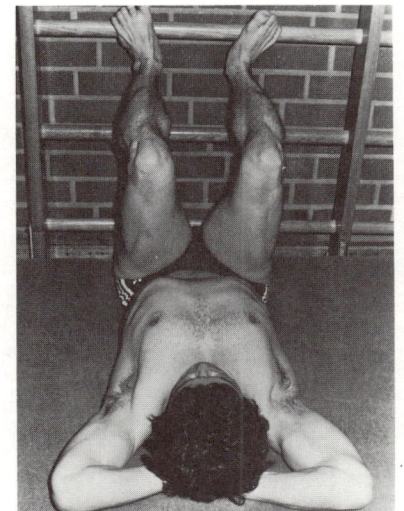

Abb. 56 Beinstreckung gegen den Widerstand der Sprossenwand

Übung 34
Trainingsziel: Beinstrecker

Diese Übung ist eine Weiterent-
wicklung der Kniebeuge (siehe
auch Übung 64 und Übung 94).
Man stellt sich mit leicht gegrätschten Beinen auf den Judogürtel.
Dann beugt man die Knie. Die an
beiden Seiten hinuntergestreckten
Arme ergreifen den Judogürtel in
Höhe der Knöchel. Gegen die Haltekraft der Arme versucht man, die
Beine zu strecken (Abb. 57). Diese Übung trainiert auch in hohem
Maße die Schulter-Arm-Muskulatur.

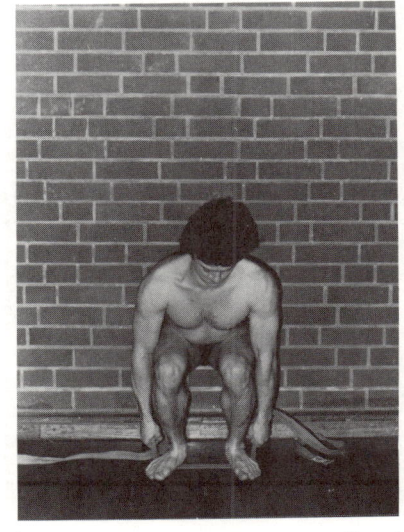

Abb. 57 Tiefstellung (Hände greifen in
Höhe der Knöchel)

61

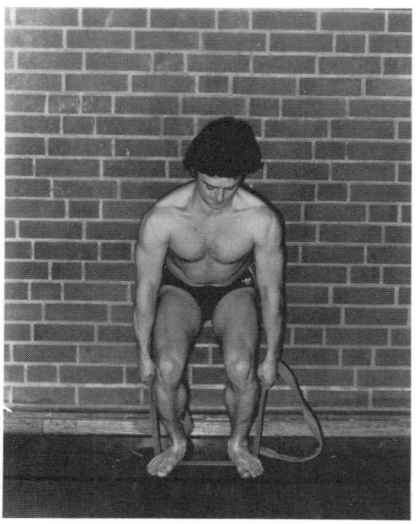

Abb. 58 Mittlere Stellung (Hände etwa in Höhe von Wade/Knie)

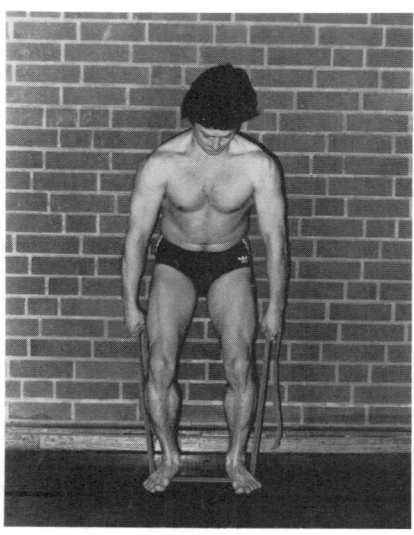

Abb. 59 Hohe Stellung (Griff über den Knien, etwa in der Mitte der Oberschenkel)

Eine Wiederholung der Übung erfolgt mit Griff der Hände in Höhe der Knie (Abb. 58). Eine zweite Wiederholung mit Griff der Hände in der Mitte der Oberschenkel schließt die Übung ab (Abb. 59).

Übung 35
Trainingsziel: Beinanspreizer

Variante 1:
Man legt sich auf die rechte Körperseite; die Fußinnenseite des linken Fußes (nicht der Knöchel) liegt auf einem kleinen Kasten oder auf einer Couch. Man versucht nun, das linke Bein zum Boden zu bewegen (Abb. 60). Der Rest des Körpers darf keinerlei Ausweichbewegungen durchführen. Nach beiden Seiten trainieren.

Variante 2:
Man setzt sich auf den Boden vor einen kleinen Kasten. Vom Kasten soll man etwa in Beinlänge entfernt sein. Die Arme stützen hinter dem Körper ab. Die Fußinnenflächen (nicht die Knöchel) setzen an den Kastenaußenseiten an, dabei sollen die Beine ein wenig angehoben werden. Nun drückt man mit den Füßen den Kasten zusammen (Abb. 61).
Übung 62 ist die entsprechende Partnerübung.
Bei bestehendem Meniskusschaden ist bei beiden Varianten Vorsicht geboten.

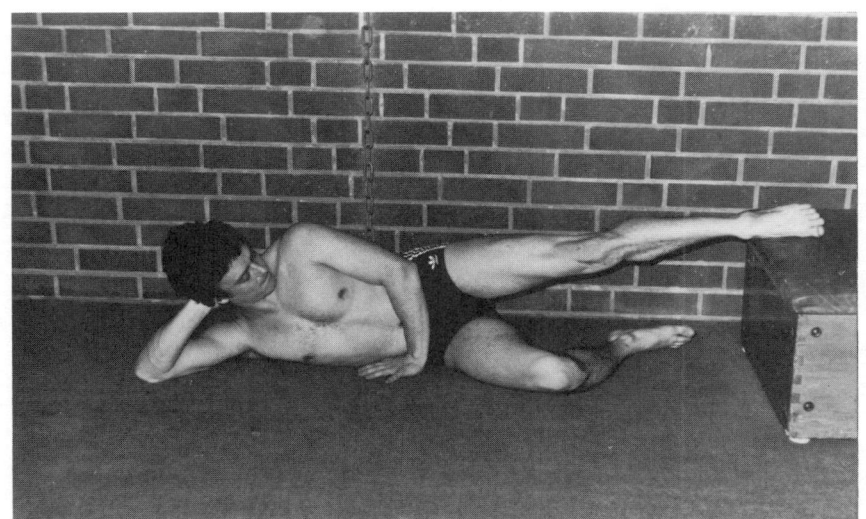

Abb. 60 In Seitenlage wird am kleinen Kasten der Beinanspreizer trainiert

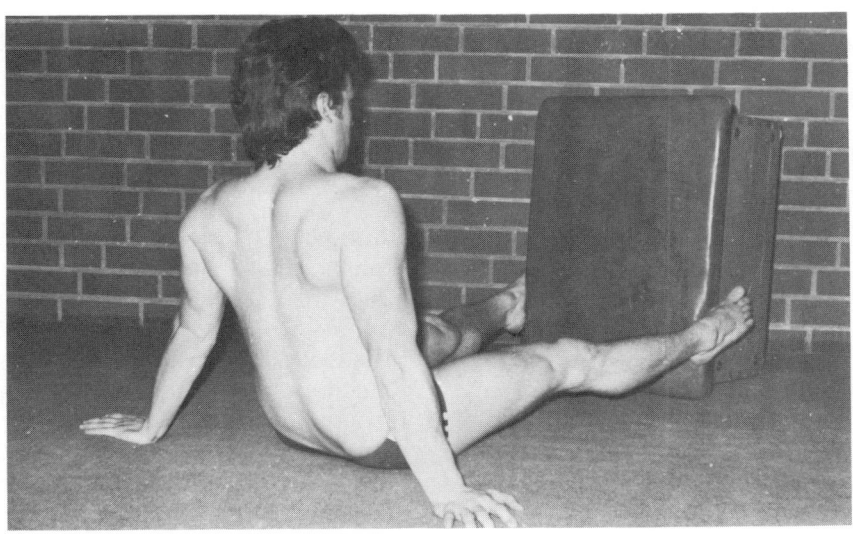

Abb. 61 Im Sitzen werden am kleinen Kasten die Beinanspreizer trainiert

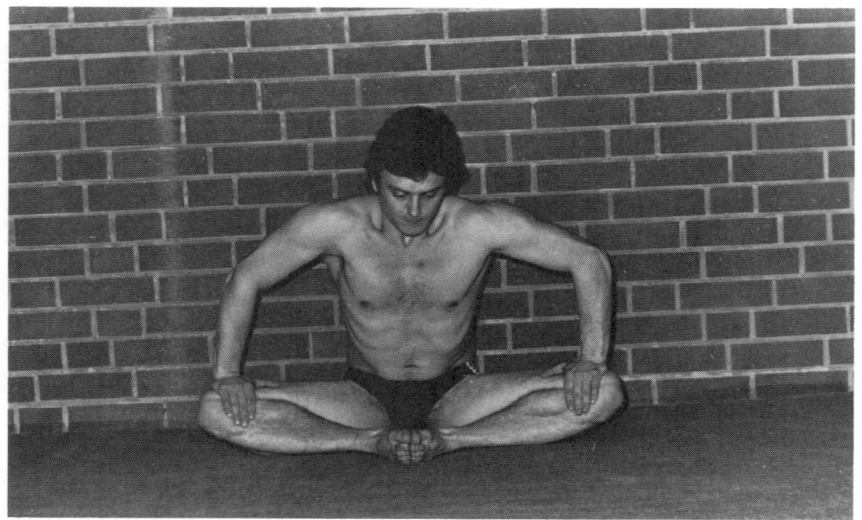

Abb. 62 Training der Beinanspreizer im Orientsitz

Übung 36
Trainingsziel: Beinanspreizer

Variante 1:
Man setzt sich auf den Boden, bringt die Fußflächen aufeinander und zieht die Füße zum Körper. Nun läßt man die Knie auf den Boden hinunter. Die Hände drücken auf die Knieinnenseiten; gegen diesen Widerstand versucht man die Knie anzuheben (Abb. 62).

Variante 2:
Manche Übende sind nicht gelenkig genug für Variante 1. Für sie gibt es eine leichtere Möglichkeit. Man setzt sich in den Schneidersitz und legt die Unterarme an die Knieinnenseiten. Nun erfolgt wieder ein Druck mit den Armen nach unten; gegen diesen Druck versuchen die Beine hochzukommen (Abb. 63).

Übung 37
Trainingsziel: Beinabspreizer

Variante 1:
Man legt sich auf die rechte Körperseite; die Fußaußenseite des rechten Fußes (nicht der Knöchel) liegt auf einer Couch oder auf einem kleinen Kasten. Man versucht das rechte Bein zu Boden zu bringen (Abb. 64). Der Rest des Körpers bleibt starr. Nach beiden Seiten üben.

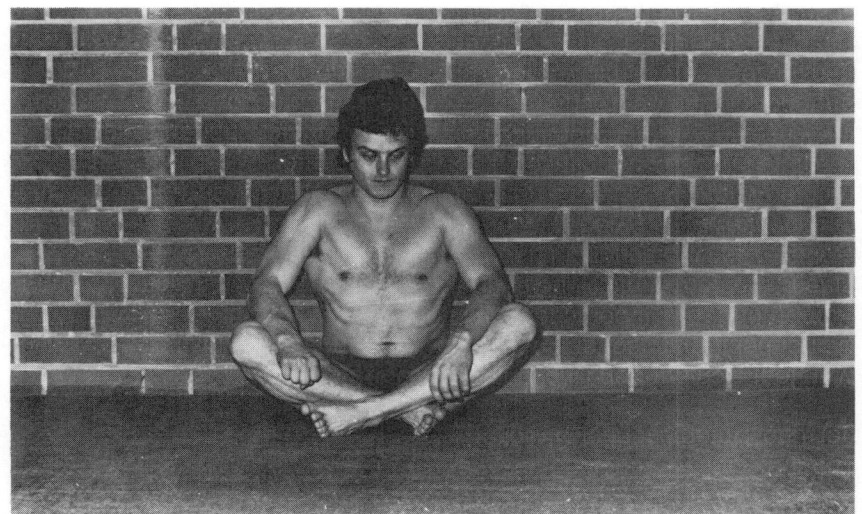

Abb. 63 Training der Beinanspreizer im
Schneidersitz

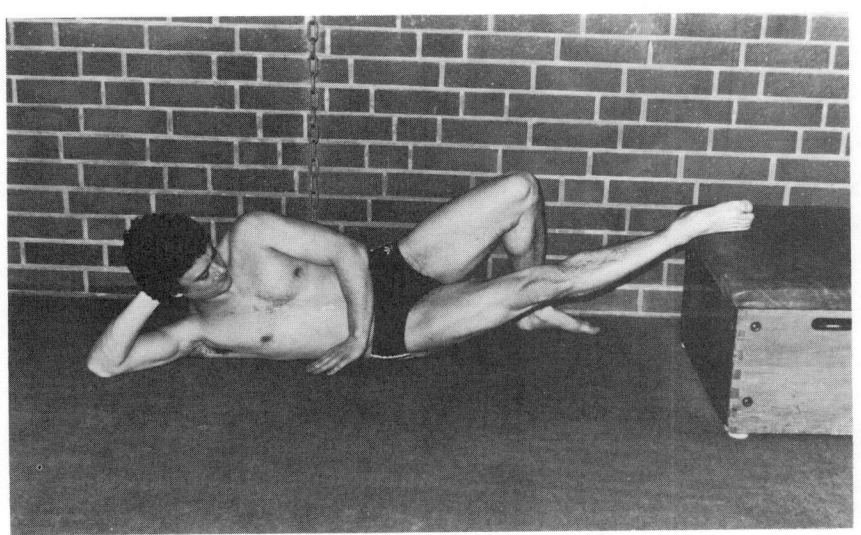

Abb. 64 In Seitenlage wird am kleinen
Kasten der Beinabspreizer trai-
niert

Variante 2:
Man stellt sich in einen Türrahmen, hebt das rechte Bein gestreckt zur Seite und setzt es am Türrahmen mit der Fußaußenseite an. Mit dem linken Arm stützt man auf der linken Seite ab. Gegen den Widerstand des linken Armes wird das rechte Bein nach außen gedrückt (Abb. 65). Um das Gleichgewicht nicht zu verlieren, kann man sich mit der rechten Hand am Türrahmen abstützen. Mit dem linken Bein verfahren wir dann in gleicher Weise.

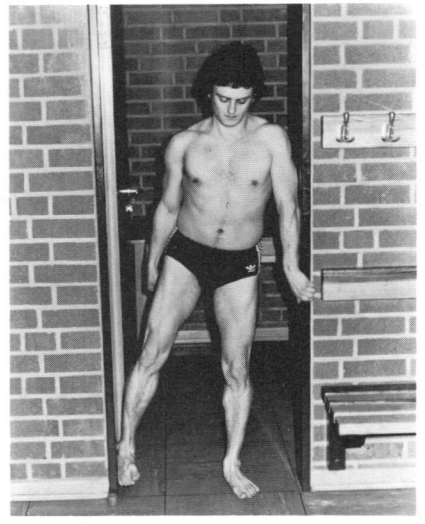

Abb. 65 Training des Beinabspreizers im Türrahmen

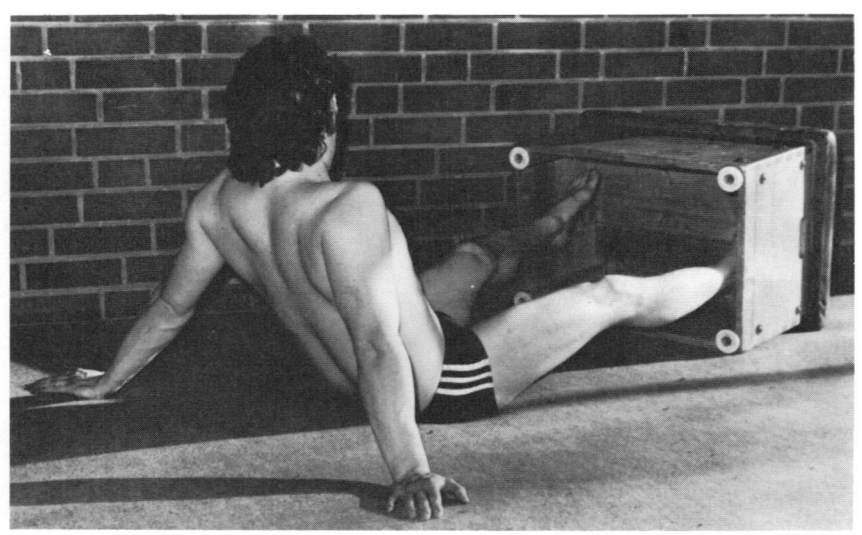

Abb. 66 Training der Beinabspreizer im Sitzen mit dem kleinen Kasten

66

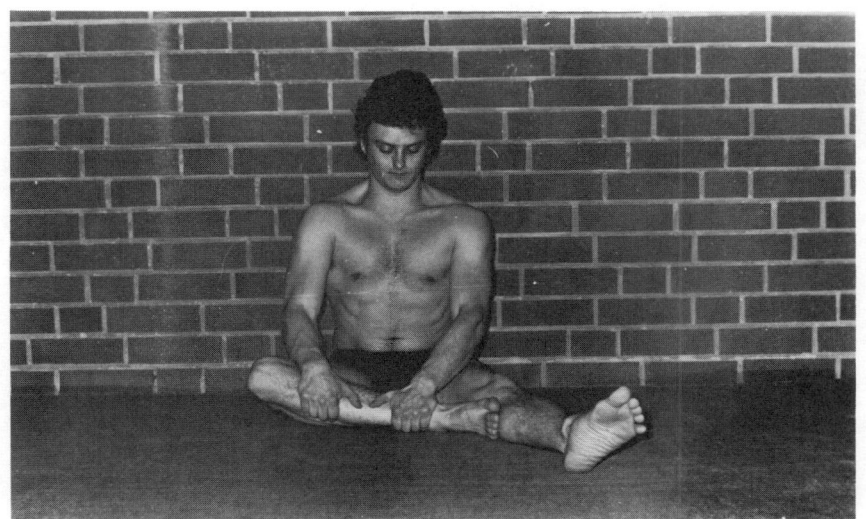

Abb. 67 So wird der Unterschenkel-Strecker trainiert (vergleiche auch Text)

Variante 3:
Man sitzt etwa beinweit vor einem kleinen Kasten am Boden. Die Arme sind hinter dem Körper abgestützt. In den Hohlraum des kleinen Kastens bringen wir unsere Füße. Die Fußaußenseiten (nicht die Knöchel) setzen etwas erhöht an den Innenwänden des Kastens an (Abb. 66). Man drückt die Beine nun auseinander.
Vergleiche auch Übung 62.

Übung 38
Trainingsziel: Unterschenkel-Strecker

Man setzt sich in den leichten Grätschsitz. Das rechte Bein wird zum Körper angezogen, so daß der rechte Fuß neben dem linken Knie liegt. Die Kniewölbung und der Fußbogen passen ziemlich genau aufeinander, damit kann man sich gut orientieren. Die Hände umfassen das rechte Schienbein. Gegen die Haltekraft der Arme versucht man, das rechte Bein zu strecken (Abb. 67). Nach beiden Seiten trainieren.

67

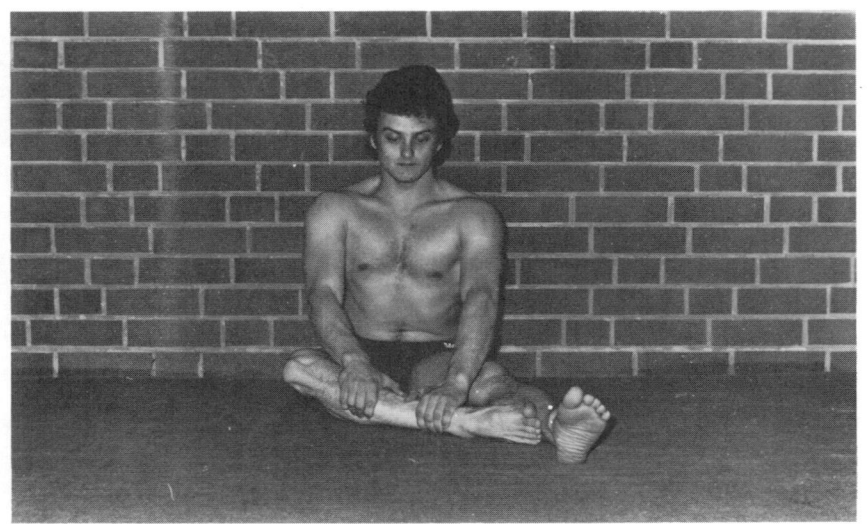

Abb. 68 *Achtung Fehler:* Der rechte Fuß
ist zu weit vom Körper entfernt

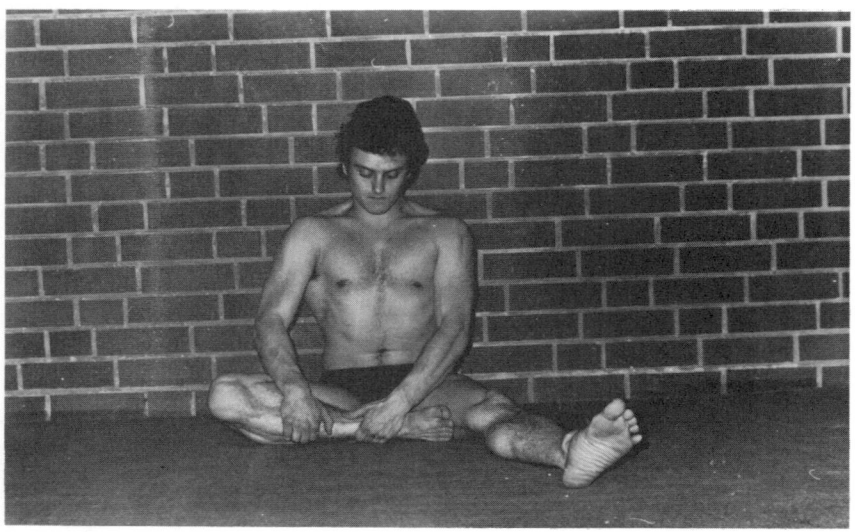

Abb. 69 *Achtung Fehler:* Der rechte Fuß
ist zu nah am Körper

Fehler: Häufig sieht man zwei Fehler. Der Übende zieht das Bein nur ungenügend (Abb. 68) oder aber viel zu weit (Abb. 69) an; Resultat ist eine ungenügende Effektivität.

Trainingsziel: Unterschenkel-Strecker

Variante 1:
Man legt sich auf den Rücken und zieht beide Beine an. Der Oberschenkel-Rumpf-Winkel soll zwischen 100° und 120° liegen. Die Unterschenkel hängen so nach unten, daß die Füße knapp über dem Boden sind. Dann legt man den Judogürtel oder das Handtuch um die Schienbeine. Gegen den Widerstand der gestreckten Arme versucht man, die Unterschenkel zu strecken (Abb. 70).

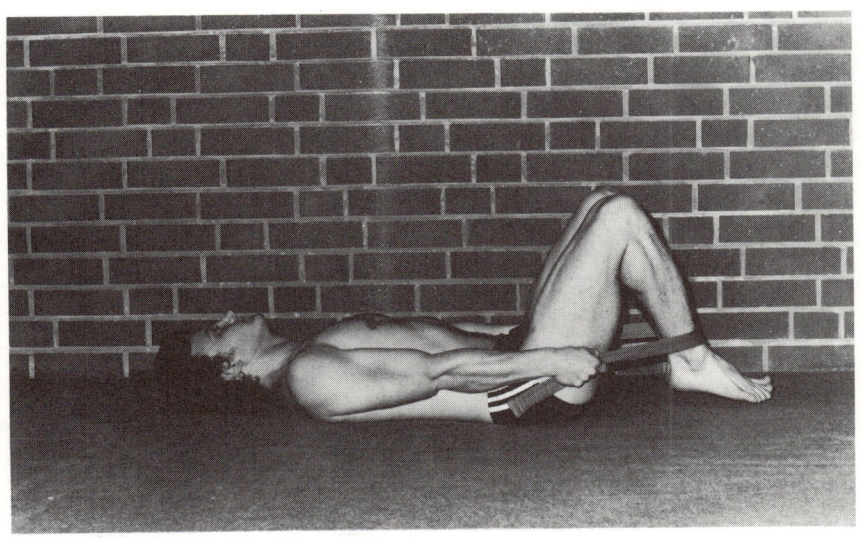

Abb. 70 Training der Unterschenkel-streckmuskulatur mit dem Judo-gürtel (Variante mit gestreckten Armen)

69

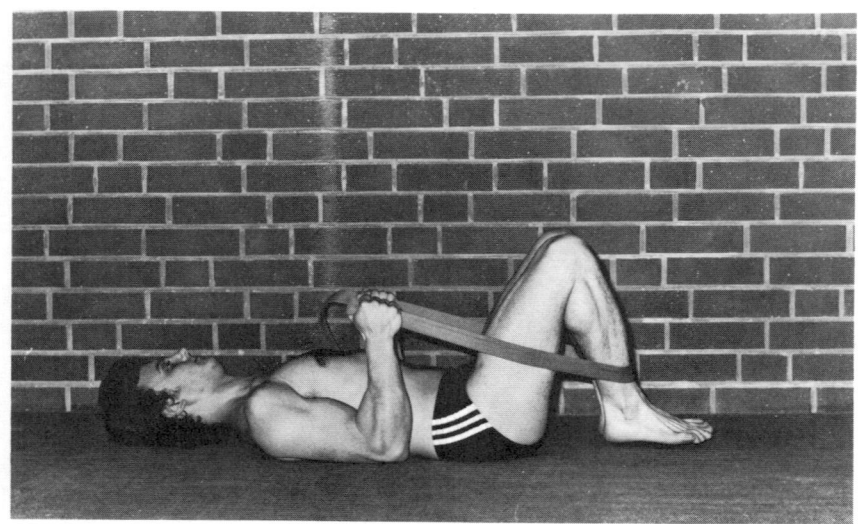

Abb. 71 Training der Unterschenkel-
streckmuskulatur mit dem Judogürtel (Variante mit gewinkelten
Armen)

Variante 2:
Eine interessante Variante für den
Fortgeschrittenen sei noch beschrieben. Die Übung gleicht der
Variante 1. Nun sind die Arme nicht
mehr gestreckt. Man greift so, daß
der Oberarm-Unterarm-Winkel etwa 90° beträgt (Abb. 71). So kann
man Unterschenkel-Strecker und
Unterarm-Beuger gleichzeitig trainieren.

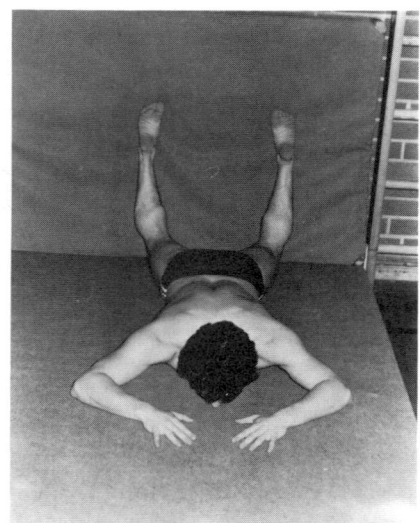

Abb. 72 Training der Unterschenkel-
Strecker in Bauchlage gegen
die Wand

Übung 40
Trainingsziel: Unterschenkel-Strecker

Man kann zunächst eine Matte gegen die Wand stellen; bei rauhen Ziegelwänden (Turnhalle) kann man so Verletzungen vorbeugen. Man legt sich bäuchlings vor die Wand bzw. die Matte, die Knie sind fast vor der Wand. Man hält am Boden mit den Händen kräftig gegen und trainiert gegen den Widerstand von Wand und Händen (Abb. 72).
Eine ähnliche Partnerübung wird in Übung 57 gezeigt.

Übung 41
Trainingsziel: Unterschenkel-Beuger

Man legt sich mit dem Rücken auf den Boden. Die Unterschenkel liegen auf einem kleinen Kasten oder auf einem Stuhl in rechtem Winkel auf. Gegen den Widerstand der Auflagefläche drückt man nun die Beine nach unten (Abb. 73). Vergleiche auch Übung 58.

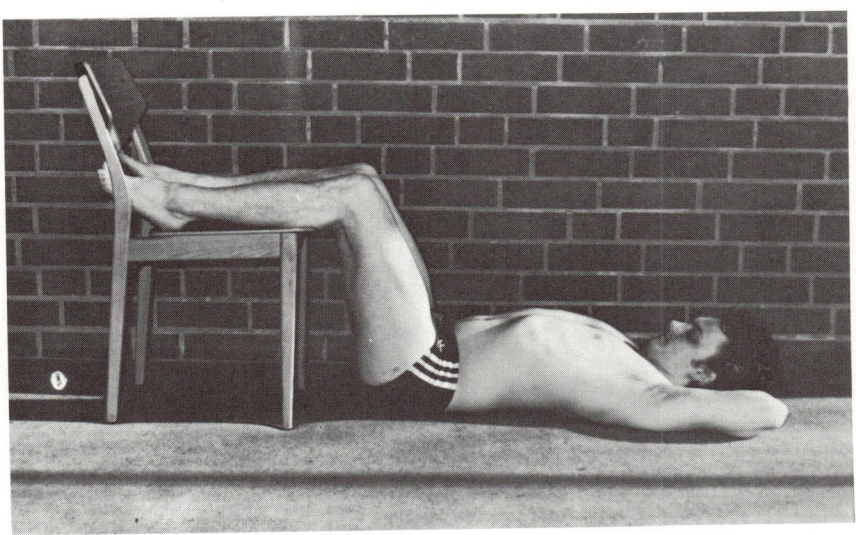

Abb. 73 Auf dem Rücken liegend werden gegen den Widerstand des Stuhles die Unterschenkel-Beuger trainiert

71

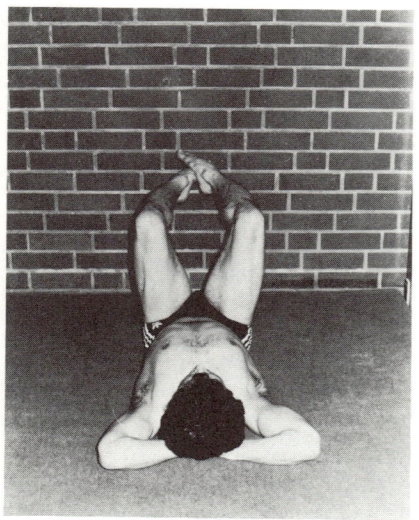

Abb. 74 Die Antagonisten Unterschenkel-Beuger und Unterschenkel-Strecker werden gegeneinander trainiert

Übung 42
Trainingsziel: Unterschenkel-Beuger und Unterschenkel-Strecker

Man legt sich auf den Rücken. Die Beine hebt man so an, daß der Rumpf und die Oberschenkel in einem rechten Winkel zueinander stehen. Die Oberschenkel und Unterschenkel bilden wiederum einen rechten Winkel. Man setzt nun den rechten Fuß auf den linken Fuß. Gleichzeitig wird nun der linke Fuß angehoben und der rechte Fuß gesenkt (Abb. 74); damit werden Unterschenkel-Beuger und Unterschenkel-Strecker trainiert. Wichtig ist noch, daß man die beschrie-benen Winkel von Unterschenkel zu Oberschenkel und Oberschenkel zu Rumpf während der Übung nicht verändert. Nach beiden Seiten trainieren.

Übung 43
Trainingsziel: Fußbeuger

Man setzt sich auf den Boden, der Oberkörper wird leicht zurückgebeugt. Man hebt die Beine leicht an, als Hilfe kann man die Hände unter das Gesäß schieben. Den rechten Fuß setzt man mit dem vorderen Teil auf den linken Vorfuß. Gegen die Kraft des rechten Fußes versucht man, den linken Fuß zu beugen. (Abb. 75). Nach beiden Seiten üben.

Übung 44
Trainingsziel: Fußstrecker

Man setzt sich mit geschlossenen Beinen auf den Boden und legt den Judogürtel um die Zehen. Etwa in Hüfthöhe ergreifen die Hände den Judogürtel. Die Beine werden nun leicht angehoben. Gegen die Haltekraft der Arme, die über den Judogürtel auf den vorderen Teil der Füße übertragen wird, versucht man, die Füße zu strecken (Abb. 76).

72

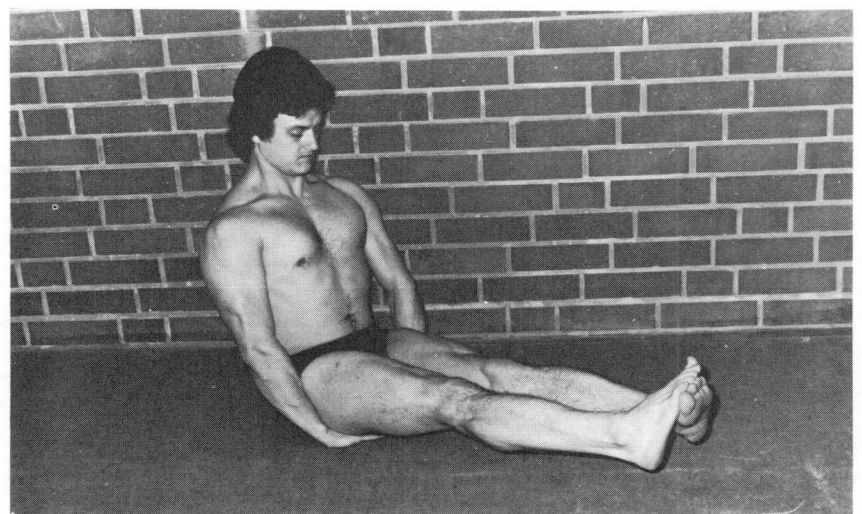

Abb. 75 Training der Fußbeuger

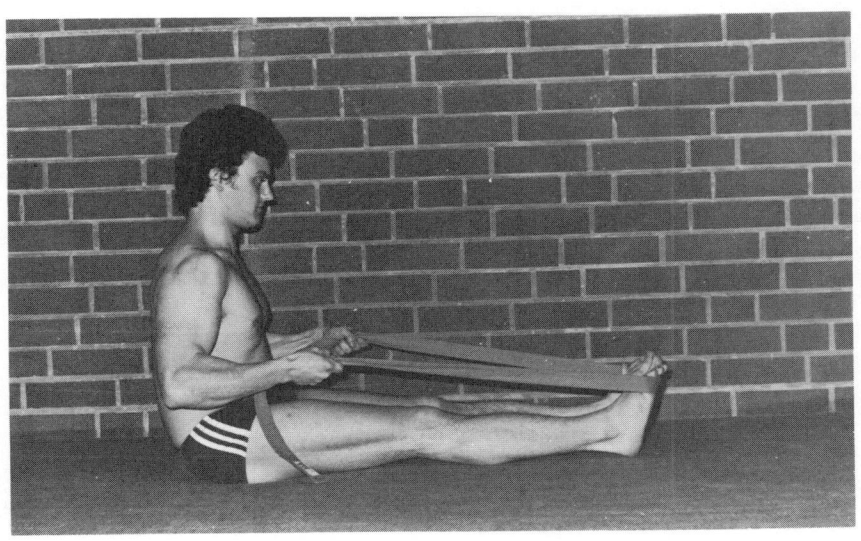

Abb. 76 Training der Fußstrecker mit
dem Judogürtel

Partnerübungen

Das Ordnungsprinzip ist wie bei den *allgemeinen Übungen,* damit man die Übungen schneller findet und austauschen kann. Für verschiedene Muskelpartien, zum Beispiel Kopf-Hals-Bereich, sind Partnerübungen nicht sinnvoll.

Deshalb müssen die Partnerübungen mit *allgemeinen Übungen* ergänzt werden. Die Partner sollten möglichst gleich stark sein. Sind die Partner nicht gleich stark, so ist bei verschiedenen Übungen der Trainingseffekt für den stärkeren Partner schwächer.

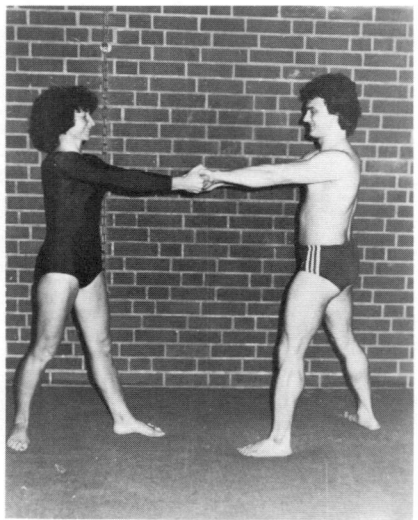

Abb. 77 Die Fingerbeuger werden durch Zug der Partner trainiert

Übung 45
Trainingsziel: Fingerbeuger

Die Partner stehen sich mit geöffneten Beinen gegenüber; ein Bein wird jeweils leicht zurückgestellt. In Schulterhöhe werden die gebeugten Finger ineinandergelegt. Ein kräftiger Zug nach hinten bewirkt dann ein Training der Fingerbeuger (Abb. 77).
Vergleiche auch Übung 5 Variante 1.

Übung 46
Trainingsziel: Armheber und Armsenker

Ein Partner streckt seine Arme in Schulterhöhe nach vorne aus; die Handrücken sind dabei oben. Der zweite Partner verfährt ebenso und legt seine Hände auf die Hände des Partners. Der erste Partner hebt seine Arme gegen die senkende Kraft des Partners (Abb. 78). Achtung: Der zweite Partner darf nicht zu viel Kraft aufwenden, da sonst Bewegung entsteht. Danach tauschen die Partner die Aufgaben.

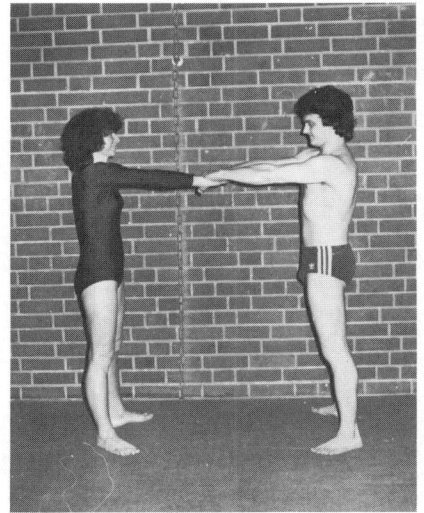

Abb. 78 Ein Partner trainiert die Armhebemuskulatur, während der andere Partner gleichzeitig seine Armsenkmuskulatur schult

Übung 47
Trainingsziel: Armanspreizer und Armabspreizer

Ein Partner legt die Hände mit den Handflächen zusammen und bringt die Arme in Höhe des Bauchnabels. Der Oberarm-Unterarm-Winkel soll zwischen 160° und 170° betragen. Der andere Partner legt seine Unterarme in gleicher Stellung wie der Partner an dessen Unterarme. Der erste Partner versucht, die Arme abzuspreizen, während der zweite Partner die Arme anspreizt (Abb. 79). Danach wechseln die Partner die Aufgaben und üben erneut.
Vergleiche auch Übung 13 und Übung 14.

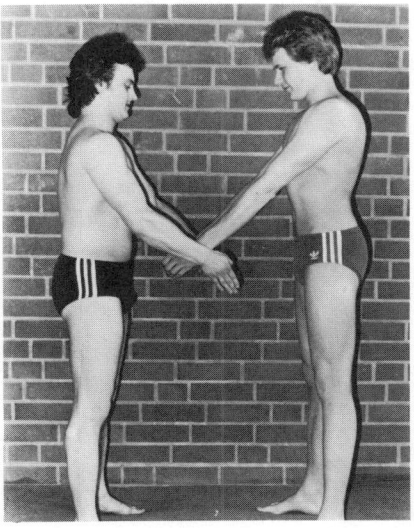

Abb. 79 Ein Partner trainiert die Armanspreizer, der andere Partner die Armabspreizer

75

Übung 48
Trainingsziel: Armanspreizer und Armabspreizer

Die Armanspreizer und Armabspreizer werden in jeweils drei Positionen trainiert. Der Arm ist jeweils gestreckt. Die Darstellung erfolgt für den linken Arm. Der rechte Arm muß natürlich auch noch trainiert werden.

1. Position (der Arm ist 45° vom Körper abgespreizt):
Armanspreizer: Der Partner greift um das Handgelenk des Übenden und fixiert den Arm. Der Übende versucht, gegen diesen Widerstand den Arm an den Körper zu ziehen (Abb. 80).

Armabspreizer: Der helfende Partner legt seine Hände über Kreuz gegen das Handgelenk des Übenden. Der Übende versucht, gegen diese Kraft abzuspreizen (Abb. 81).

2. Position (der Arm ist 90° vom Körper abgespreizt):
Armanspreizer: Die Unterkante des Handgelenks ruht auf den übereinandergelegten Händen des Partners. Der Helfer drückt nach oben, der Übende nach unten (Abb. 82).

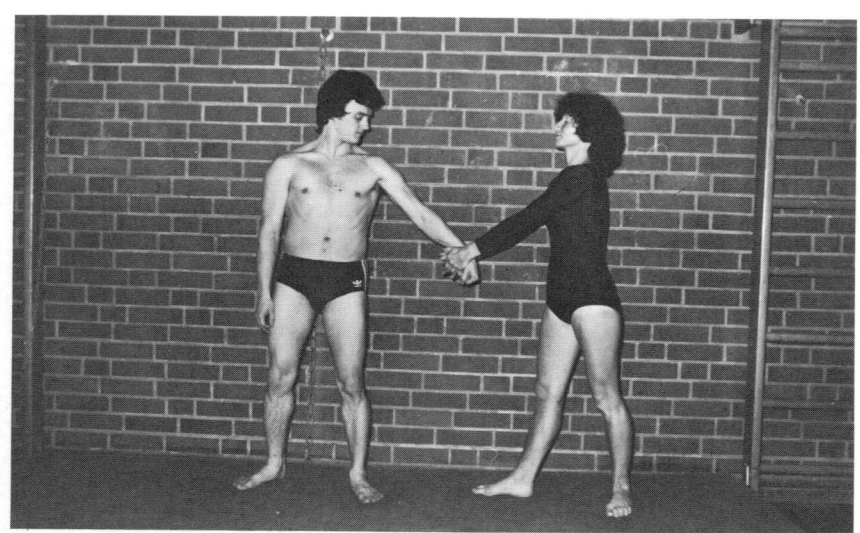

Abb. 80 Training des Armanspreizers (45° vom Körper abgespreizt)

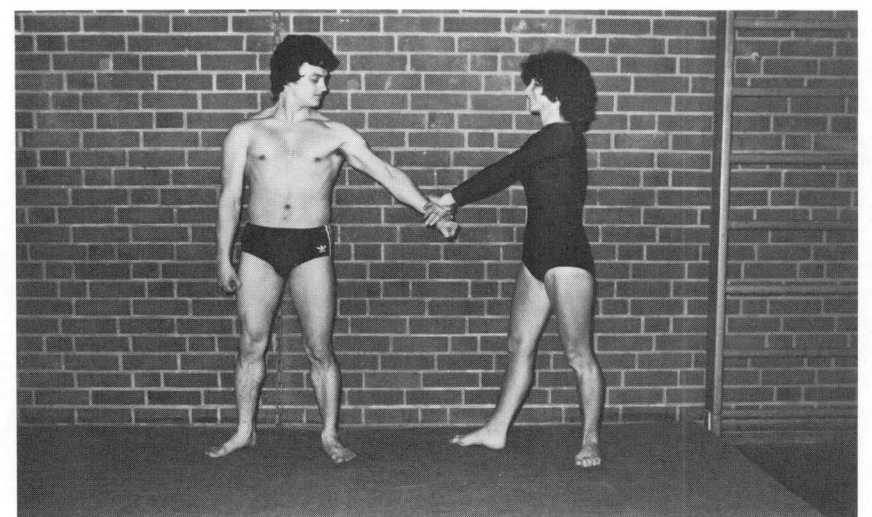

Abb. 81 Training des Armabspreizers
(45° vom Körper abgespreizt)

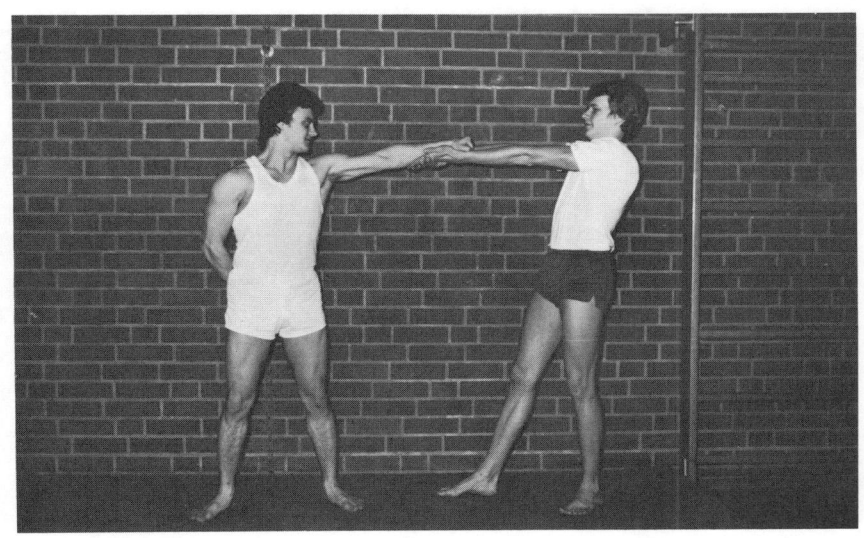

Abb. 82 Training des Armanspreizers
(90° vom Körper abgespreizt)

77

Armabspreizer: Der Helfer hat nun seine Hände gekreuzt auf die Oberkante des Handgelenks vom Übenden gelegt. Der Helfer drückt nach unten, während der Übende versucht, den Arm nach oben zu bewegen (Abb. 83).
Anmerkung: Schon ab Position zwei werden auch Armheber und Armsenker mittrainiert.

3. Position (der Arm ist 135° vom Körper abgespreizt):
Armanspreizer: Der Helfer kreuzt seine Hände und der Übende legt die Unterkante seines Handgelenks darauf. Der Helfer drückt nach oben, während der Übende versucht, den Arm nach unten zu bringen (Abb. 84).
Armabspreizer: Der Helfer umfaßt mit gefalteten Händen das Handgelenk des Übenden. Gegen den Zug nach unten des Helfers versucht der Übende, den Arm weiter hoch zu bringen (Abb. 85). Danach wechseln die Partner die Aufgaben.
Vergleiche auch Übung 18 in den *allgemeinen Übungen.*

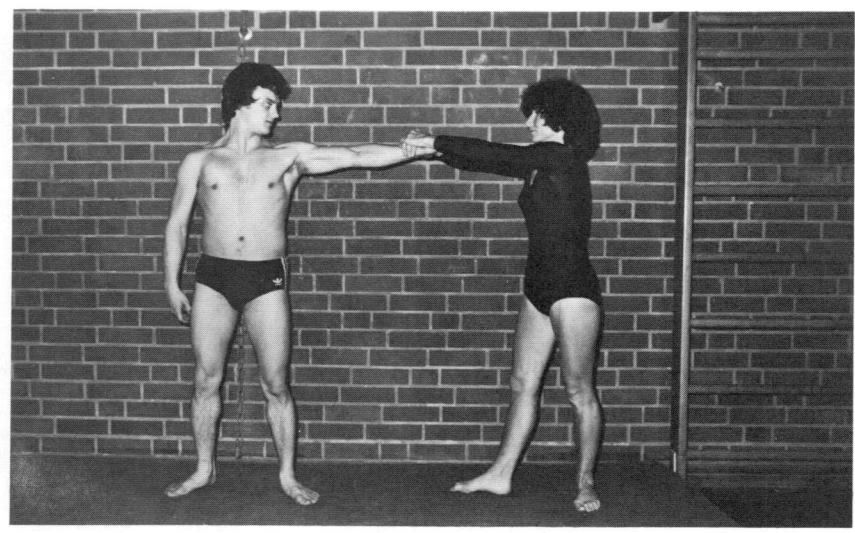

Abb. 83 Training des Armabspreizers (90° vom Körper abgespreizt)

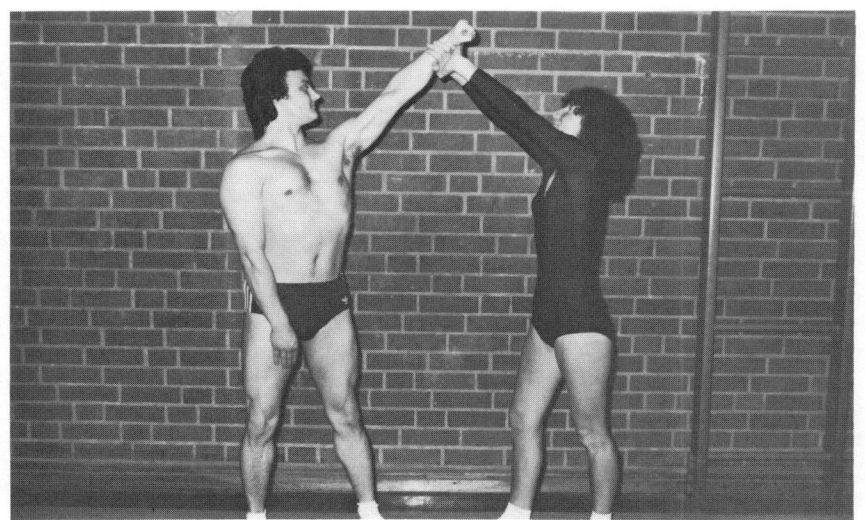

Abb. 84 Training des Armanspreizers
(135° vom Körper abgespreizt)

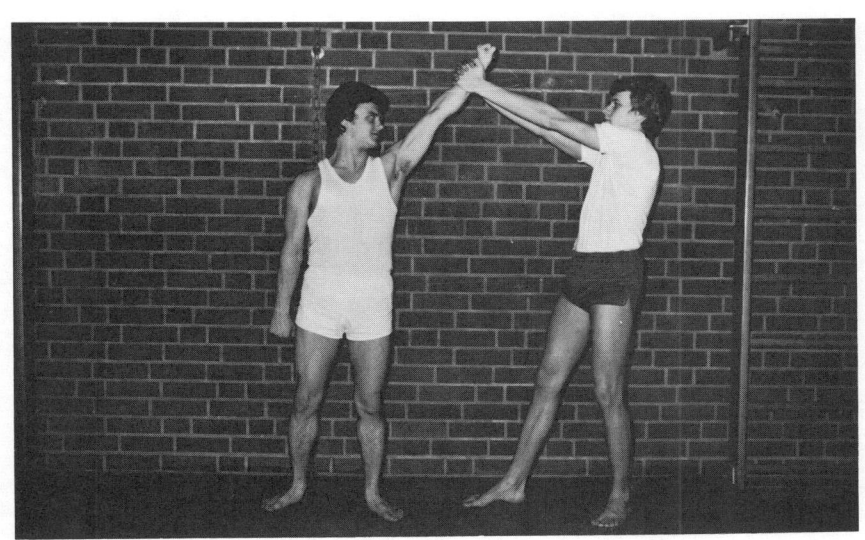

Abb. 85 Training des Armabspreizers
(135° vom Körper abgespreizt)

Übung 49
Trainingsziel: Unterarm-Beuger

Die Partner stehen sich parallel gegenüber. Der Übende streckt seinen rechten Arm vor. Die Faust zeigt nach innen, und der Oberarm-Unterarm-Winkel beträgt etwa 90°. Der Partner ergreift nun mit beiden Händen den rechten Unterarm des Übenden und hindert ihn, den Arm zu beugen (Abb. 86). Wichtig ist, daß weder Arm noch Körper des Übenden ausweichen. Die Übung wird dann noch nach links ausgeführt. Danach tauschen die Partner die Aufgaben.

Übung 50
Trainingsziel: Unterarm-Strecker

Der Übende geht in den Liegestütz. Im Umsetzpunkt, das heißt, wenn die Oberarme mit dem Körper parallel liegen, setzt der Helfer an den Schultern des Partners an und drückt nach unten. Schon der Druck der Tochter oder kleinen Schwester reicht aus, um genügend isometrische Kraft aufbringen zu müssen (Abb. 87).

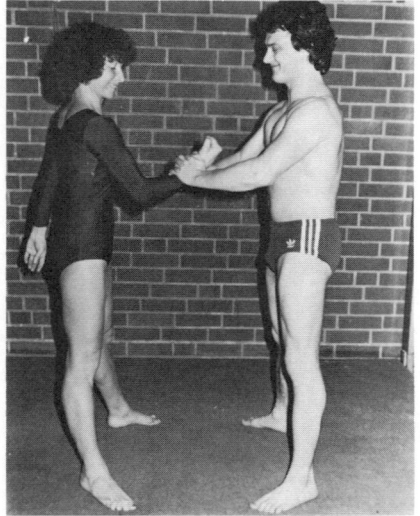

Abb. 86 Training des Unterarm-Beugers

Übung 51
Trainingsziel: Oberarm-Strecker und Schulter-Brustmuskulatur

Der Übende geht in den umgekehrten Liegestütz, das heißt, die Bauchseite zeigt nach oben. Auf völlige Streckung des Körpers und damit auch auf Anheben des Gesäßes ist zu achten. Auf halber Höhe wird vom Partner ein Druck von oben auf die Schultern ausgeübt, gegen den der Partner trainiert (Abb. 88). Danach wechseln die Partner.

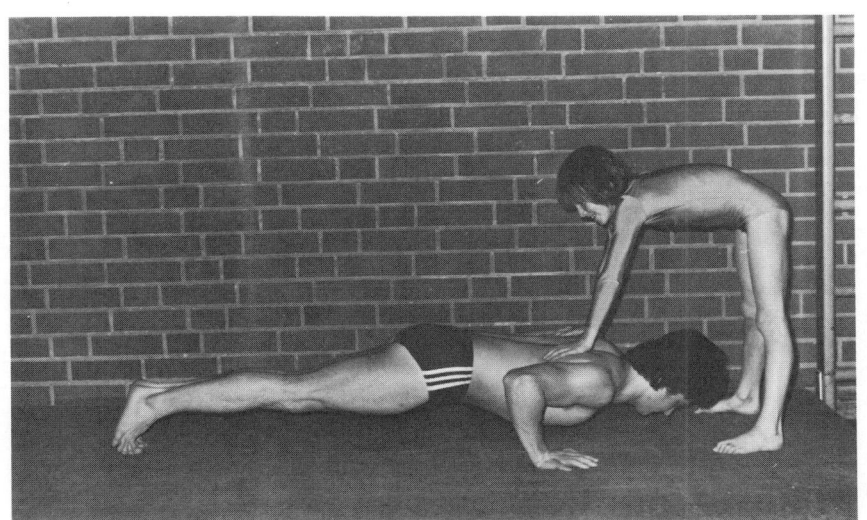

Abb. 87 Für die Liegestützübung reicht
schon eine geringe Gegenkraft
für maximalen Trainingserfolg

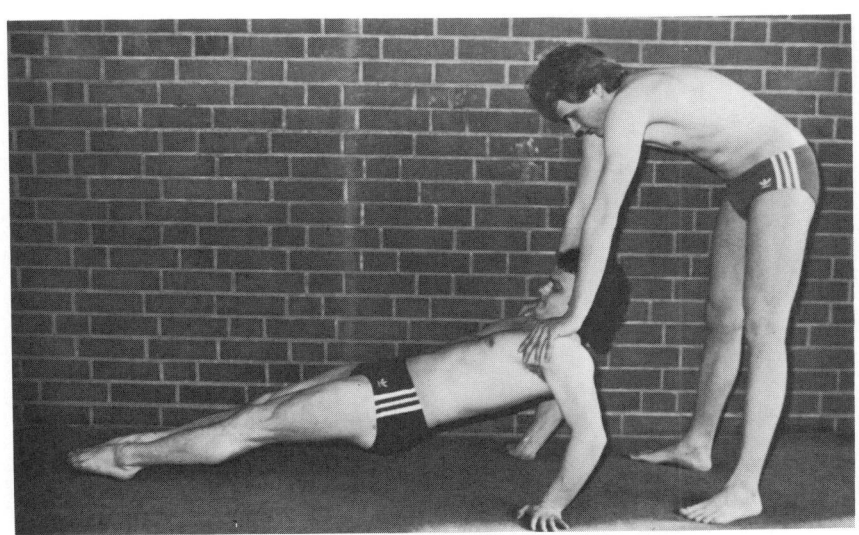

Abb. 88 Training der Oberarm-Schulter-
Brust-Muskulatur im umgekehrten Liegestütz

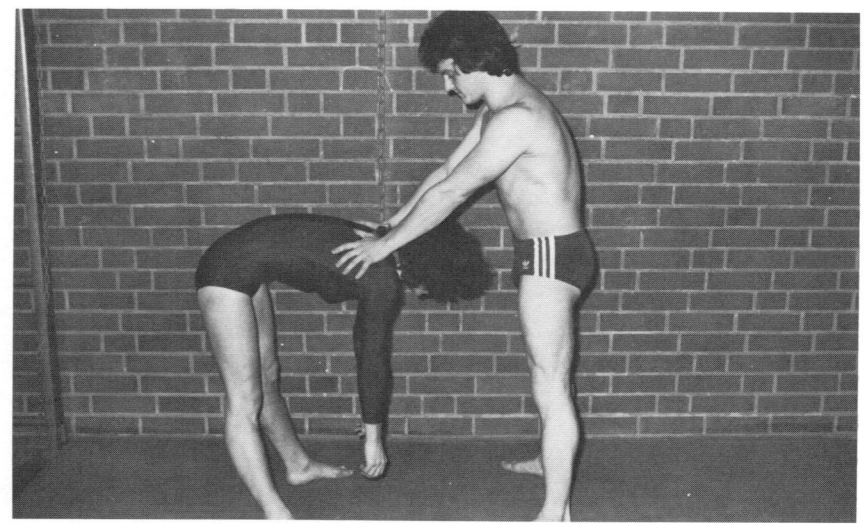

Abb. 89 Partnertraining der Rumpfstreckmuskulatur

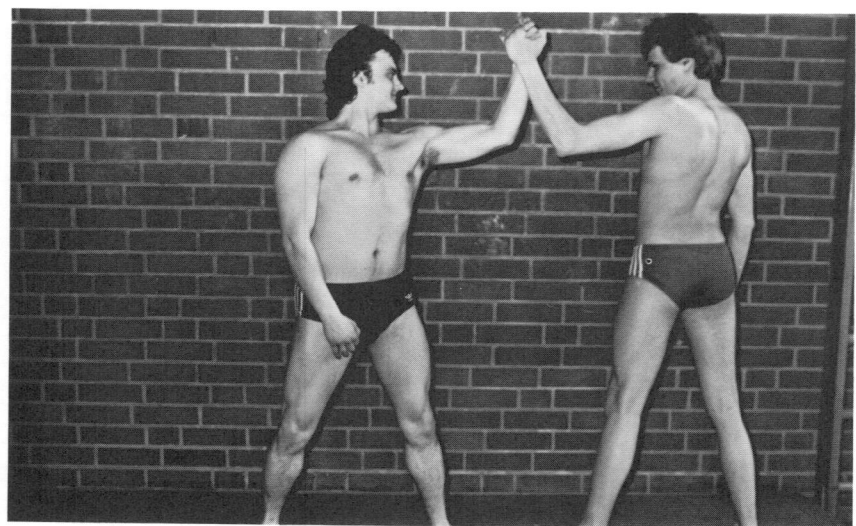

Abb. 90 Die Partner drehen ihre Körper
gegeneinander

Übung 52
Trainingsziel: Rumpfstrecker

Ein Partner beugt sich vorne über. Der Helfer stützt sich auf die Schultern des Übenden. Der Übende versucht, sich gegen diese Kraft aufzurichten (Abb. 89).

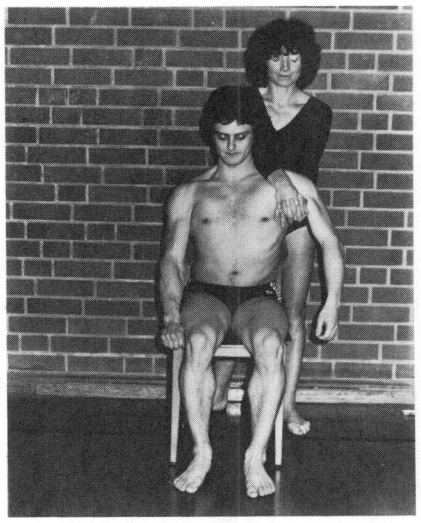

Abb. 91 Partnertraining des Rumpfdrehers im Sitzen

Übung 53
Trainingsziel: Rumpfdreher

Die Partner stellen sich schräg gegenüber, beide haben das rechte Bein vorne. Etwa in Schulterhöhe ergreifen sie die rechte Hand des Partners. Dann versuchen sie, den Partner durch Drehung des Körpers nach innen fortzudrücken (Abb. 90). Danach wird die Übung nach links durchgeführt.

Übung 54
Trainingsziel: Rumpfdreher

Der Übende setzt sich auf einen Stuhl und ergreift mit der rechten Hand die Stuhlkante. Der helfende Partner umgreift die linke Schulter und hält sie fest. Der Übende versucht nun diese fixierte Schulter nach innen zu drehen (Abb. 91). Nach beiden Seiten trainieren.

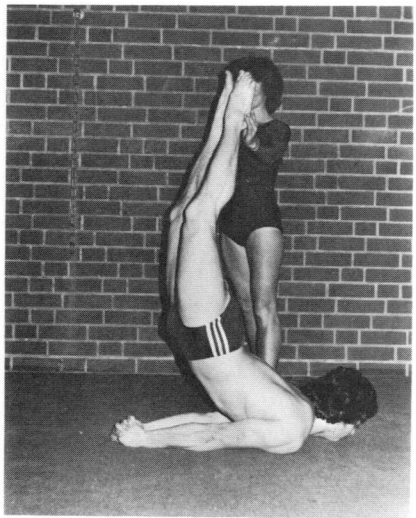

Abb. 92 Die Yogastellung „Heuschrecke" – nun mit Gegendruck des Partners

Übung 55
Trainingsziel: Rückenmuskulatur

Die Yogastellung »Heuschrecke« (Schalabhâsana) haben wir bereits als isometrische Übung kennengelernt (vergleiche Übung 28). Kann man aber die Beine mit der Rückenmuskulatur über längere Zeit halten, so wird eine Erschwerung der Übung notwendig. Dieses erreicht man dadurch, daß ein Partner die Beine des Übenden in Richtung Boden drückt (Abb. 92). Bereits ein sehr geringes Maß an Gegenkraft reicht aus, um die Effektivität der Übung wiederherzustellen.

Diese Übung ist nur für weit Fortgeschrittene gedacht. Bei Rückenverletzungen oder Wirbelsäulenerkrankungen darf die Übung nicht trainiert werden.

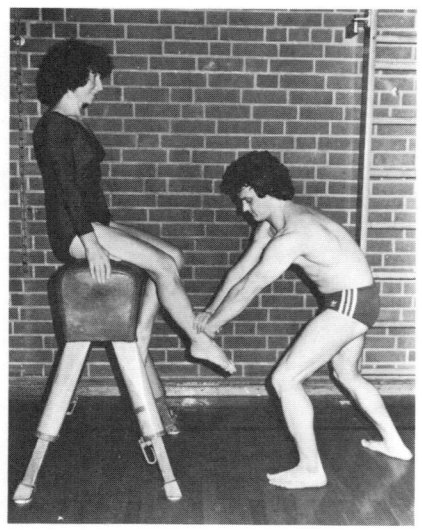

Abb. 93 Streckung der Unterschenkel gegen den Widerstand des Partners

Übung 56
Trainingsziel: Unterschenkel-Strecker

Der übende Partner sitzt auf einem Tisch oder Bock und läßt sein rechtes Bein locker hinunterhängen. Mit den Händen ergreift er die Tisch- oder Bockkante, damit er bei der Übung das Gleichgewicht halten kann. Das linke Bein kann durch Unterklemmen das Gleichgewicht unterstützen. Der helfende Partner fixiert mit gekreuzten Händen das rechte Bein des Übenden im unteren Drittel. Der Übende versucht den Unterschenkel gegen diese Kraft zu strecken (Abb. 93). Auch zur anderen Seite üben. Vergleiche auch Übung 40.

Übung 57
Trainingsziel: Unterschenkel-Strecker

Der übende Partner liegt auf dem Bauch und stellt die Unterschenkel senkrecht. Der helfende Partner ergreift die Füße des Übenden und verhindert die Streckung des Unterschenkels durch Gegendruck (Abb. 94). Vergleiche auch Übung 40.

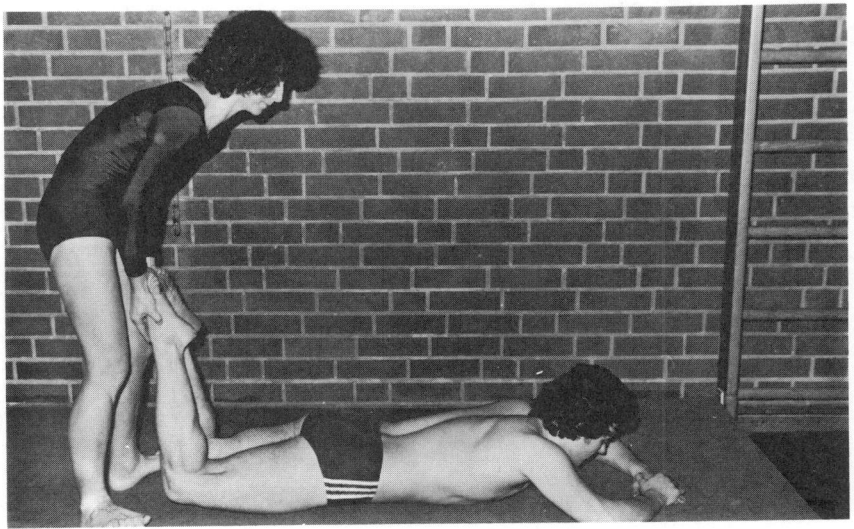

Abb. 94 Die Unterschenkel-Strecker werden in Bauchlage trainiert

Übung 58

Trainingsziel: Unterschenkel-
Beuger

Der übende Partner liegt auf dem
Bauch und stellt die Unterschenkel
senkrecht. Der helfende Partner
greift um die Fersen des Übenden
und übt einen Zug zu sich aus. Gegen diesen Widerstand versucht
der Übende die Unterschenkel zu
beugen (Abb. 95). Vergleiche auch
Übung 41.

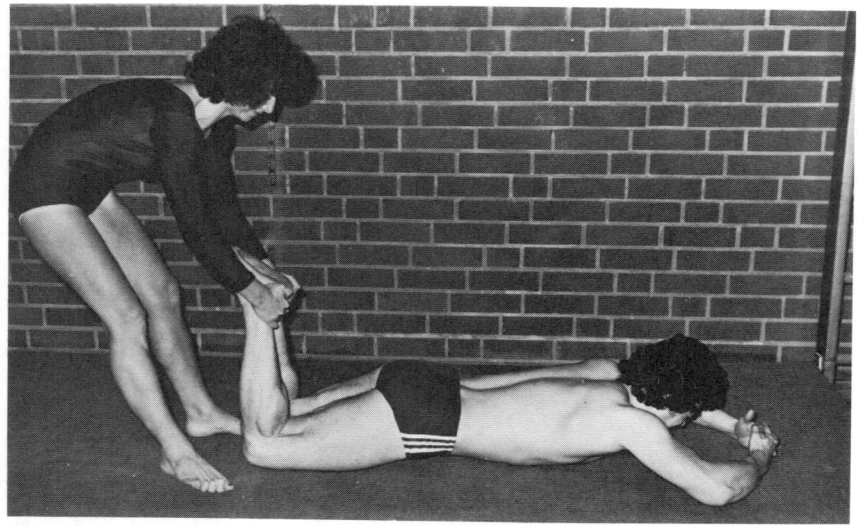

Abb. 95 Die Unterschenkel-Beuger werden in Bauchlage trainiert

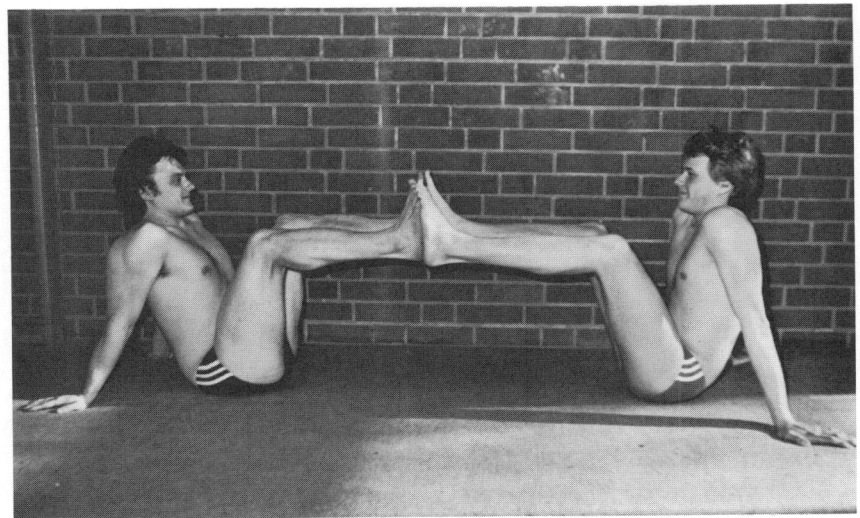

Abb. 96 Die Partner strecken die Beine
          gegeneinander

Übung 59
Trainingsziel: Oberschenkel-
Strecker

Die Partner sitzen sich gegenüber.
Die Arme haben sie nach hinten
abgestützt. Nun setzen sie ihre
Fußflächen gegeneinander. Die
Unterschenkel sollen mit dem Boden ungefähr parallel liegen, und
der Oberschenkel-Unterschenkel-
Winkel soll nicht zu stumpf sein;
nach diesen beiden Voraussetzun-
gen muß man den Abstand der
Partner zueinander wählen. Die
Partner versuchen, sich gegensei-
tig mit den Beinen durch Strek-
kung fortzudrücken (Abb. 96).

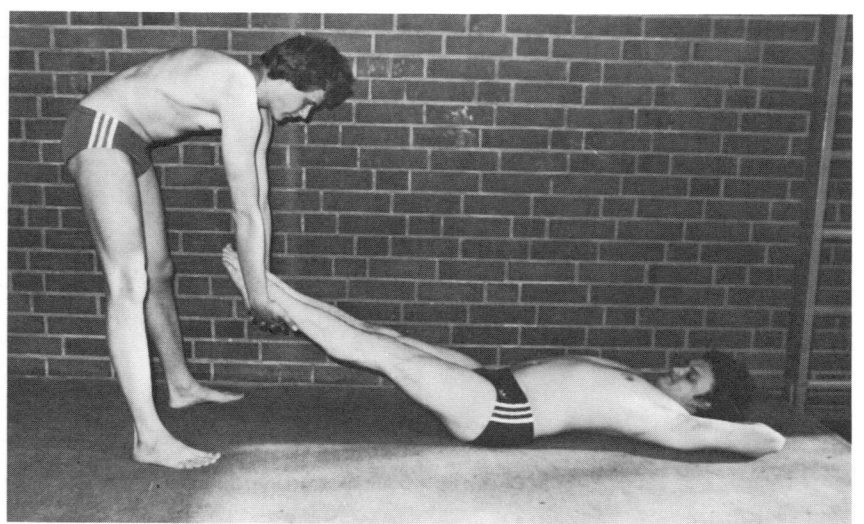

Abb. 97 Training der Oberschenkel-
Strecker in Rückenlage

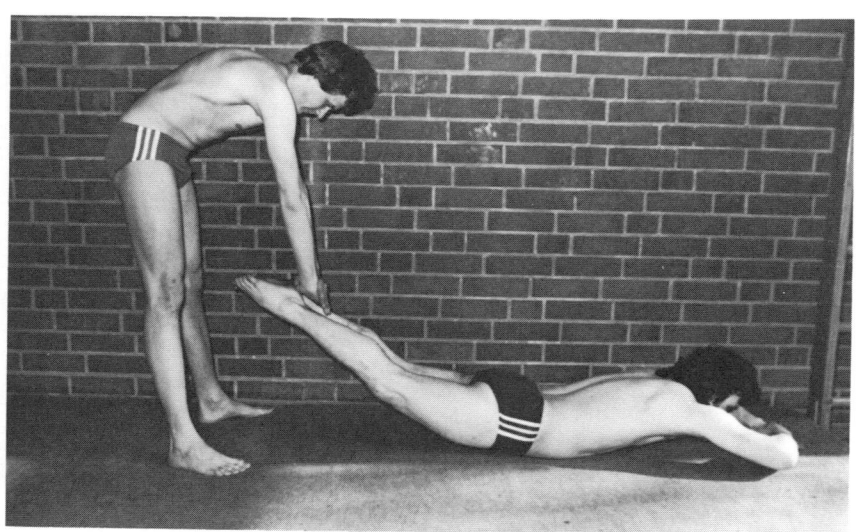

Abb. 98 Training der Oberschenkel-
Strecker in Bauchlage

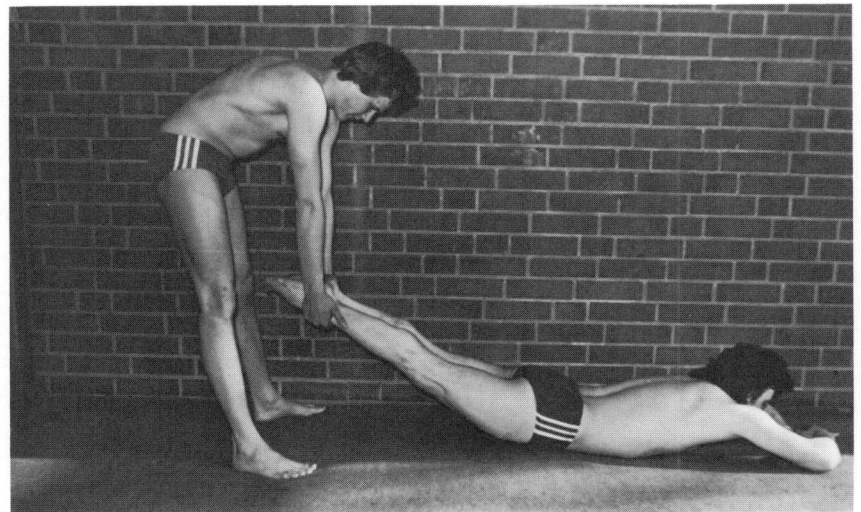

Abb. 99 Training der Oberschenkel-
Beuger in Bauchlage

Übung 60

Trainingsziel: Oberschenkel-
Strecker

Mit den folgenden zwei Varianten
wird jeweils der Oberschenkel-
Strecker trainiert. Je nach Bauchlage oder Rückenlage wird aber
noch weitere, unterschiedliche
Muskulatur trainiert.
Variante 1:
Der übende Partner liegt auf dem
Rücken. Der helfende Partner ergreift seine Beine unter den Fersen. Die Fersen des Übenden sollen etwas über Kniehöhe des Helfers stehen. Der Übende versucht
die Beine nach unten zu strecken
(Abb. 97).

Variante 2:
Der übende Partner liegt auf dem
Bauch und versucht gegen den
Widerstand des Helfers, seine Bei-
ne gestreckt zu heben (Abb. 98).
Je höher die Fersen liegen, desto
effektiver wird die Übung.

Übung 61

Trainingsziel: Oberschenkel-
Beuger

Mit den folgenden beiden Varianten werden die Oberschenkel-
Beuger trainiert. Der Unterschied
von Bauchlage und Rückenlage
besteht in der mittrainierten Hilfsmuskulatur. Vergleiche auch die
gegengleiche Übung 60.

Variante 1:
Der übende Partner liegt auf dem
Bauch. Der Helfer fixiert durch

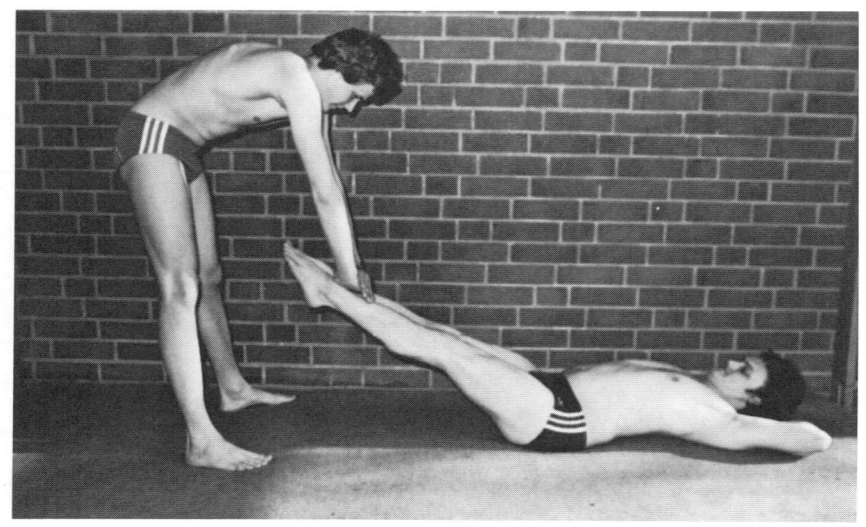

Abb. 100 Training der Oberschenkel-
Beuger in Rückenlage

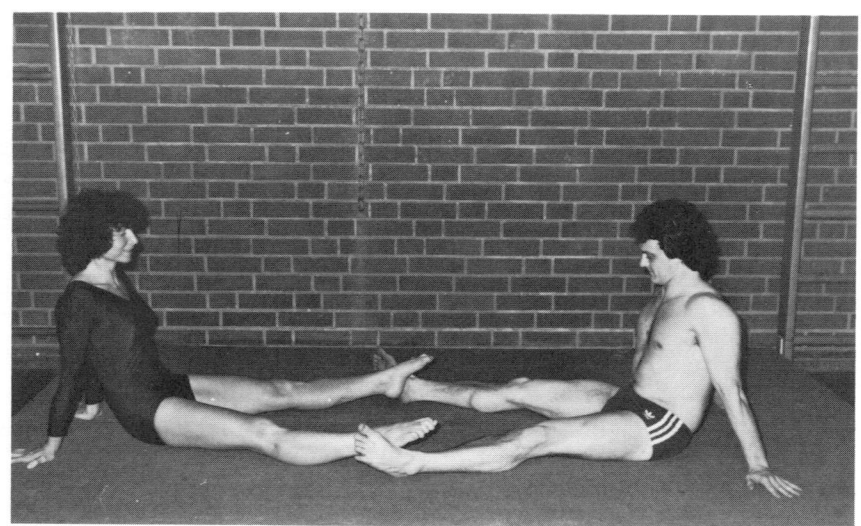

Abb. 101 Während der eine Partner die
Beinanspreizer trainiert, schult
der andere Partner seine Bein-
abspreizer

Umgreifen der Knöchel die Beine des Partners etwa in Kniehöhe. Die Hüfte des Übenden bleibt am Boden. Der Übende versucht nun, die gestreckten Beine nach unten zu bringen (Abb. 99).

Variante 2:
Der übende Partner liegt nun auf dem Rücken und hebt die Beine bis über Kniehöhe des Partners. Der Helfer drückt nun die Beine nach unten (Abb. 100). Der Übende versucht, die Beine hochzuhalten.

Übung 62
Trainingsziel: Beinanspreizer und Beinabspreizer

Die Partner sitzen sich mit gegrätschten Beinen gegenüber, die Oberkörper nehmen sie leicht zurück und stützen mit den Armen hinter dem Körper ab. Der erste Partner setzt seine Fußaußenseiten an die Fußinnenseiten des zweiten Partners. Nun versucht der erste Partner, seine gestreckten Beine abzuspreizen, während der zweite Partner die Beine anspreizt (Abb. 101). Danach wechseln die Partner die Aufgaben.
Vergleiche auch Übung 35 Variante 2 und Übung 37 Variante 3.

Spezielle Übungen
für einzelne Sportarten

Die Zahl der ausgeübten Sportarten ist schon groß; ein Versuch, sämtliche Sportarten mit isometrischen Übungen darzustellen, würde den Rahmen dieses Buches sprengen. Die hier gezeigten Übungen sind als Beispiel gedacht. In ähnlicher Weise kann auch ein Programm für eine andere Sportart erstellt werden.

Judo

Übung 63
Trainingsziel: Verbesserung des Griffs

Diese Übung trägt dem Greifen beim Judo Rechnung. Wird mit der linken Hand der Ärmel des Gegners ergriffen, dann liegt die Hauptlast auf Daumen, Zeige- und Mittelfinger. Beim Griff ins Revers ist die Kraft gleichmäßiger verteilt, aber sie kann sogar auf der Seite von Mittelfinger, Ringfinger und kleinem Finger liegen.
Aus einem Handtuch dreht man zunächst eine griffige Rolle. Die rechte Hand greift in Schulterhöhe

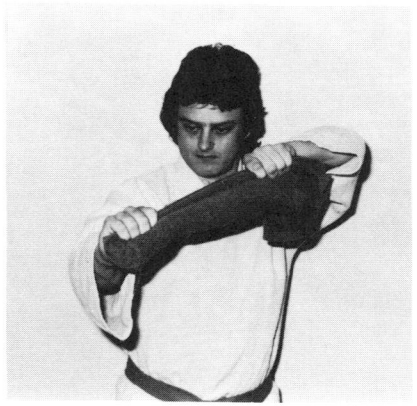

Abb. 102 Durch Griff in das Handtuch wird durch Zug die Kraft in den Händen verstärkt

92

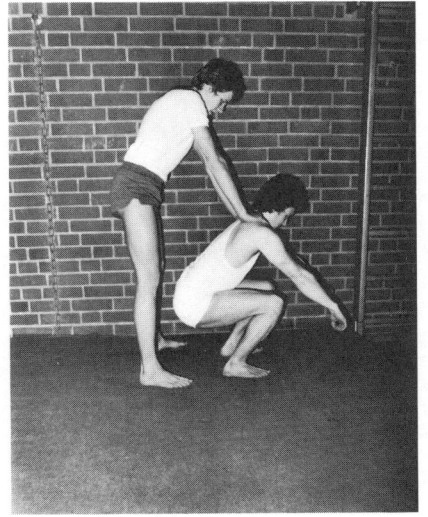

in das Handtuch; die Daumenseite der Hand zeigt auf die linke Schulter. Etwa in Schulterhöhe, aber etwas näher zum Körper gelegen als die rechte Hand, greift man mit der linken Hand zu, wobei Daumen, Zeige- und Mittelfinger stärker greifen als der Rest der Hand. Die Hände greifen nun fest zu gegen eine Kraft, die aus einem Auseinanderziehen des Handtuchs besteht (Abb. 102). Wegen Griffwechsel auch zur anderen Seite trainieren.

Abb. 103 Tiefe Stellung

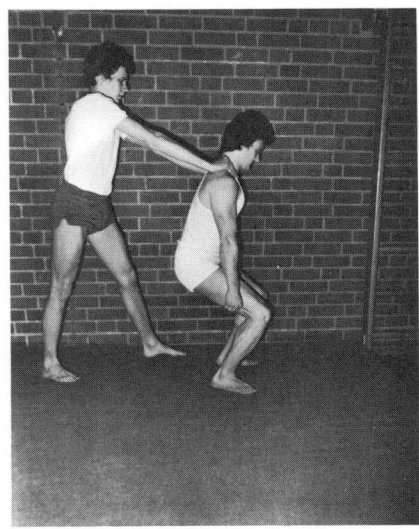

Abb. 104 Mittlere Stellung

Übung 64
Trainingsziel: Beinmuskulatur

Der übende Partner geht in die Hocke; die Fersen sind auf dem Boden, und der Oberschenkel-Unterschenkel-Winkel ist möglichst spitz. Der Helfer stellt sich hinter ihm auf. Gegen den Druck auf die Schultern, versucht der Übende, die Knie zu strecken (Abb 103). Dabei soll möglichst ohne Ausweichen senkrecht nach oben gearbeitet werden. Schließlich läßt der Helfer den Übenden so weit kommen, daß der Oberschenkel-Unterschenkel-Winkel ungefähr 90° beträgt; in dieser Stellung wird erneut geübt (Abb. 104).

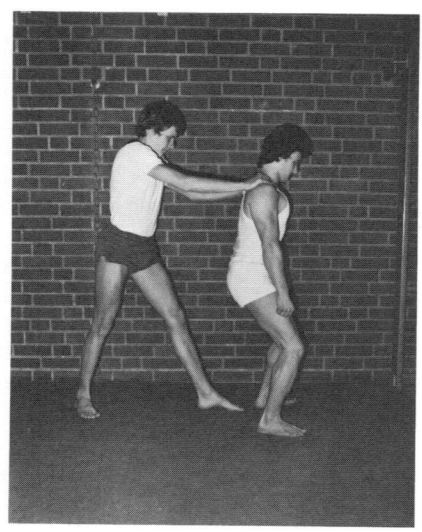

Der Partner läßt den Übenden nun bis zu einem stumpfen Oberschenkel-Unterschenkel-Winkel hochkommen; man übt erneut, wie oben beschrieben (Abb. 105). Zum besseren Gegendrücken kann sich der Helfer auf einen niedrigen Kasten stellen.

Bei bekanntem Meniskusschaden sollte die Übung nicht durchgeführt werden.

Vergleiche auch Übung 34 und Übung 94.

Abb. 105   Hohe Stellung

Aikido

Übung 65
Trainingsziel: Handbeuger

Man nimmt eine tibetanische Beterhaltung ein, das heißt, die rechte Hand steht in einem Winkel von 90° senkrecht vor der Brust (Abb. 106). Die linke Hand greift in der Mitte der rechten Hand und übt einen kräftigen Druck aus. Gegen diesen Druck versucht man, die rechte Hand zu beugen. Nach beiden Seiten trainieren.

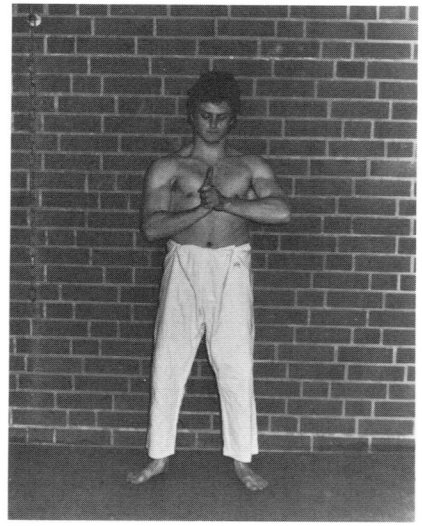

Abb. 106   Training des Handbeugers

Übung 66
Trainingsziel: Handstrecker

Die rechte Hand wird vor die Brust genommen, wobei der Unterarm parallel zum Körper steht. Man beugt die rechte Hand so weit wie möglich zur Unterseite des Unterarmes hin. Die linke Hand greift auf die Knöchel der rechten Hand. Gegen den Druck der linken Hand versucht man, die rechte Hand zu strecken (Abb. 107).

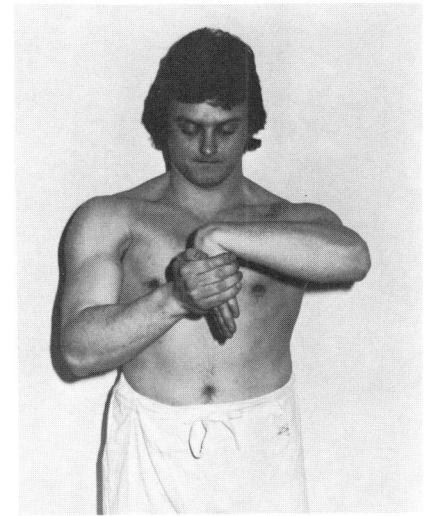

Abb. 107 Training des Handstreckers

Karate

Übung 67
Trainingsziel: Faustabwehr nach oben (Age-uke)

Variante 1:
Man geht in Stellung für Age-uke. Der rechte Arm wird von der linken Hand durch Griff um das Handgelenk fixiert (Abb. 108).

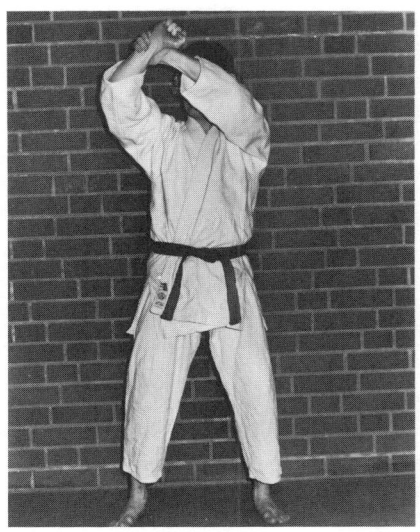

Abb. 108 Age-uke als isometrisches Selbsttraining

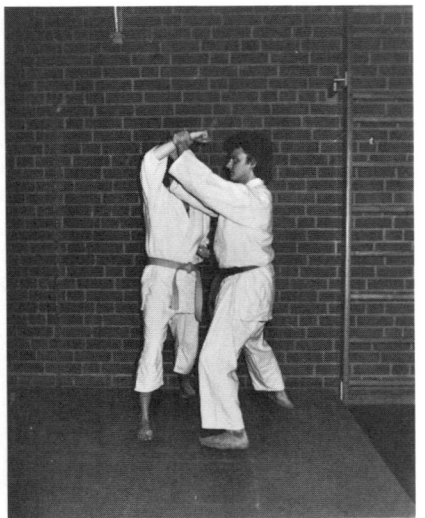

Abb. 109 Age-uke als isometrisches Partnertraining

Variante 2:
Der Übende geht mit dem rechten Bein vor in Stellung zu Age-uke. Der Helfer stellt sich parallel dazu auf. Gegen die schräg nach oben gerichtete, maximale Kraft fixiert der Helfer durch Zug (Abb. 109). Beide Varianten müssen auch noch zur linken Seite trainiert werden.

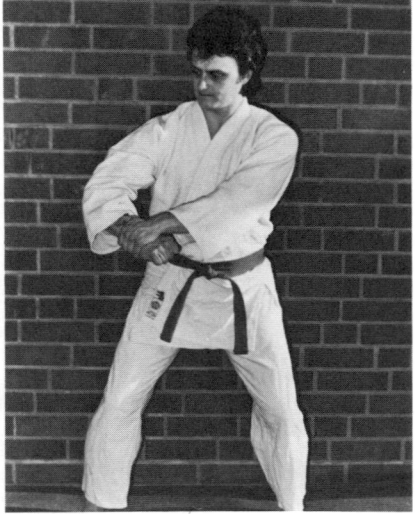

Abb. 110 Gedan-uke als isometrisches Selbsttraining

Übung 68
Trainingsziel: Abwehr nach unten (Gedan-uke)

Variante 1:
Man geht in Stellung für Gedan-uke mit dem rechten Arm. Die linke Hand ergreift das rechte Handgelenk und fixiert gegen die schräg nach unten gerichtete maximale Kraft (Abb. 110). Auch nach links üben.

Variante 2:
Der Übende geht in Stellung für Gedan-uke. Der Helfer ergreift den Arm und fixiert ihn. Der Übende drückt nun mit maximaler Kraft (Abb. 111). Vorsicht: Es darf nur der Arm drücken, nicht der Körper. Danach wird die Übung nach links trainiert.

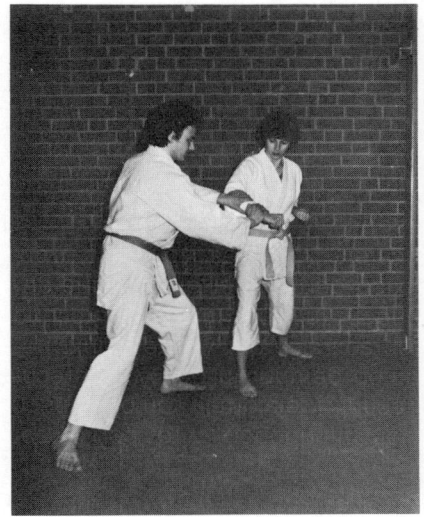

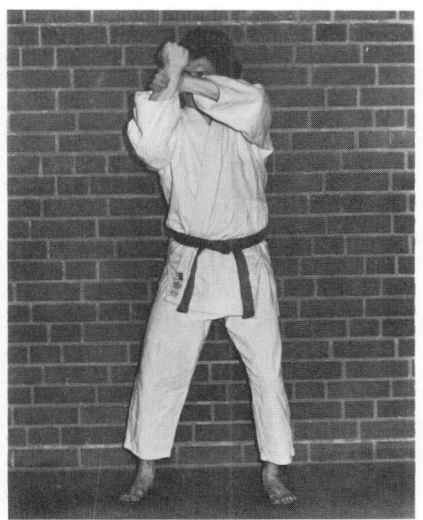

Abb. 111 Gedan-uke als isometrisches Partnertraining

Abb. 112 Uchi-ude-uke als isometrisches Selbsttraining

Übung 69

Trainingsziel: Abwehr mit dem Innenrand des Unterarms (Uchi-ude-uke)

Variante 1:
Man geht in Stellung zu Uchi-ude-uke. Bei dieser Technik wird mit dem Innenrand des Unterarms nach außen geblockt. Die Kraft des rechten Armes ist also nach außen gerichtet, darum zieht die linke Hand nach innen (Abb. 112). Auch zur anderen Seite trainieren.

Variante 2:
Der Übende stellt sich zum Uchi-ude-uke auf. Am Blockpunkt greift der Helfer an und fixiert durch einen starken Zug an der Unterarmaußenseite des Übenden (Abb. 113). Auch zur linken Seite hin trainieren.

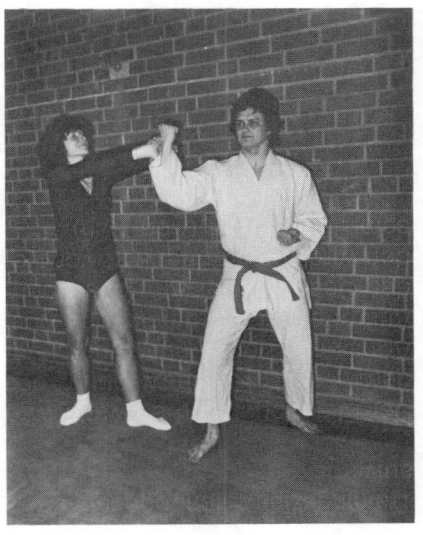

Abb. 113 Uchi-ude-uke als isometrisches Partnertraining

Übung 70

Trainingsziel: Abwehr mit der Außenseite des Unterarms (Soto-ude-uke)

Variante 1:
Mit dem rechten Arm geht man in Stellung zu Soto-ude-uke. Die Außenkante der rechten Faust liegt in der linken hohlen Hand. Die linke Hand drückt gegen den Block (Abb. 114). Auch zur anderen Seite trainieren.

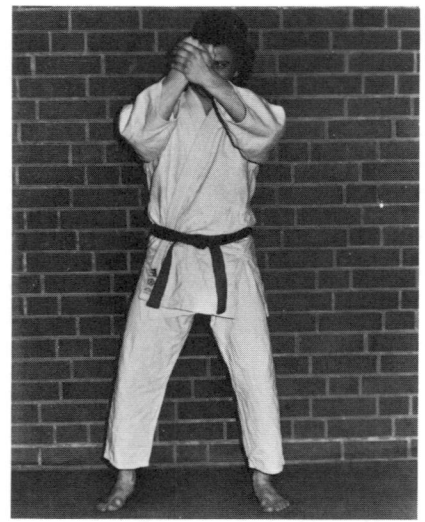

Abb. 114 Soto-ude-uke als isometrisches Selbsttraining

Variante 2:
Der Übende geht nach rechts in Stellung zu Soto-ude-uke. Der Partner umgreift von außen mit gefalteten Händen den Unterarm des Übenden. Der Helfer übt nun einen starken Zug nach außen gegen den Block aus (Abb. 115). Auch nach links trainieren.

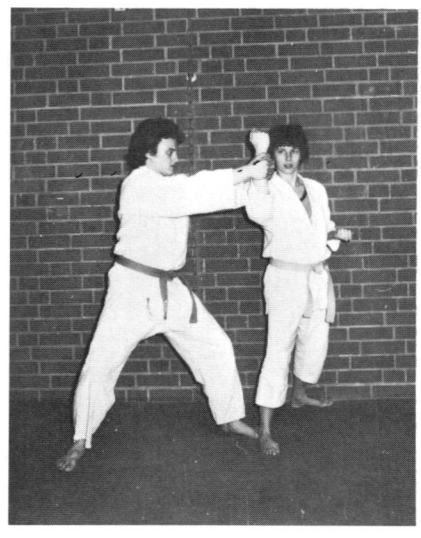

Abb. 115 Soto-ude-uke als isometrisches Partnertraining

Übung 71

Trainingsziel: Handkanten-Abwehr (Shuto-uke)

Variante 1:
Der rechte Arm ist noch halbgebeugt zur Ausführung von Shuto-uke; man umgreift die Handkante mit der linken Hand. Gegen die nach vorne gerichtete Kraft des rechten Armes zieht der linke Arm zurück (Abb. 116). Danach muß noch die andere Seite trainiert werden.

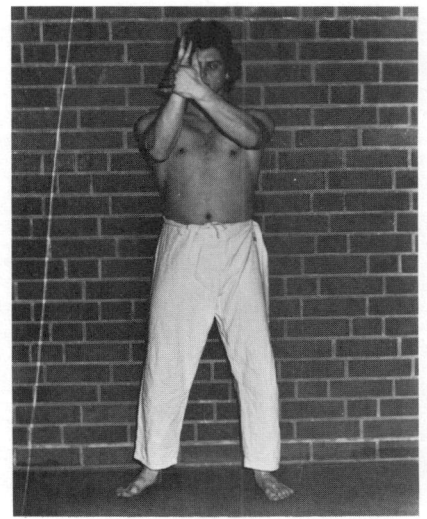

Abb. 116 Shuto-uke als isometrisches Selbsttraining

Variante 2:
Der Übende geht in Stellung zu Shuto-uke; dabei ist der rechte Arm jedoch noch gebeugt. Der Partner fixiert mit beiden Händen den Unterarm des Übenden (Abb. 117). Nach beiden Seiten trainieren.

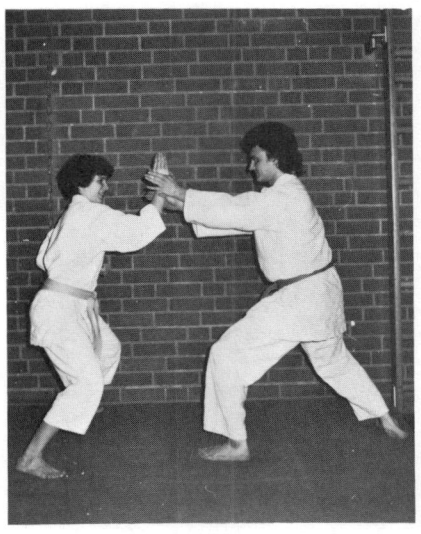

Abb. 117 Shuto-uke als isometrisches Partnertraining

99

Übung 72
Trainingsziel: Hakenstoß
(Kagi-zuki)

Man setzt zum Hakenstoß an. Die rechte Faust drückt nach links, während die linke Hand mit gleicher Kraft nach rechts drückt (Abb. 118). Auch nach links trainieren.

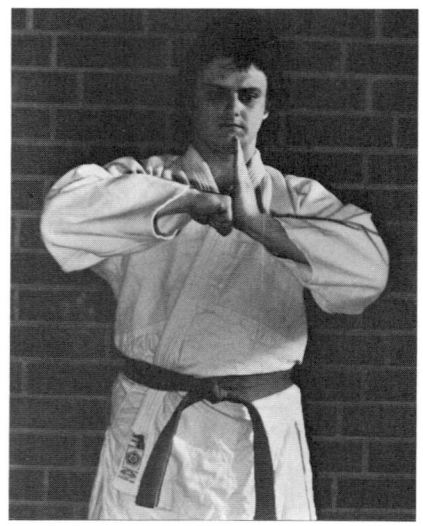

Abb. 118 Isometrische Übung zur Verbesserung von Kagi-zuki

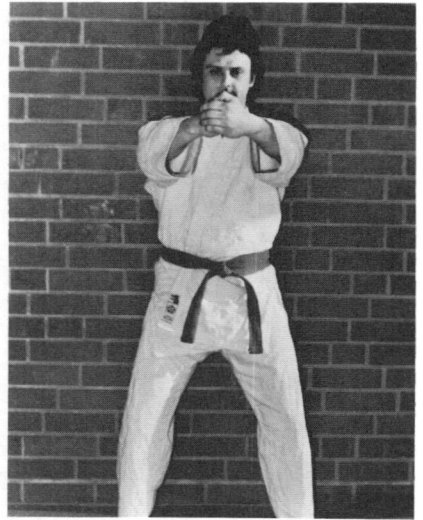

Abb. 119 Isometrisches Training des geraden Fauststoßes

Übung 73
Trainingsziel: Gerader Fauststoß

Es soll die Muskulatur trainiert werden, die beim geraden Fauststoß beteiligt ist. Der rechte Arm ist vorgestreckt. Mit der linken Hand umgreift man die rechte Faust und kann somit die notwendige Gegenkraft aufbringen (Abb. 119). Auch zur linken Seite üben. Vergleiche auch Übung 95.

Kung-fu

Übung 74
Trainingsziel: Fingerspitzen

Diese Übung ähnelt der Übung 6. Beim Kung-fu wird große Kraft in den Fingerspitzen verlangt. Die Finger sind bei verschiedenen Fingerstößen gestreckt. In dieser Übung wird die Kraft in den Fingerspitzen trainiert; in Übung 75 wird die Streckkraft der Finger trainiert.

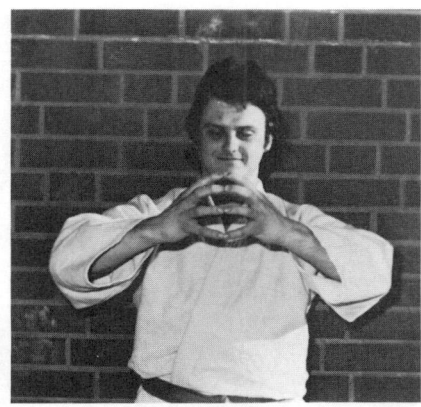

Abb. 120 Isometrische Übung zur Kräftigung der Fingerspitzen

Die Arme werden in Brusthöhe gehoben, die Daumen zeigen nach innen, Daumen- und Fingerspitzen setzt man aufeinander und drückt sie mit maximaler Kraft zusammen (Abb. 120). Die Finger dürfen sich nicht bewegen.

Übung 75
Trainingsziel: Streckung von Zeige- und Mittelfinger

Etwa in Brusthöhe legen wir die Endglieder von Zeige- und Mittelfinger der einen Hand auf die der anderen Hand. Die unten liegenden Finger werden gestreckt nach oben gedrückt; die oben liegenden Finger werden nach unten gedrückt (Abb. 121). Danach Wechsel der Finger.

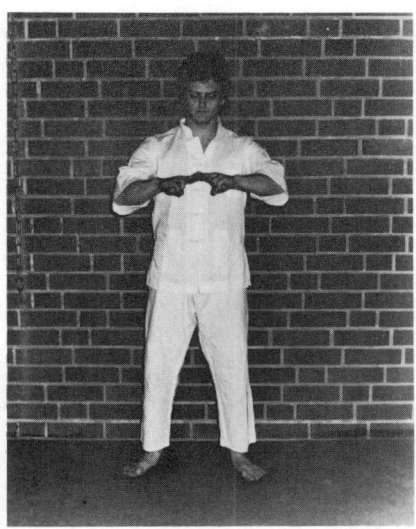

Abb. 121 Isometrische Übung zur Kräftigung der Finger

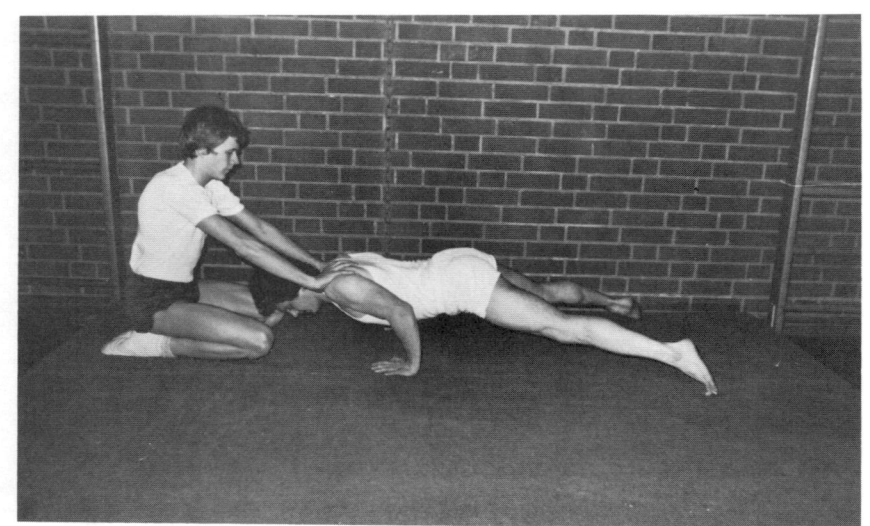

Abb. 122 Kung-fu-Liegestütz vorwärts —
isometrische Ausführung mit
Widerstand eines Partners

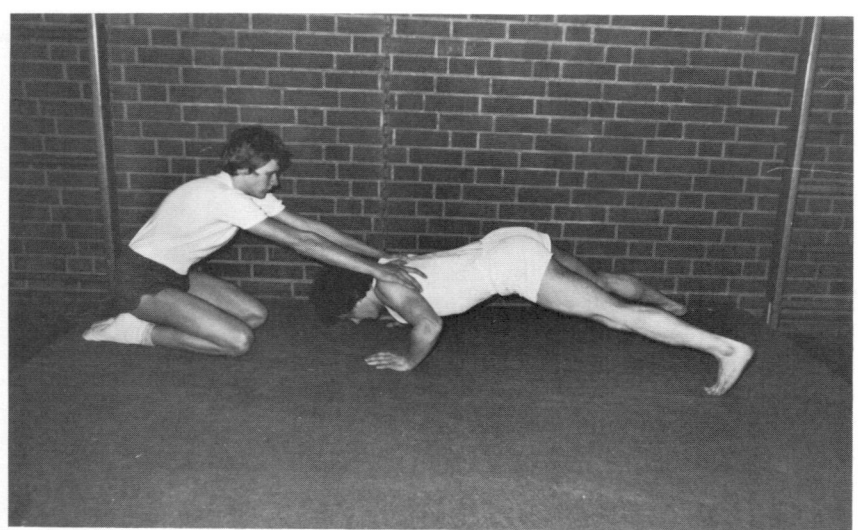

Abb. 123 Kung-fu-Liegestütz rückwärts —
isometrische Ausführung mit
Widerstand eines Partners

Übung 76
Trainingsziel: Kung-fu-Liegestütz vorwärts

Wir gehen in den Liegestütz mit gegrätschten Beinen. Die Hände liegen vor den Schultern. Die Schulter steht nun im hinteren Hochpunkt. Über einen Tiefpunkt, der genau zwischen den Armen liegt, geht die Bewegung dieses speziellen Liegestützes zum vorderen Hochpunkt, wo die Schultern vor den Armen stehen. Im Tiefpunkt greift der Partner von schräg vorne auf die Schultern und drückt den Partner zurück, der bestrebt ist, in einer Viertelkreisbewegung aus dem Tiefpunkt in den vorderen Hochpunkt zu kommen (Abb. 122).

Übung 77
Trainingsziel: Kung-fu-Liegestütz rückwärts

Bei diesem speziellen Liegestütz beschreiben die Schultern vom vorderen Hochpunkt über den Tiefpunkt einen Halbkreis zum hinteren Hochpunkt (vergleiche auch Übung 76). Die Beine sind leicht gegrätscht. Der übende Partner geht in einer Viertelkreisbewegung aus dem vorderen Hochpunkt in den Tiefpunkt. Der Helfer greift nun von oben in die Achselhöhlen und zieht den Partner nach vorne. Der Übende versucht gegen diese Kraft den zweiten Viertelkreis vollzumachen (Abb. 123).

Thai-Boxen

Übung 78
Trainingsziel: Ellenbogenstoß seitwärts

Beim Ellenbogenstoß seitwärts, wie er im Thai-Boxen ausgeführt wird, trifft der Ellenbogen nach einer Kreisbewegung auf das Ziel. Die Kreisbewegung kommt aus der Schulter. In einem Punkt kurz vor dem Auftreffpunkt fixiert ein Partner die Bewegung des Übenden (Abb. 124).

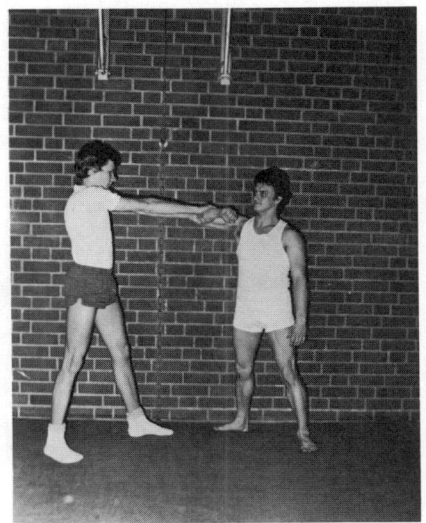

Abb. 124 Isometrisches   Partnertraining des Ellenbogenstoßes seitwärts

Übung 79

Trainingsziel: Ellenbogenstoß aufwärts

Der Ellenbogenstoß aufwärts wird durch eine Kreisbewegung des Armes nach oben ausgeführt. Der Auftreffpunkt ist zumeist das Kinn des Gegners. Der Arm des Übenden wird vom Partner kurz vor diesem Punkt fixiert (Abb. 125).

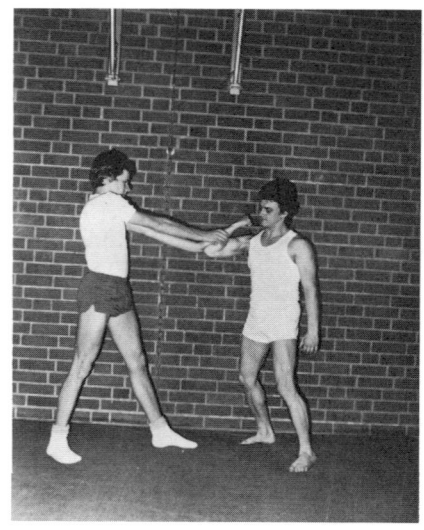

Abb. 125 Isometrisches Partnertraining des Ellenbogenstoßes aufwärts

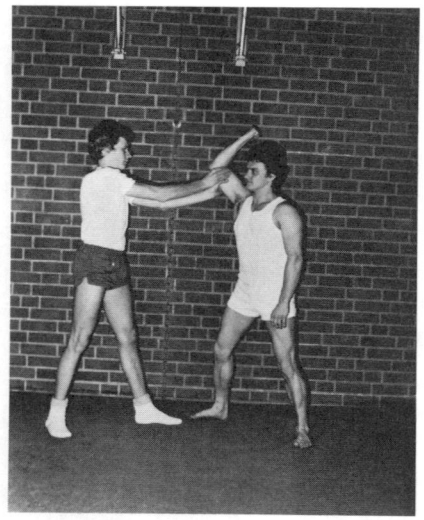

Abb. 126 Isometrisches Partnertraining des Ellenbogenstoßes abwärts

Übung 80

Trainingsziel: Ellenbogenstoß abwärts

Der Ellenbogen wird bei dieser Technik kreisförmig von oben nach unten geführt. In der Waagerechten soll sich der Auftreffpunkt befinden. In einer mittleren Stellung fixiert der Partner die abwärts gerichtete Kraft des Übenden (Abb. 126).

Schwimmen

Übung 81
Trainingsziel: Brustschwimmen

Der Übende liegt auf dem Rücken. Es werden drei Stellungen der Arme beim Brustschwimmen nachgeahmt.

Phase 1:
Die Arme des Übenden sind nach hinten gestreckt, etwas über Kopfhöhe; die Handflächen sind leicht nach außen gedreht. Die Kraft des Übenden ist hoch nach außen gerichtet — gegen diese Kraft hält der Partner den Übenden an den Handgelenken (Abb. 127).

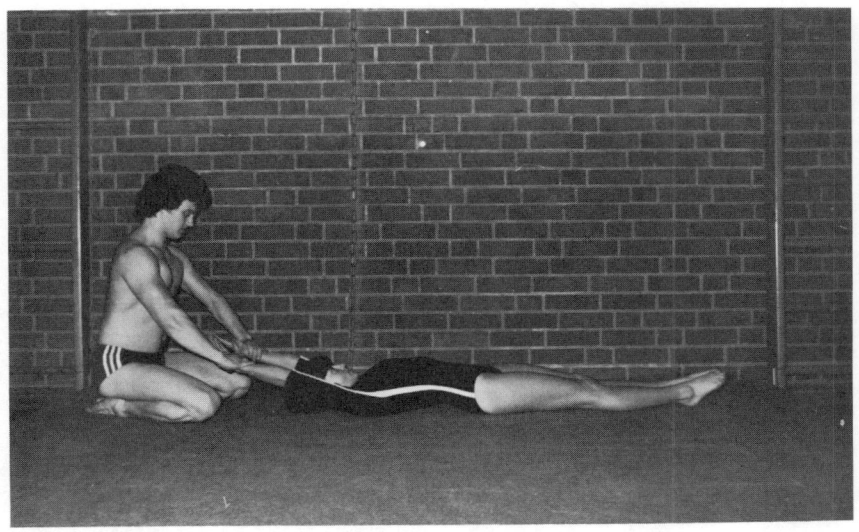

Abb. 127 Phase 1 (Erklärung siehe Text von Übung 81)

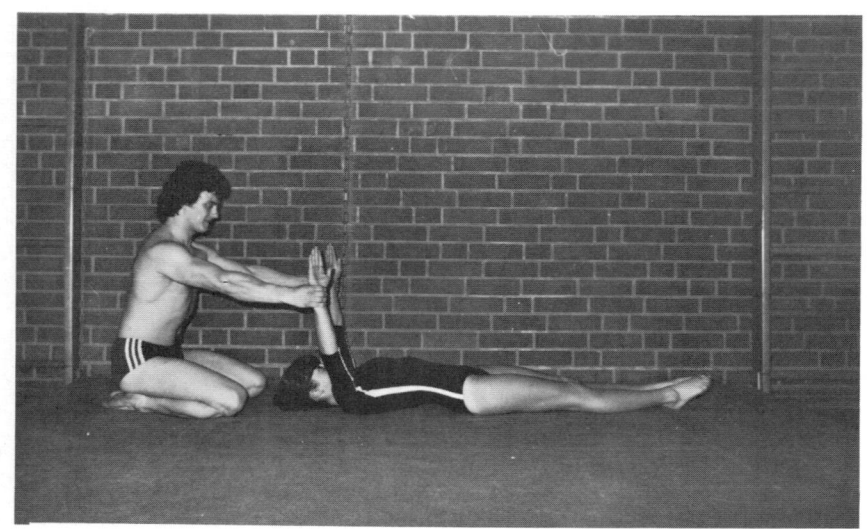

Abb. 128 Phase 2 (Erklärung siehe Text
von Übung 81)

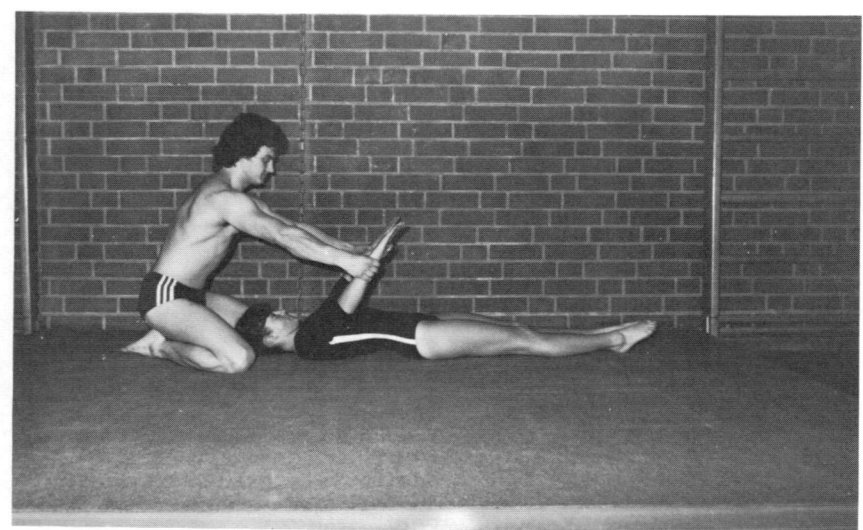

Abb. 129 Phase 3 (Erklärung siehe Text
von Übung 81)

Phase 2:
Die Arme des Übenden sind ungefähr senkrecht. Die ausgeübte Kraft geht auswärts nach vorne. Gegen diese Kraft hält der Helfer den Übenden an den Handgelenken (Abb. 128).

Phase 3:
Die Arme des Übenden liegen nun schräg vorne. Der Helfer muß näher an den Partner heranrücken, um seine eigene Wirbelsäule zu schonen. Die Kraft des Übenden ist nach außen unten gerichtet; dagegen fixiert der Helfer an den Handgelenken (Abb. 129).

Übung 82
Trainingsziel: Kraulen

Drei Phasen des Kraulens werden nachgeahmt. Der Übende liegt auf dem Rücken. Die Übung wird für den rechten Arm beschrieben, der linke Arm muß natürlich auch trainiert werden.

Phase 1:
Der rechte Arm wird bis etwa 45° Höhe nach hinten angehoben. Der Arm ist leicht nach links gebeugt. Gegen die Kraft nach vorne fixiert der Partner am Handgelenk (Abb. 130).

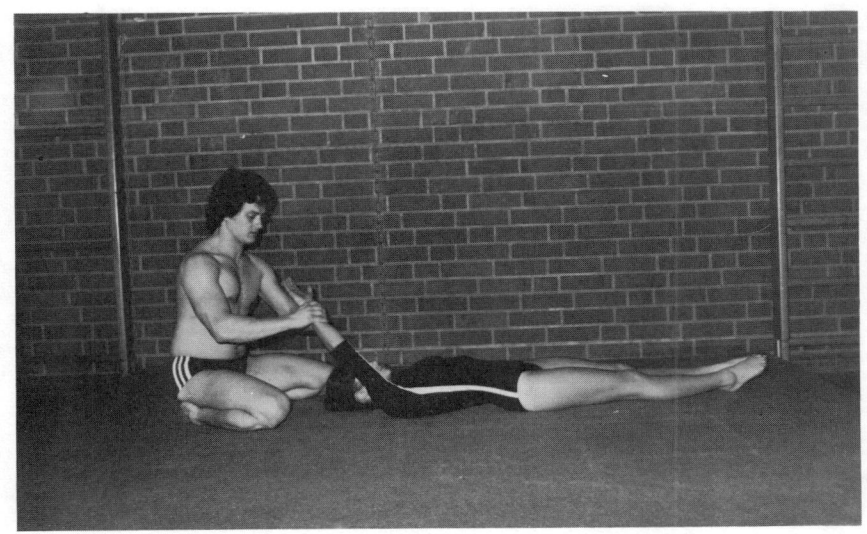

Abb. 130 Phase 1 (Erklärung siehe Text von Übung 82)

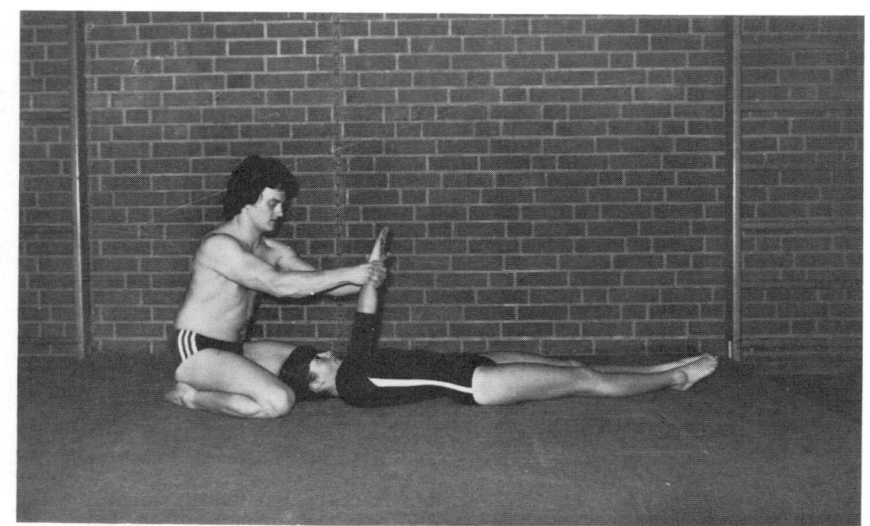

Abb. 131 Phase 2 (Erklärung siehe Text
von Übung 82)

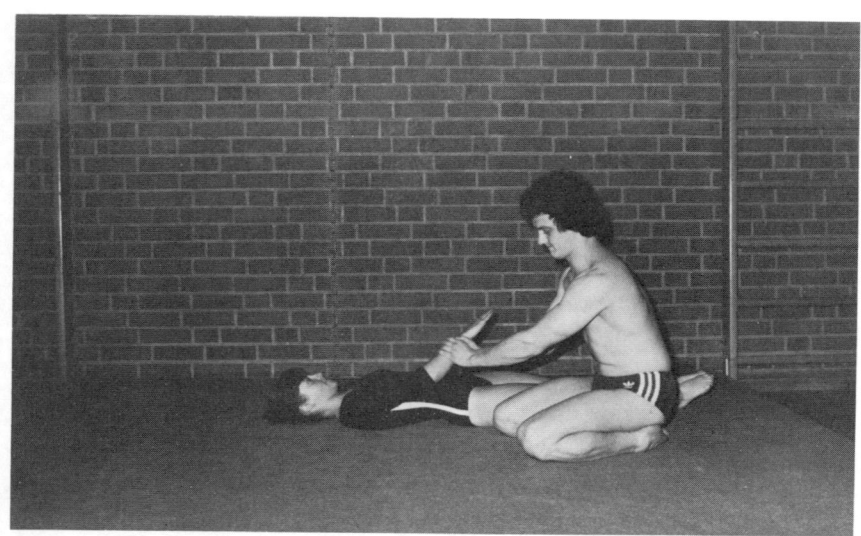

Abb. 132 Phase 3 (Erklärung siehe Text
von Übung 82)

Phase 2:
Der rechte Arm des Übenden steht etwa senkrecht und ist weiterhin leicht gebeugt. Die Kraft ist nach vorne gerichtet. Der Partner zieht von hinten am Handgelenk (Abb. 131).

Phase 3:
Der rechte Arm des Übenden steht nun weit vorne. Der Helfer kniet von vorne und drückt gegen das Handgelenk des Übenden (Abb. 132).

Übung 83
Trainingsziel: Rückenschwimmen

Das Rückenschwimmen wird in zwei Phasen trainiert. Der Übende liegt dabei auf dem Bauch. Dargestellt wird die Übung für den rechten Arm, der linke Arm muß in gleicher Weise trainiert werden.

Phase 1:
Der Übende drückt den Arm (mit der Handfläche nach oben) nach hinten. Der Helfer kniet am Kopfende und fixiert das Handgelenk (Abb. 133).

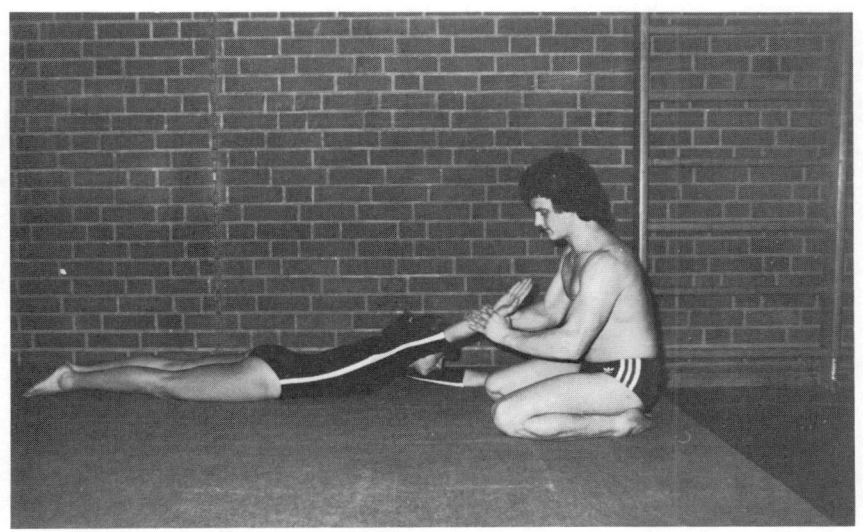

Abb. 133 1. Phase des isometrischen Trainings zum Rückenschwimmen

109

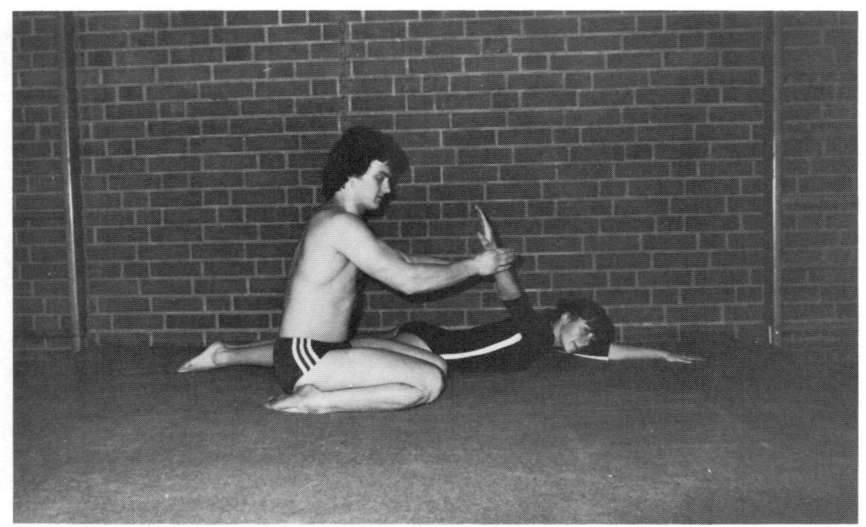

Abb. 134 2. Phase des isometrischen Trainings zum Rückenschwimmen

Phase 2:
Der Übende hat den Arm nun schräg nach hinten genommen und drückt nach hinten unten. Der Helfer hat sich neben die Hüften gekniet und drückt gegen das Handgelenk des Übenden (Abb. 134).

Leichtathletik

Übung 84
Trainingsziel: Start bei Sprintdisziplinen

Wir trainieren den Start bei Sprintdisziplinen in drei Phasen.

Phase 1:
Der Übende ist in »Fertig«-Stellung. Der Helfer kommt von vorne und übt einen Druck auf die Schultern des Übenden aus. Der Übende versucht, sich in Richtung vorne oben aufzurichten. Es ist darauf zu achten, daß die Füße des Übenden Halt haben (Abb. 135). Ein

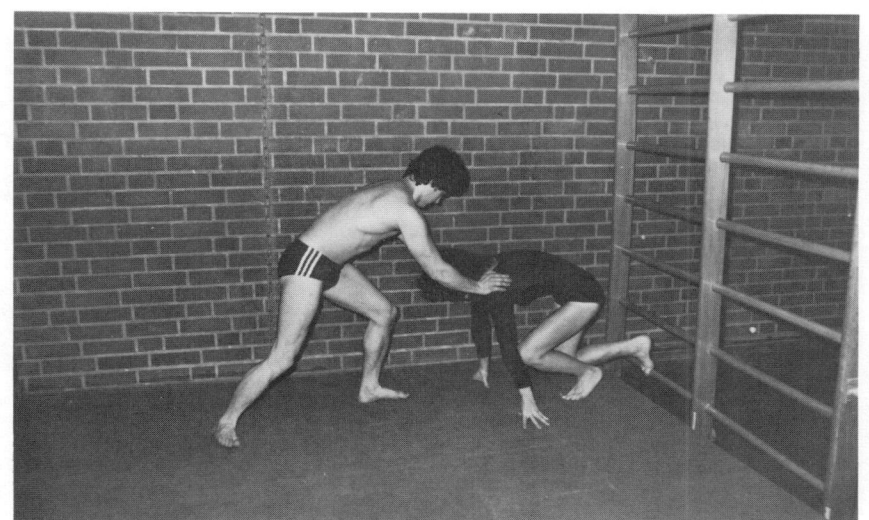

Abb. 135   1. Phase („Fertig"-Stellung)

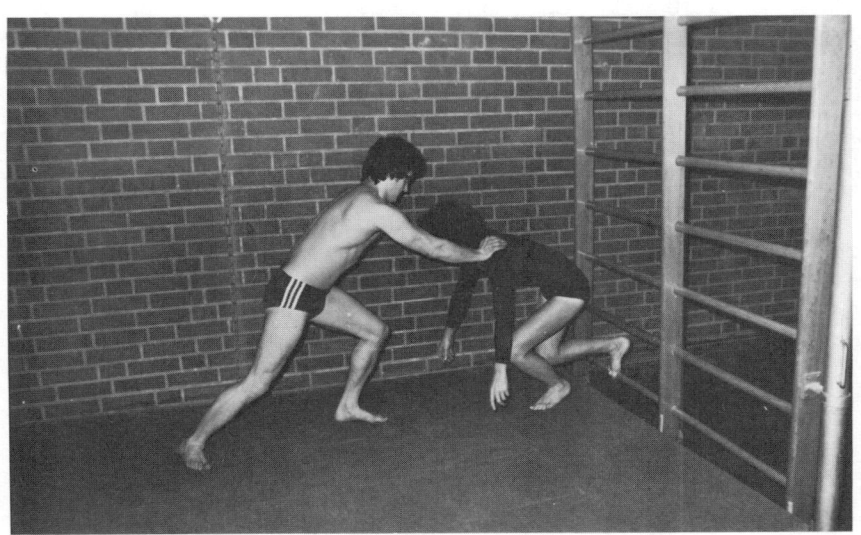

Abb. 136   2. Phase (bereits vom Boden
gelöst)

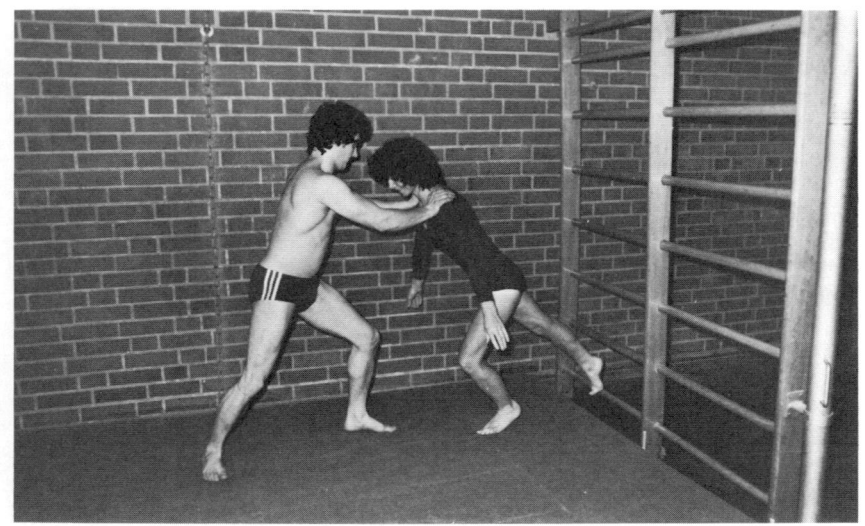

Abb. 137 3. Phase (aufrechte Stellung)

Startblock wäre ideal, aber eine Wand oder eine Sprossenwand erfüllen auch ihren Zweck.

Phase 2:
Die Hände des Übenden haben bereits den Boden verlassen, aber der Körper ist noch gebeugt. Die Kraft ist weiterhin nach vorne oben ausgerichtet. Der Helfer drückt von oben auf die Schultern (Abb. 136).

Phase 3:
Der Körper des Übenden ist vom hinteren Bein aus schräg nach vorne gestreckt. Der Übende versucht weiterhin schräg vorwärts seine Kraft zu entwickeln; dagegen hält der Partner an den Schultern (Abb. 137).

112

Radfahren

Übung 85
Trainingsziel: Pedalantritt

Man setzt sich auf das vordere Drittel eines festen Stuhles und umgreift die Stuhlkanten. Man stellt den rechten Fuß senkrecht auf den Boden. Gegen die Haltekraft der Arme stemmt man mit maximaler Kraft den Fuß in den Boden (Abb. 138). Danach wechselt man zum linken Fuß.

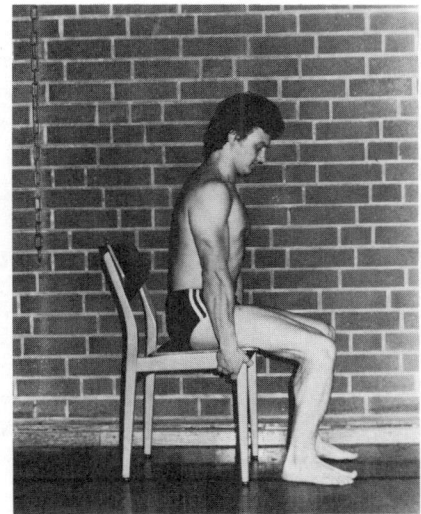

Abb. 138 Im Sitz auf einer Stuhlkante wird die Beinmuskulatur trainiert

Fußball

Übung 86
Trainingsziel: Ballantritt

Drei Phasen eines Ballantritts werden trainiert. Der Übende hält das Gleichgewicht durch Griff etwa an eine Sprossenwand. Es wird das rechte Bein in den einzelnen Trainingsphasen gezeigt; danach muß das linke Bein genauso trainiert werden.

Phase 1:
Das rechte Bein des Übenden ist etwa oberschenkelhoch. Der Partner umgreift mit gefalteten Händen das untere Drittel des Unterschenkels und fixiert gegen die halbkreisförmige Bewegung nach vorne (Abb. 139).

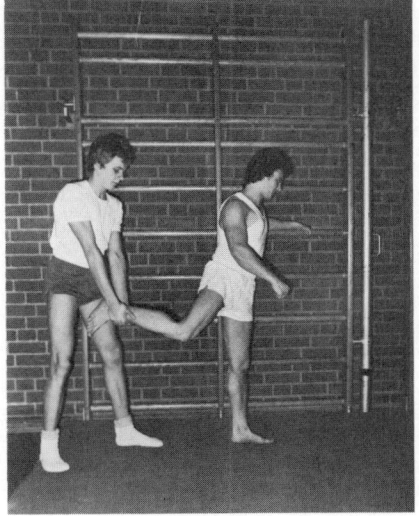

Abb. 139 Fixierung in der Ausholstellung

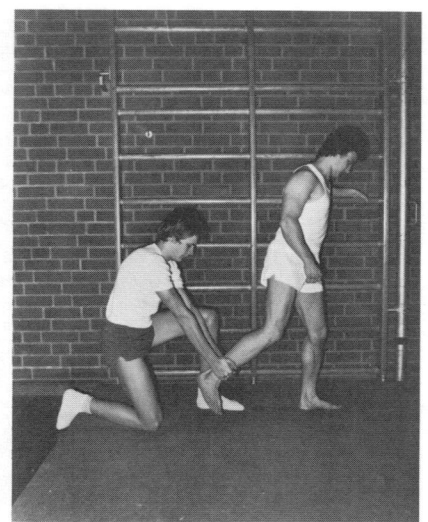

Phase 2:
In gleichem Griff hält der Helfer das rechte Bein des Übenden, das sich kurz vor dem Tiefpunkt der Bewegung befindet (Abb. 140).

Abb. 140 Fixierung vor dem Tiefpunkt

Phase 3:
Der Helfer fixiert das Bein des Übenden kurz vor dem Punkt, an dem sonst Ballkontakt bestehen würde (Abb. 141).

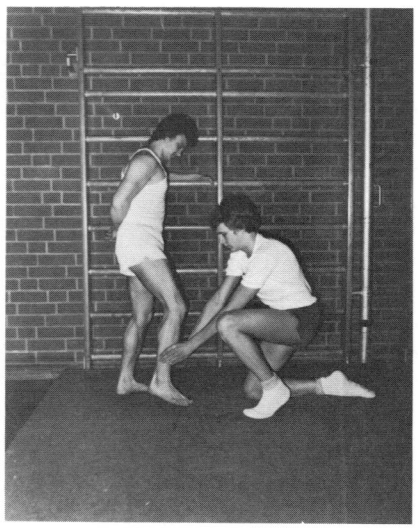

Abb. 141 Fixierung im Auftreffpunkt (mit einem vorgestellten Ball)

Tennis

Übung 87
Trainingsziel: Vorhand

Der Übende nimmt Aufstellung zu
einem Vorhand-Schlag. In der
Hand hält er einen kurzen Holzstab (oder Tennisschläger). Der
Partner fixiert die Vorwärtsbewegung durch Griff an den Holzstab
(Abb. 142).

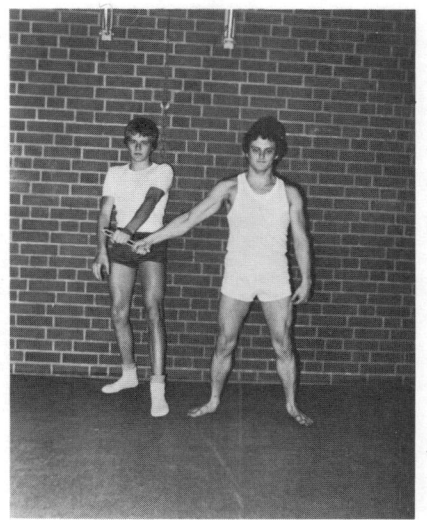

Abb. 142 Fixierung durch den Partner in
Vorhandstellung

Übung 88
Trainingsziel: Rückhand

Die Schlaghand wird in Rückhand-
Position gebracht. Der Übende
hält wieder den Holzstab (oder
Tennisschläger) in der Hand. Der
Partner fixiert die Vorwärtsbewe-
gung durch Griff an den Holzstab
(Abb. 143).

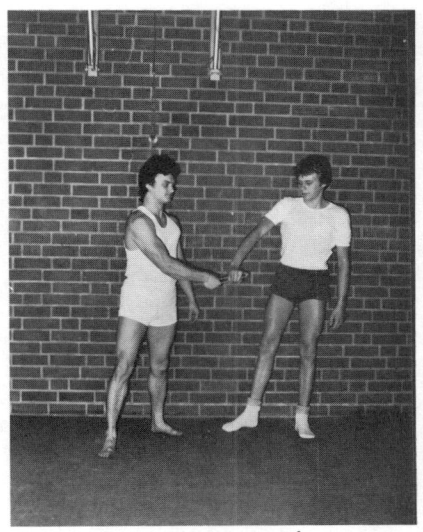

Abb. 143 Der Partner fixiert in Rückhand-
stellung

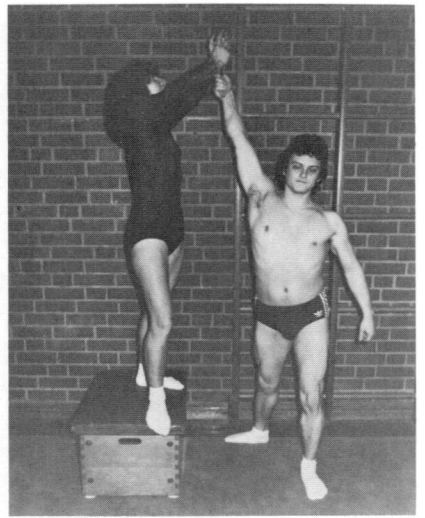

Übung 89
Trainingsziel: Aufschlag

Der übende Partner hat einen kurzen Holzstab (oder Tennisschläger) in der Hand und bringt seinen Schlagarm in eine Position, die der Aufschlagstellung noch vor dem Treffen des Balles entspricht. Der Helfer hat sich hinter dem Übenden aufgestellt, nötigenfalls erhöht auf einem Stuhl oder kleinen Kasten, und ergreift den Holzstab – damit fixiert er die Vorwärtsbewegung des Partners (Abb. 144).

Abb. 144 Isometrisches Training für den Aufschlag

Gewichtheben

Übung 90
Trainingsziel: Stemmen

Wir trainieren den Vorgang des Stemmens in drei Phasen. Dazu benötigen wir ein Reck, das fest im Boden verankert werden kann. Die Reckstange wird dreimal verschieden hoch montiert. Vergleiche auch Übung 93.

Phase 1:
Die Reckstange ist etwa hüfthoch montiert. Man stellt sich unter die Reckstange, ergreift sie und simuliert den Anhebevorgang durch maximalen Zug nach oben (Abb. 145).

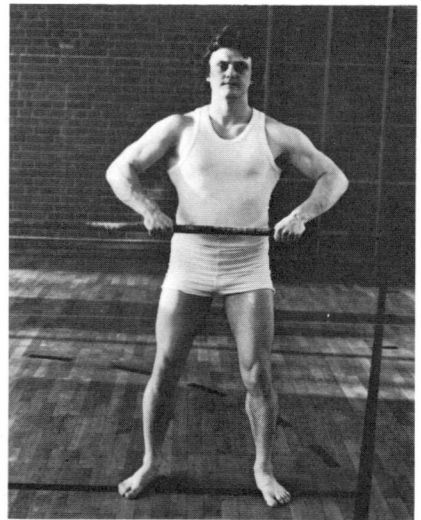

Abb. 145 Phase 1 (Reckstange hüfthoch)

Phase 2:
Die Reckstange ist etwa kinnhoch montiert. Man steht unter der Stange und drückt mit maximaler Kraft nach oben (Abb. 146).

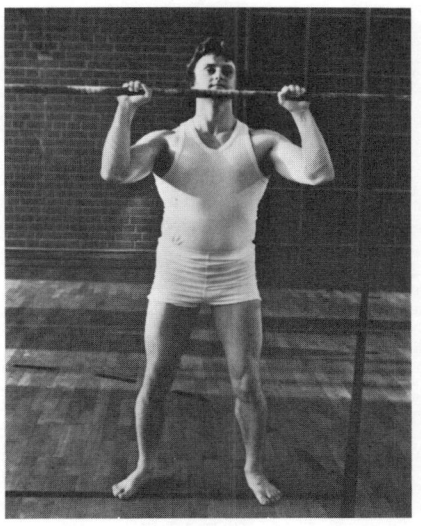

Abb. 146   Phase 2 (Reckstange kinnhoch)

Phase 3:
Die Reckstange ist nun etwas über kopfhoch montiert. Man steht unter der Stange und drückt mit maximaler Kraft nach oben (Abb. 147).

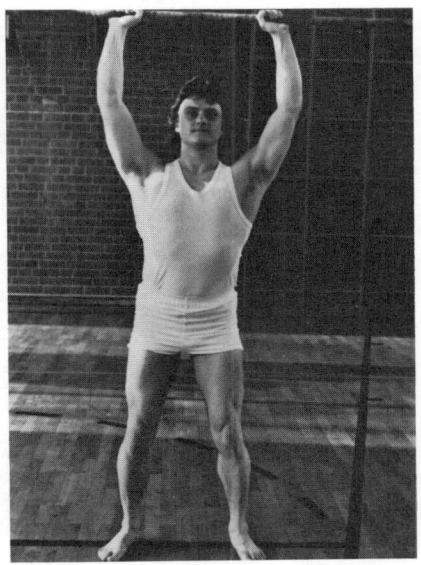

Abb. 147   Phase 3 (Reckstange über Kopf-höhe)

117

Rudern

Übung 91
Trainingsziel: Skull-Rudern

An der Sprossenwand kann man das Skull-Rudern nachahmen. Die isometrische Übung ist in vier Phasen geteilt.

Phase 1:
Die Beine sind stark angewinkelt. Die Füße stemmen fest auf der untersten Sprosse an. Den Oberkörper legt man weit nach vorn. Mit weit auseinandergespreizten Armen ergreift man die zweitunterste Sprosse. Die Arme fixieren nun den Körper, der nach hinten gestoßen wird (Abb. 148).

Phase 2:
Die Beine sind nicht mehr so stark gewinkelt wie zuvor, die Hände greifen enger, das Gesäß wird etwas weiter nach hinten gesetzt; gegen den Widerstand der Arme wird der Körper nach hinten gedrückt (Abb. 149).

Phase 3:
Wo bei Phase 2 die Hände griffen, hat man einen Judogürtel befestigt. Das Gesäß wird weiter nach hinten geschoben, jedoch sind die Beine noch gewinkelt. Der Oberkörper ist nun aufgerichtet. Die Hände greifen über dem letzten Drittel des Oberschenkels in den Judogürtel. Gegen die Haltekraft der Arme wird der Körper nach hinten gedrückt (Abb. 150).

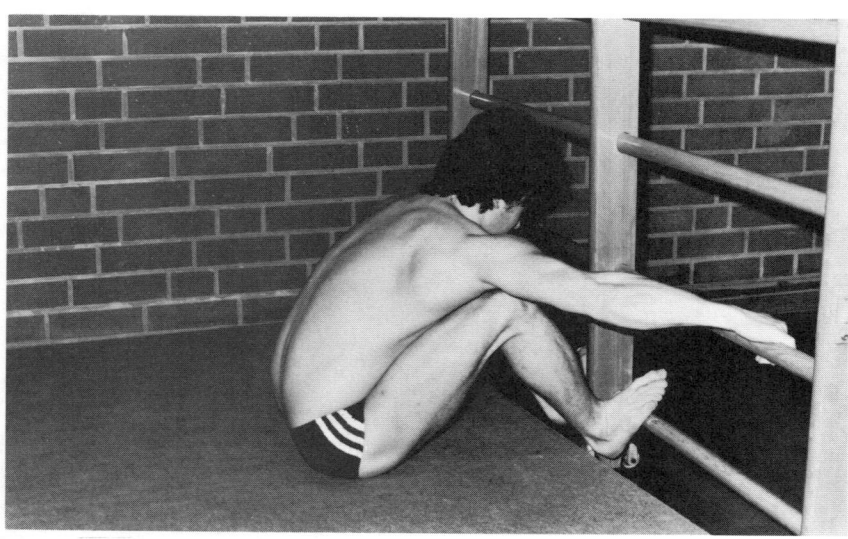

Abb. 148 Phase 1 (Auslegephase)

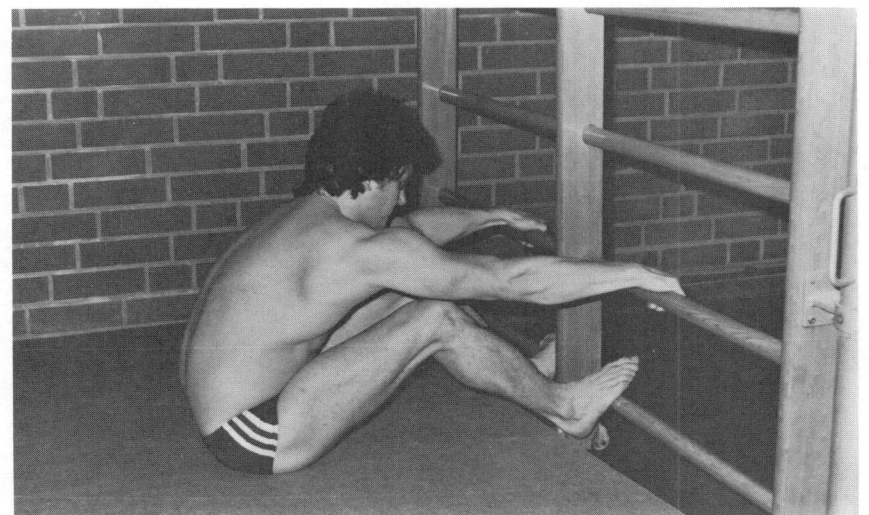

Abb. 149 Phase 2 (Anzugphase)

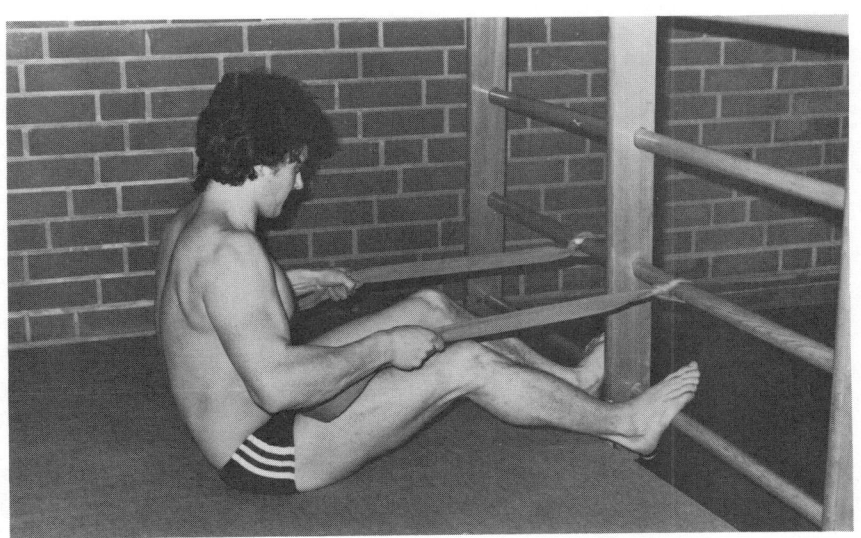

Abb. 150 Phase 3 (Aufrichtephase)

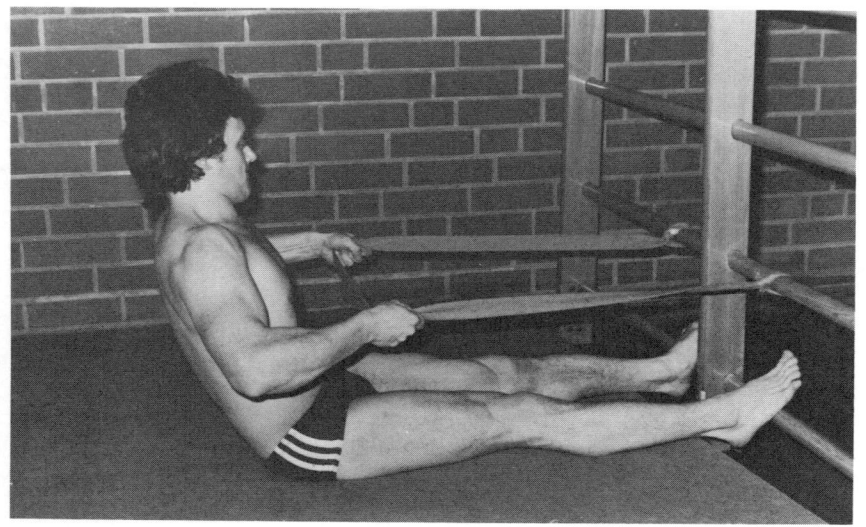

Abb. 151   Phase 4 (Streckphase)

Phase 4:
Die Beine sind nun gestreckt, der Oberkörper wird leicht zurückgelehnt, die Arme sind sehr weit zurückgenommen. Gegen den Zug der Arme wird der Körper nach hinten gedrückt (Abb. 151).

Anmerkung:
Wegen Bruchgefahr der Sprossen nie die Sprossenmitte belasten. Bei besonders starken Ruderern empfiehlt sich, anstatt der Sprossenwand ein Reck mit zwei übereinander montierten Reckstangen zu benutzen.

Weiterführung

Die Übungen, die hier gezeigt werden, sollten dem Fortgeschrittenen vorbehalten bleiben, da sich beim Anfänger sonst Fehler beim isometrischen Training einschleichen können. Diese Weiterführung entfernt sich vom isometrischen Training, baut aber auf dem isometrischen Krafttraining auf. Diese weiterführenden Übungen sind eine Verbindung aus isometrischem Training und einer alten Yogatechnik. Die indischen Yogis kannten nämlich schon vor langer Zeit ein sogenanntes »Zeitlupentraining«, das heißt, eine Übung wird im Zeitlupentempo durchgeführt.

Das isometrische Krafttraining ist ein schnelles Training. Wir benötigen für das Training des Unterarm-Beugers (vergleiche Übung 9) zum Beispiel nur 3 Sekunden. Wir haben aber auch aufgezeigt, daß die Ablösemechanismen der Muskelfasern nicht mittrainiert werden. Zwischen völliger Streckung des Unterarms und völliger Beugung des Unterarms liegen etwa 150°.

Trainieren wir 3 Stellungen, also alle 50° eine, dann benötigen wir 9 Sekunden. Trainieren wir für jedes Grad eine Stellung, dann benötigen wir 150° $\times$ 1 Stellung $\times$ 3 Sekunden = 450 Sekunden.

Die Weiterführung des isometrischen Training versucht diesen Zeitaufwand zu verkürzen. Dieses weiterführende Training ist also kein extrem spezifisches Training. Für die 150° in unserem Beispiel des Unterarm-Beugers sollten wir 15 Sekunden lang trainieren.

Wie sieht dieses weiterführende Training nun aus? Der Unterarm-Beuger beugt mit maximaler Kraft — die Armstreckmuskulatur jedoch wirkt dagegen. Wir setzen also ein antagonistisches Muskelsystem (Unterarm-Strecker und Unterarm-Beuger) gegeneinander. Der Strecker muß seine Kraft genau dosieren, damit bei maximaler Anspannung des Beugers eine gleichmäßige Bewegung entsteht, die in unserem Fall 1 Grad pro Sekunde betragen soll.

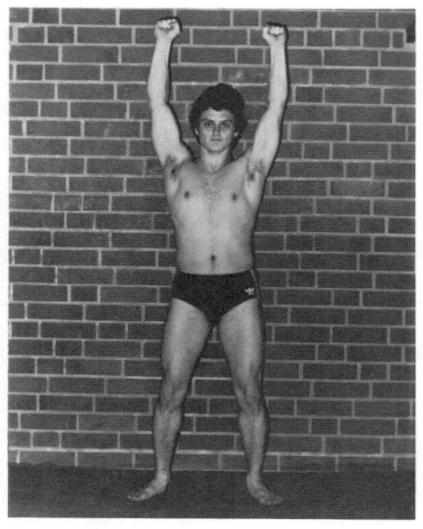

Abb. 152 Beginn der Bewegung (entspricht dem Hang am Gerät)

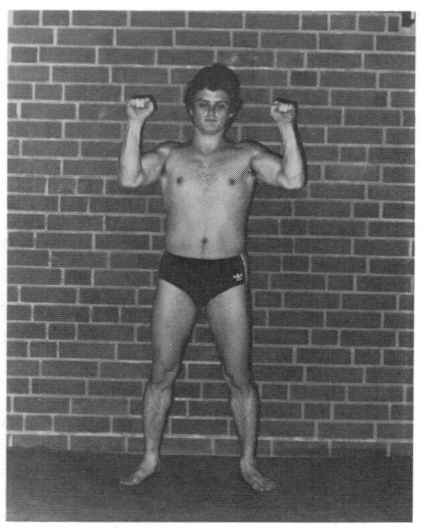

Abb. 154 Augen sind in „Höhe der Reckstange"

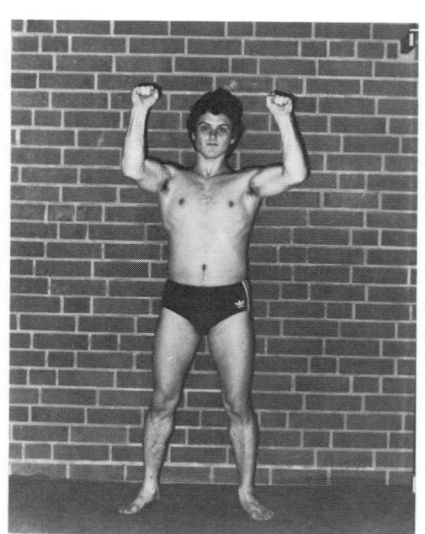

Abb. 153 Anziehen der Arme

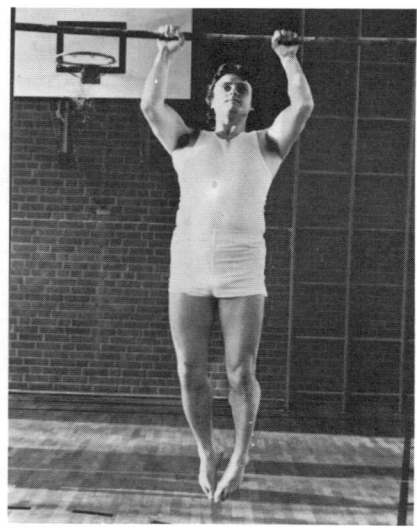

Abb. 155 Zum Vergleich wird die isotonische Übung gezeigt, ausgeführt am Reck

Übung 92
Trainingsziel: Klimmzug
Zeitdauer: etwa 10 bis 15 Sek.

Wir führen einen Klimmzug durch, wobei sich nur die Arme bewegen. Wir verwenden die stemmende Kraft unserer Muskulatur, um die ziehende Kraft abzubremsen. Abb. 152–154 zeigen drei Phasen der Bewegung: vom »Hang« bis zum »Blick über die Stange«. Abb. 155 zeigt die isotonische Übung zum Vergleich.

Übung 93
Trainingsziel: Stemmen
Zeitdauer: etwa 12 bis 18 Sek.

Man führt die Bewegung des Stemmens einer Hantel von der Hüfte

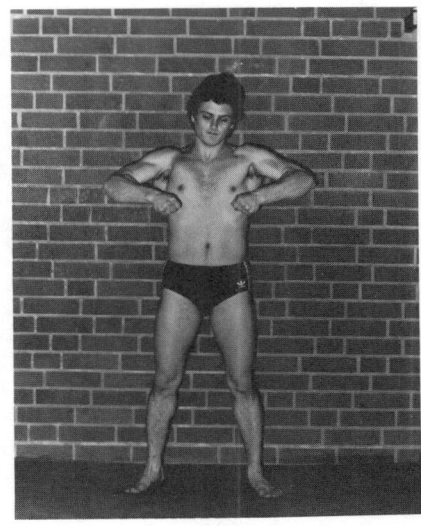

Abb. 156 In der Anhebephase vor dem Umsetzen

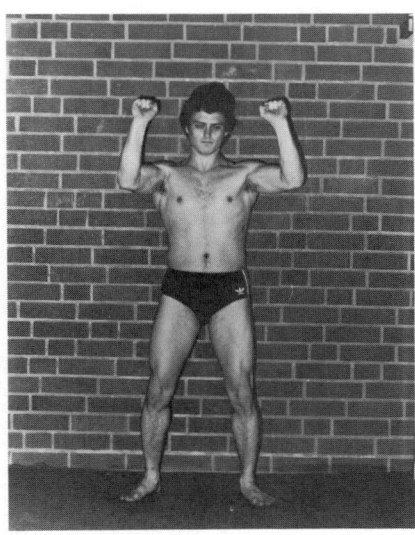

Abb. 157 In der Stemmphase nach dem Umsetzen

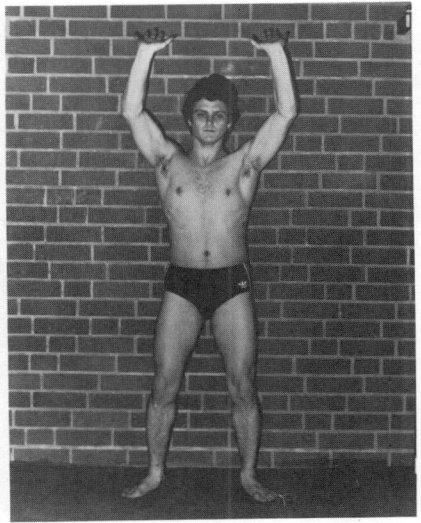

Abb. 158 In der Stemmphase kurz vor Abschluß der Bewegung

bis zur Streckung der Arme über dem Kopf durch. Man kann die Bewegung auch mit einer Hantel durchführen. In jedem Fall muß die Bewegung nach oben mit maximaler Kraft ausgeführt werden. Diese Aufwärtsbewegung wird sehr stark durch die antagonistische Muskulatur abgebremst. Abb. 156—158 zeigen drei Momentaufnahmen des Bewegungsablaufs. Vergleiche auch Übung 90.

Die Bewegung, wie sie in Abb. 159 bis 161 gezeigt wird, reicht von der tiefen Hockstellung bis zum aufrechten Stand. Die Aufwärtsbewegung wird wieder mit der antagonistischen Muskulatur abgebremst.
Vergleiche auch Übung 34 und Übung 64.
Bei bestehendem Meniskusschaden sollte diese Übung nicht trainiert werden.

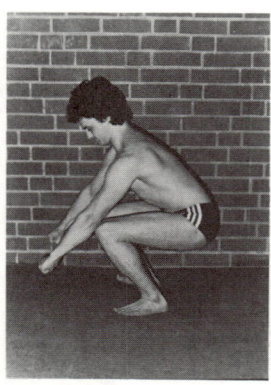

Abb. 159
Tiefe Hockstellung
(kurz nach Übungsbeginn)

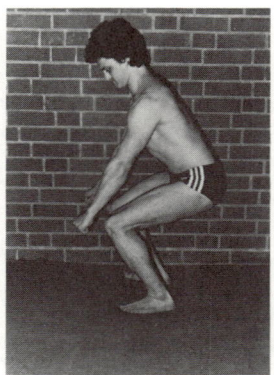

Abb. 160
Mittlere Stellung

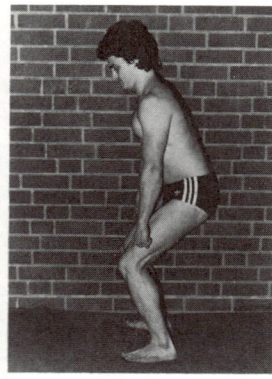

Abb. 161
Hohe Stellung
(kurz vor Übungsende)

Übung 95

Trainingsziel: Gerader Fauststoß
Zeitdauer: etwa 10 bis 14 Sek.

Der gerade Fauststoß, wie er in den ostasiatischen Kampfsportarten zu finden ist, soll durch diese Übung verbessert werden. Abb. 162 zeigt den Anfangspunkt der Bewegung. Abb. 163 zeigt eine mittlere Stellung und Abb. 164 zeigt den Endpunkt. Die Faust soll mit maximaler Kraft nach vorne bewegt werden; die Abbremsung erfolgt wieder durch die antagonistische Muskulatur.
Vergleiche auch Übung 73.

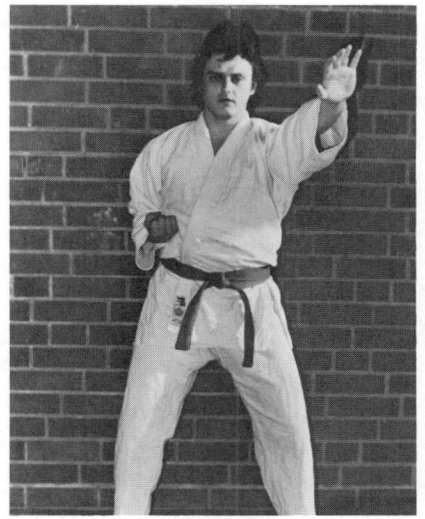

Abb. 162 Übungsbeginn (rechte Hand an rechter Hüfte)

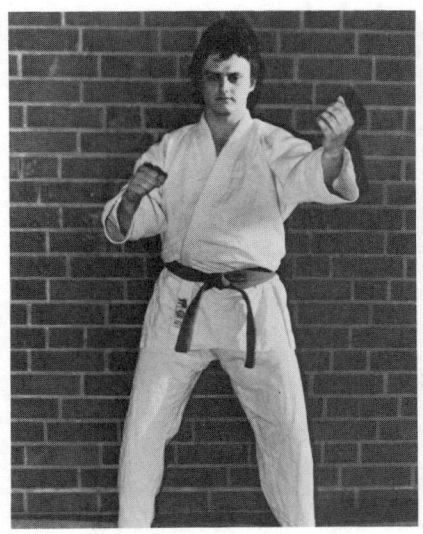

Abb. 163 Mittlere Stellung (Innendrehung der rechten Hand)

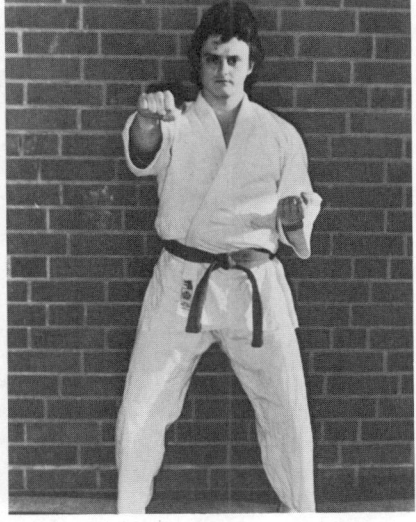

Abb. 164 Übungsende (Aufschlagpunkt)

Übungen für Autofahrer

Die folgenden Übungen sind speziell für die Rast bei längeren Autofahrten gedacht. Gesundheitliche Risiken entstehen bei langen Autofahrten ohne Pausen durch nervliche Ermüdung (z. B. Streß bei Fahrten im Stau) oder durch körperliche Ermüdung und Verkrampfung. Gegen Verkrampfung und Müdigkeit kann man aber durch gezielte Übungen etwas machen. Man fühlt sich danach nicht nur körperlich, sondern auch geistig frischer.

Wenn man eine längere Reise im Auto unternimmt, dann sind kürzere Pausen — etwa alle zwei Stunden — angeraten. Insbesondere ältere Beifahrer sollten die Übungen mitmachen, da sie häufig ein erhöhtes Thromboserisiko haben; gehen Sie nicht nur mit gutem Beispiel voran, sondern motivieren Sie solche Mitfahrer.
Übungen, die im Auto durchzuführen sind, werden hier bewußt nicht aufgeführt. Solche Übungen vermitteln ein falsches Gefühl von

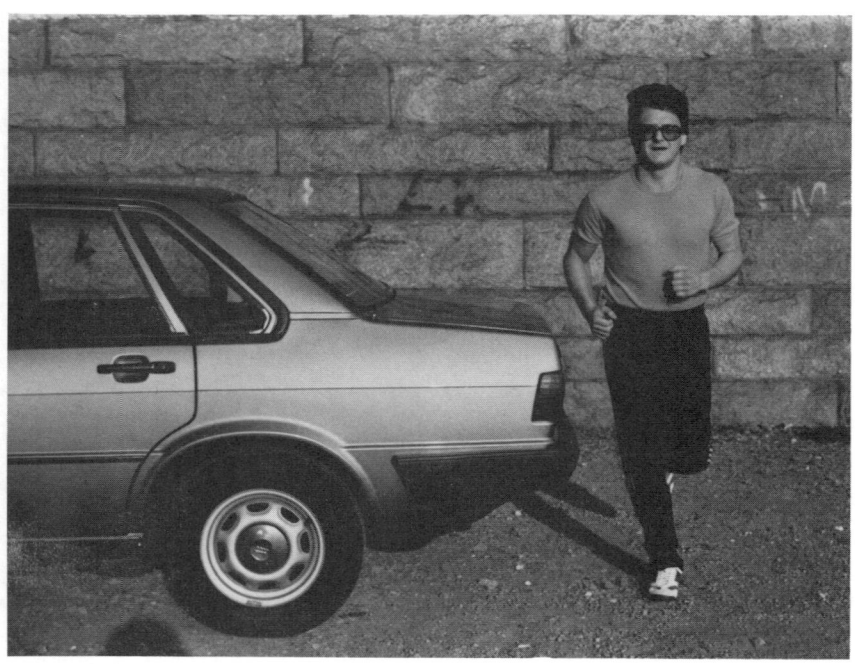

Abb. 165 Warmwerden durch Laufen um das Auto

126

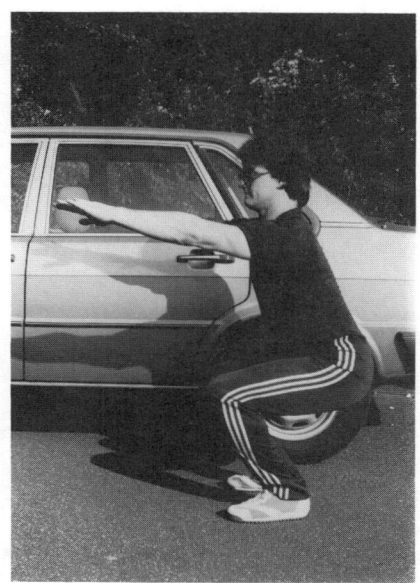

Abb. 166 Aufwärmübung: Kniebeugen –
Fersen bleiben am Boden, der
Oberkörper bleibt aufrecht

(siehe Abb. 165). Danach machen Sie einige Kniebeugen, versuchen Sie dabei aufrecht zu bleiben und die Fersen am Boden zu lassen (siehe Abb. 166).

Übung 96
Trainingsziel: Schulter-, Arm- und Beinmuskulatur

Variante 1:
Der Übende stellt sich vor die Seite des Wagens und versucht, das Auto unterhalb des Daches weg-zudrücken. Dabei kann man auch noch die Schrittstellung wechseln (Abb. 167).

Sicherheit. Sie müssen schon einen Halt machen, und wenn es regnet, dann eignet sich der Vorraum der Raststätte auch als Übungsplatz.
Vergessen Sie bitte nicht, daß man die nachfolgend gezeigten Übungen erst nach Erwärmung anfangen sollte. Außerdem wird nicht mit 100%iger Kraft, sondern nur mit einem Aufwand von etwa 60% geübt, da Sie nicht Ihr tägliches Krafttraining durchführen, sondern nur etwas für die Durchbewegung und Entspannung Ihrer Muskulatur tun werden.
Um warm zu werden, laufen Sie am besten ein paarmal ums Auto

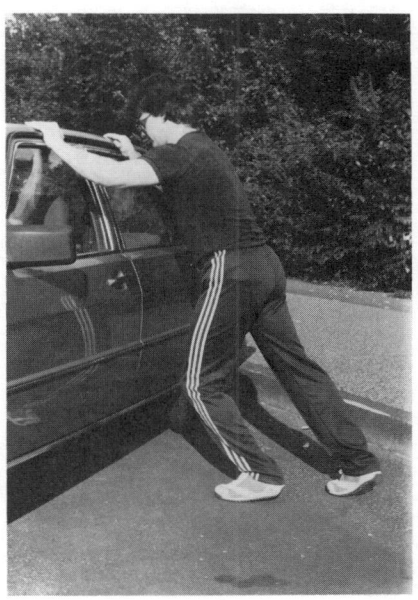

Abb. 167 Isometrisches Drücken gegen
den Widerstand der Seite des
Autos

127

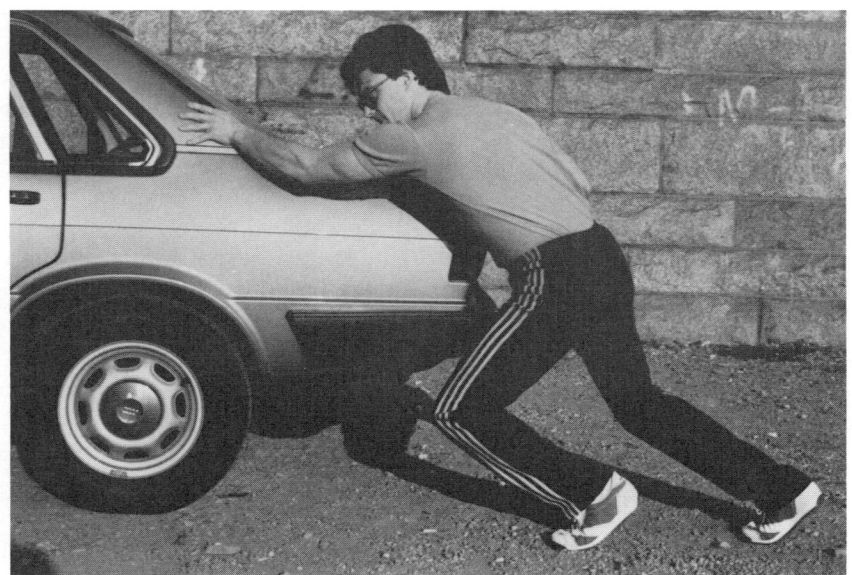

Abb. 168 Druck von hinten gegen das Auto

Variante 2:
Bei dieser Variante schiebt der Übende das Auto von hinten, und zwar wie man ein Auto anschiebt. Bei dieser Variante werden verschiedene Anteile der Schulter-Arm-Muskulatur unterschiedlich belastet (Abb. 168), deshalb sollte auch von der anderen Seite geschoben werden.

Übung 97
Trainingsziel: Armsenker

Man stellt sich vor die Längsseite des Autos und versucht, das Dach mit gestreckten Armen herunterzudrücken (Abb. 169).
Vergleiche auch Übung 46.

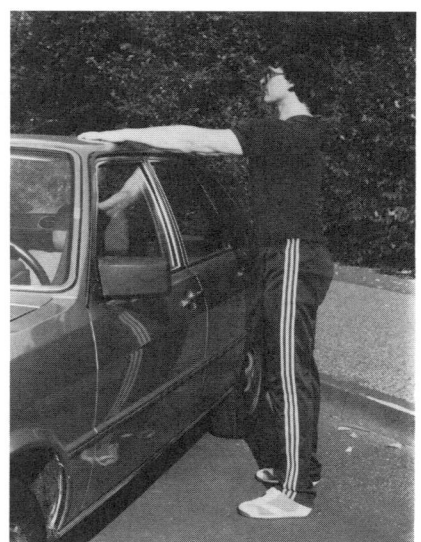

Abb. 169 Isometrische Übung mit dem Dach des Autos

128

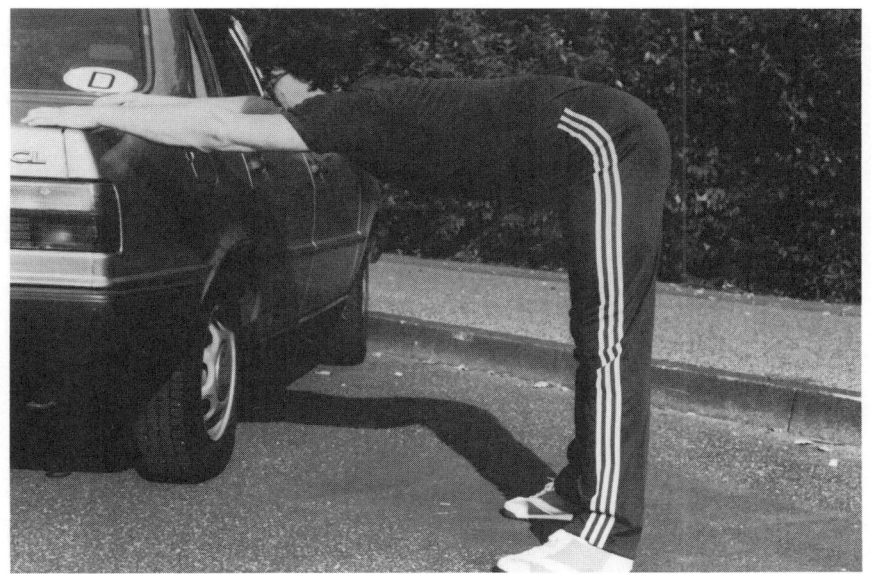
Abb. 170 Isometrische Übung am Heck des Autos

Übung 98
Trainingsziel: Rumpfbeuger

Stellt man sich vor einen hüft-
hohen Teil des Autos, kann man
die Rumpfbeuge-Muskulatur trainieren. Man beugt den Oberkörper vor und faßt mit gestreckten
Armen z. B. auf das Heck des Wagens. Gegen die Spannung der
Arme wird versucht, den Rumpf zu
beugen (Abb. 170).
Vergleiche auch Übung 21.

Übung 99
Trainingsziel: Unterarmbeuger,
Schultergürtel, Beinmuskulatur

Man stellt sich hinter das Heck
des Autos und versucht es hochzuheben (Abb. 171). Dabei läßt
man den ganzen Fuß am Boden,
beugt die Knie und hält den Oberkörper aufrecht.

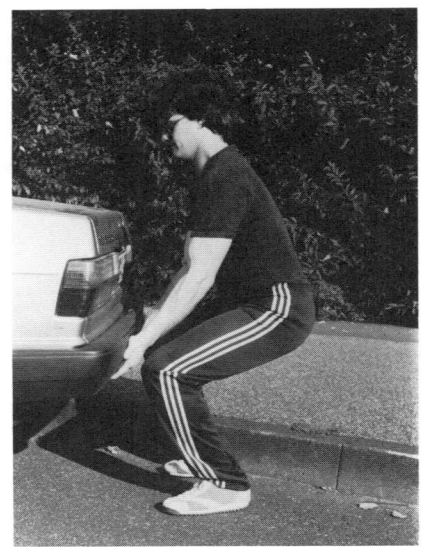

Abb. 171 Hochheben des Wagens als
isometrische Übung

Übung 100
Trainingsziel: Beinmuskulatur

Man hält sich seitlich am Autodach
fest und hebt ein gestrecktes Bein
bis ungefähr zur Waagerechten.
Wenn man untrainiert ist, reichen
wenige Sekunden aus, um diese
Übung effektiv zu machen (Abb.
172). Wenn man trainiert ist, hilft
längeres Halten oder ein Partner
drückt leicht den Fuß nach unten.

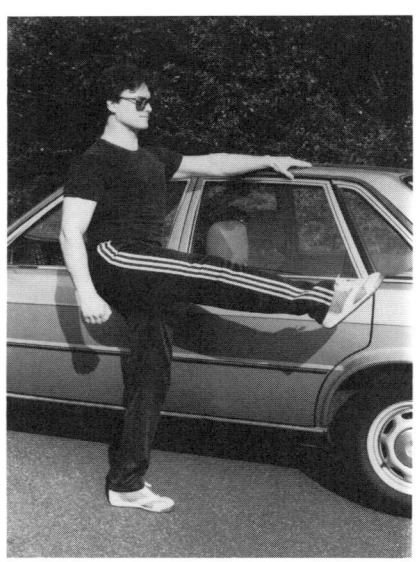

Abb. 172 Waagerechtes Halten des gestreckten Beines

Übung 101
Trainingsziel: Unterschenkel-
beuger

Man stellt sich neben den Wagen
und hält sich am Dach fest. Dann
beugt man das Knie eines Beines,
so weit es geht, und versucht, den
Oberschenkel nach hinten anzuheben (Abb. 173). Wenn es nicht
mehr weiter geht, versucht man
3 Sekunden zu halten. Vorsicht!
Die Übung sieht leichter aus, als
sie ist.

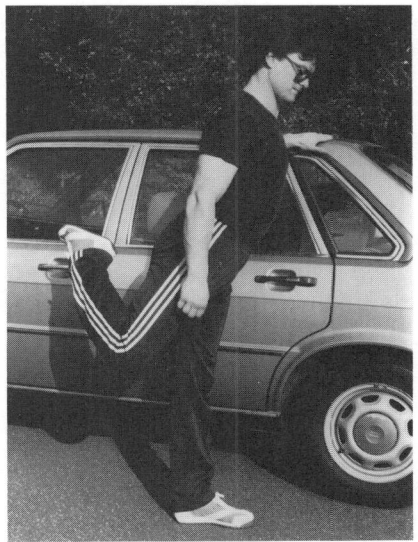

Abb. 173 Rückwärtiges Anheben des
nach hinten angewinkelten Beines

Übung 102
Trainingsziel: Beinmuskulatur

Man stellt sich seitwärts neben das
Auto und hält sich am Dach fest.
Dann hebt man ein Knie bis zur
Waagerechten und versucht, ge-
gen den Druck eines Armes das
Knie in der Stellung zu halten
(Abb. 174).

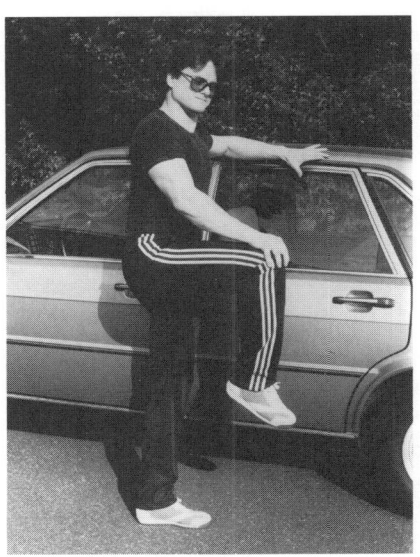

Abb. 174 Durch Druck auf das Knie wird
die Beinmuskulatur trainiert

131

Spezielle Übungen im Sitzen

In diesem Abschnitt finden Sie Übungen, die im Sitzen am Boden durchgeführt werden. Teilweise werden bekannte Übungen wiederholt, bekannte Übungen variiert, und zum Teil finden Sie hier auch noch bislang unbekannte Übungen.

Diese Übungen können mehrere Funktionen erfüllen. Man kann sie in die Gymnastik als zusätzlichen Trainingsreiz einfließen lassen, wenn man sowieso sitzt. Man kann die Übungen zum Wachwerden und Rekeln benutzen. Während das Badewasser einläuft, kann man mit diesen Übungen einen zusätzlichen Trainingsreiz schnell und unkompliziert schaffen.

Egal wozu Sie diese Übungen benutzen, Sie müssen sich vorher aufwärmen und lockern. Wenn Sie einen Trainingsreiz setzen wollen, dann muß auch die Anspannung mit 100%igem Krafteinsatz erfolgen. Wenn sie nur kurz entspannen wollen, dann genügt ein Kraftaufwand von etwa 50%.

Übung 103
Trainingsziel: Unterarmbeuger, Schultergürtel, Beinabspreizer

Man setzt sich so auf den Boden, daß die Fußsohlen gegeneinander gepreßt und die Fersen möglichst nah am Körper sind. Die Knie sind nun seitlich angehoben. Man umfaßt die Knie und versucht, gegen die nach unten gerichtete Kraft der Beine zu beugen (Abb. 175).
Diese Übung entspricht Übung 10, Variante 2.

Übung 104
Trainingsziel: Unterarmstrecker, Beinanspreizer

Man sitzt wie in Übung 103 und senkt die Knie zum Boden ab. Mit den Händen drückt man auf die Knieinnenseiten und versucht, gegen diesen Widerstand die Knie anzuheben (Abb. 176).
Diese Übung entspricht Übung 36, Variante 1.

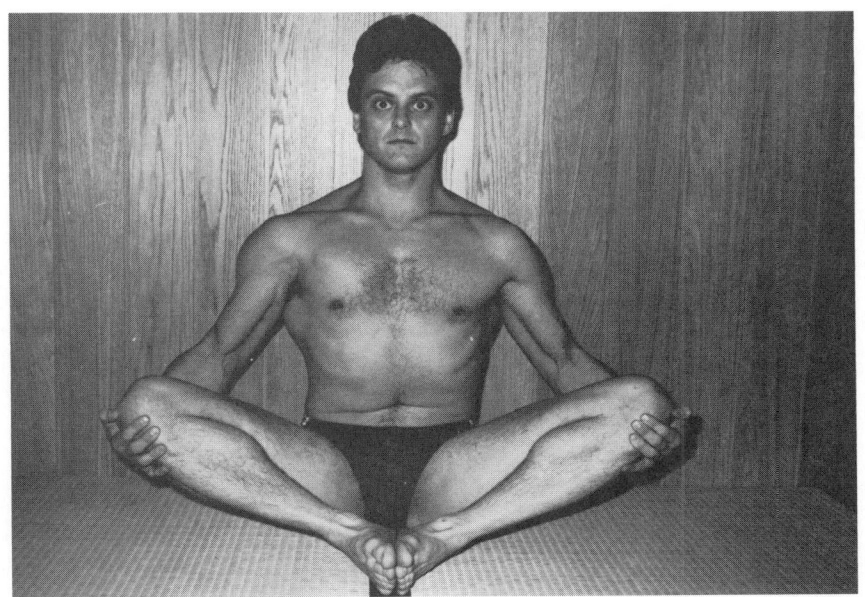

Abb. 175 Im Orientsitz werden Unterarmbeuger, Schultergürtel und Beinabspreizer trainiert

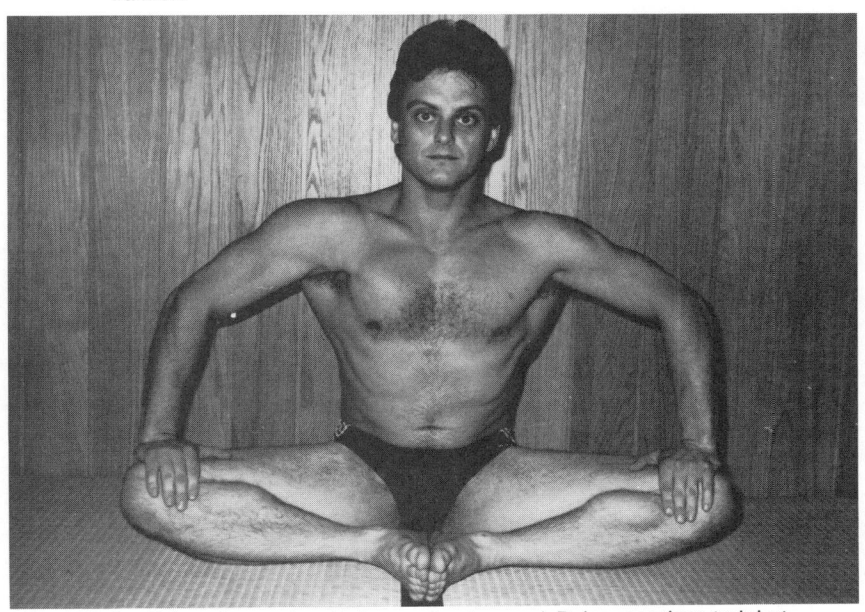

Abb. 176 Im Orientsitz werden Unterarmstrecker und Beinanspreizer trainiert

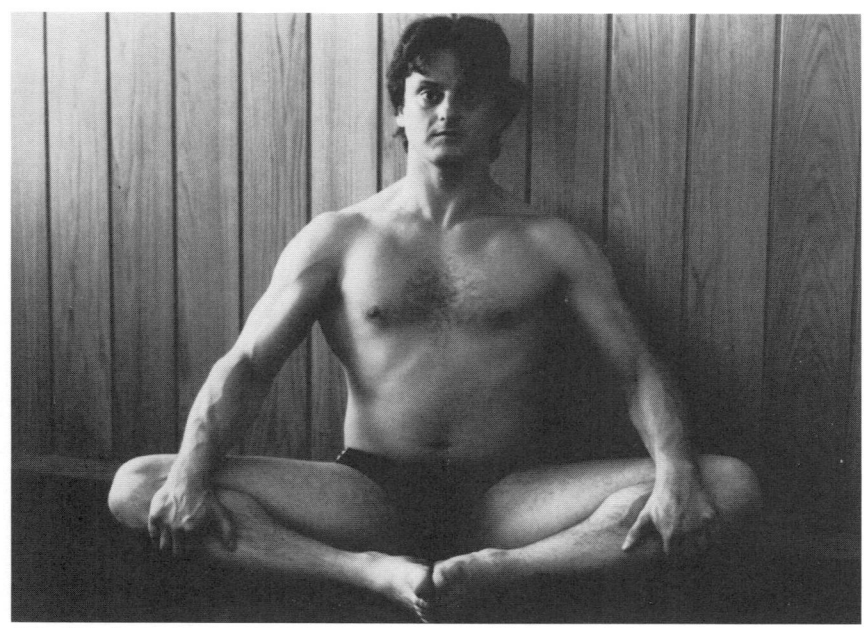

Abb. 177 Isometrisches Training von Arm- und Rückenmuskulatur

Übung 105
Trainingsziel: Armmuskulatur,
Rückenmuskulatur

Man sitzt wie in Übung 104. Mit
den Händen umgreift man die
Schienbeine und versucht, gegen
den Widerstand der Beinmuskulatur, nach hinten zu ziehen (Abb.
177).

Übung 106
Trainingsziel: Armstrecker, Brust-
muskulatur, Rückenmuskulatur

Für diese Übung setzt man sich in
den Schneidersitz mit angehobe-
nen Knien. Die Hände setzen am
Oberschenkelende der Knie an

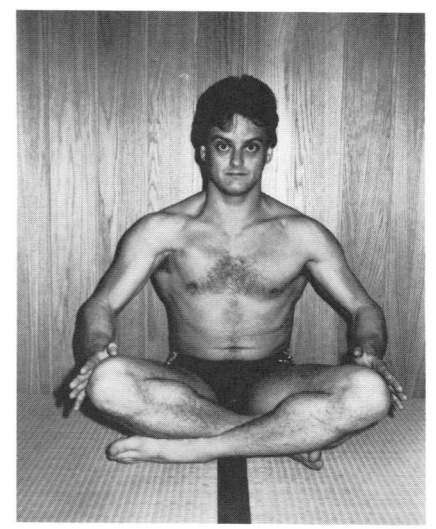

Abb. 178 Isometrische Übung für Armstrecker, Brust- und Rückenmuskulatur

134

und man versucht, gegen den Widerstand der Beine, nach vorne zu drücken (Abb. 178).

Übung 107
Trainingsziel: Armanspreizer

Man sitzt wie in Übung 106. Die erhobenen Knie werden von außen gefaßt und man versucht, die Hände zusammenzuführen. Die Bewegung wird wieder durch die Beinmuskulatur verhindert (Abb. 179). Achten Sie darauf, daß zwischen Oberarmen und Unterarmen jeweils eine kleine Beugung entsteht, damit die Ellenbogengelenke geschont werden.
Vergleiche auch Übung 15.

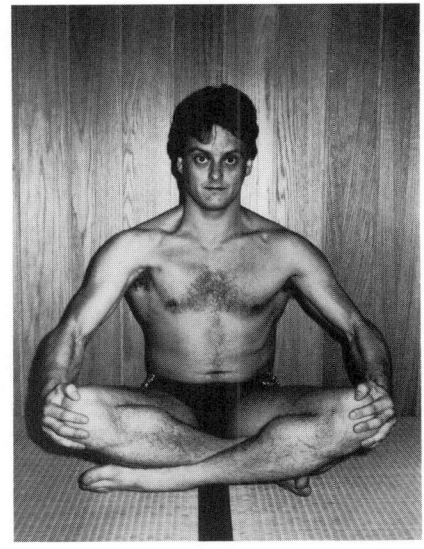

Abb. 179 Isometrisches Training der Armanspreizer

Übung 108
Trainingsziel: Armabspreizer

Man sitzt wie in Übung 107. Die nicht ganz gestreckten Arme liegen mit der Faustrückenseite an den Innenseiten der Knie und man versucht, gegen den Widerstand der Beine, die Arme abzuspreizen (Abb. 180).
Vergleiche auch Übung 16.

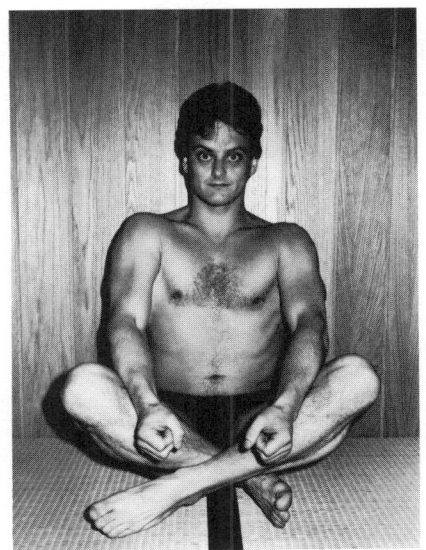

Abb. 180 Isometrisches Training der Armabspreizer

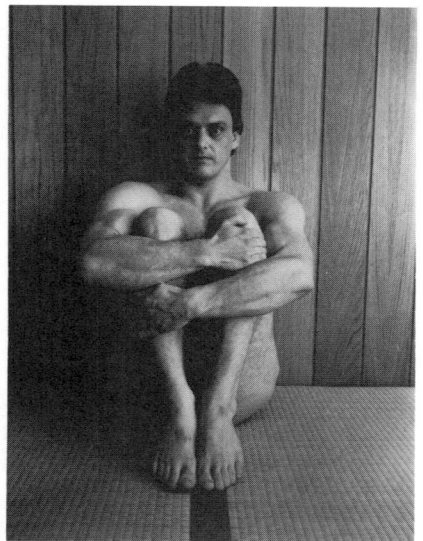

Übung 109
Trainingsziel: Rumpfstrecker

Im Sitzen bringt man die Knie zur Brust und umfaßt die angewinkelten Beine. Gegen den Widerstand der Arme versucht man, den Körper zu strecken (Abb. 181).
Diese Übung entspricht Übung 23.

Übung 110
Trainingsziel: Rumpfstrecker, Armbeuger

Im Sitzen bringt man die Knie zur Brust. Mit den Armen umfaßt man die Oberschenkel, so daß die Innenseiten der Unterarme mit den Rückseiten der Oberschenkel Kon-

Abb. 181 Isometrische Übung für die Rumpfstreckmuskulatur

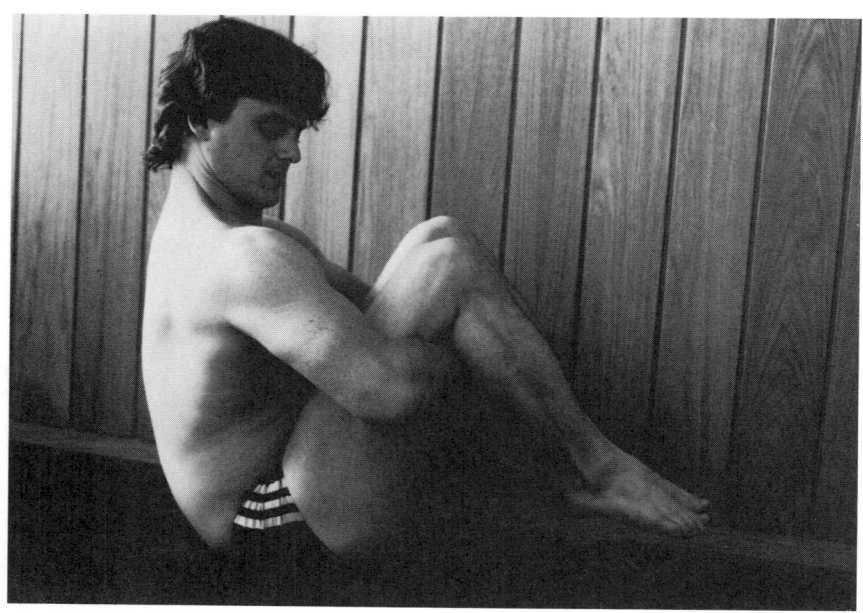

Abb. 182 Training von Rumpfstrecker und Armbeuger

takt haben. Die Füße werden angehoben. Gegen den Widerstand der Arme versucht man die Oberschenkel zu strecken (Abb. 182).

Übung 111
Trainingsziel: Unterarmbeuger und Unterarmstrecker

Man setzt sich bequem hin. Der rechte Arm ist um 90° im Ellenbogengelenk gebeugt und man schaut auf die Handfläche. Dann wird die linke Hand in die rechte gelegt und man faßt zu. Während man mit dem linken Arm streckt, wird mit dem rechten Arm gebeugt (Abb. 183). Nach beiden Seiten trainieren.
Vergleiche auch Übung 11.

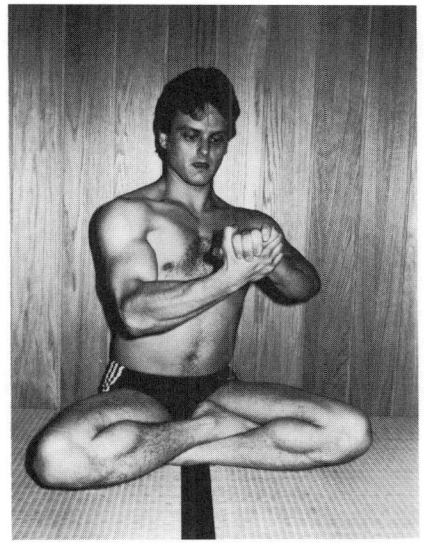

Abb. 183 Isometrische Übung zum gleichzeitigen Training von Unterarmbeuger und -strecker

Übung 112
Trainingsziel: Bauchmuskulatur, Schultermuskulatur

Man sitzt bequem wie in Übung 111. Die Innenseiten der Fäuste setzt man auf die Bauchmuskulatur. Man spannt die Bauchmuskulatur gegen die Kraft der Fäuste, die auf die Körpermitte gerichtet ist (Abb. 184).
Vergleiche auch Übung 24, Variante 1.

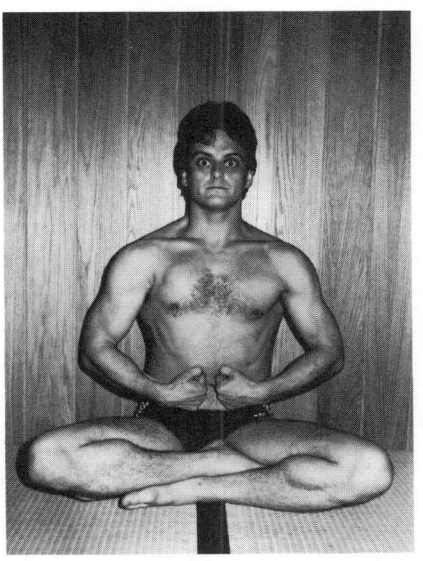

Abb. 184 Training von Bauchmuskeln und Schultermuskulatur

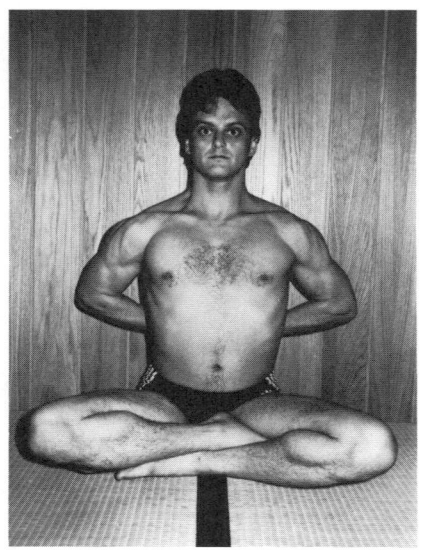

Übung 113

Trainingsziel: Rückenmuskulatur, Bauchmuskulatur, Schultermuskulatur

Man sitzt wie in Übung 112. Die Faustrücken setzen neben der Wirbelsäule auf (vergleiche auch Abb. 45). Gegen die Rücken- und Bauchmuskulatur richtet sich der Armdruck nach vorne, so daß alle drei Muskelgruppen trainiert werden (Abb. 185).
Vergleiche auch Übung 26, Variante 1.

Abb. 185 Training von Rücken-, Bauch- und Schultermuskulatur

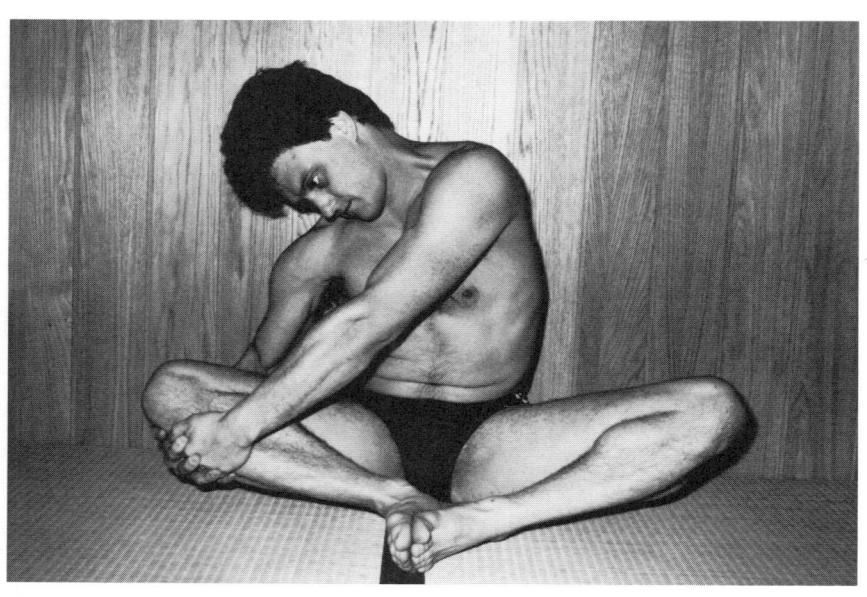

Abb. 186 Isometrische Übung für die seitliche Rückenmuskulatur

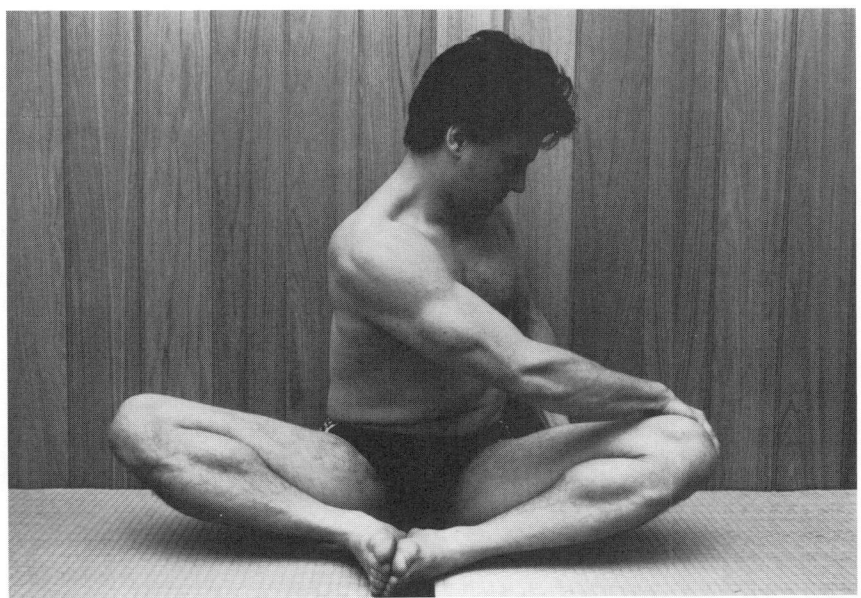

Abb. 187 Training der Rumpfdrehmuskulatur

Übung 114
Trainingsziel: Seitliche Rückenmuskulatur

Man sitzt im Orientsitz, wie dargestellt, oder im Schneidersitz und
kippt die Wirbelsäule seitlich ab.
Mit den Armen umfaßt man das
rechte Knie und versucht, gegen
den Haltewiderstand der Arme die
Wirbelsäule aufzurichten (Abb.
186). Nach beiden Seiten trainieren.

Übung 115
Trainingsziel: Rumpfdreher

Man sitzt als Ausgangsstellung
im Orientsitz. Man dreht den
Rumpf nach einer Seite und versucht, gegen die Haltekraft – insbesondere des Armes am Knie
und auch des anderen Armes am
Oberschenkel – zurückzudrehen
(Abb. 187). Nach beiden Seiten
trainieren.

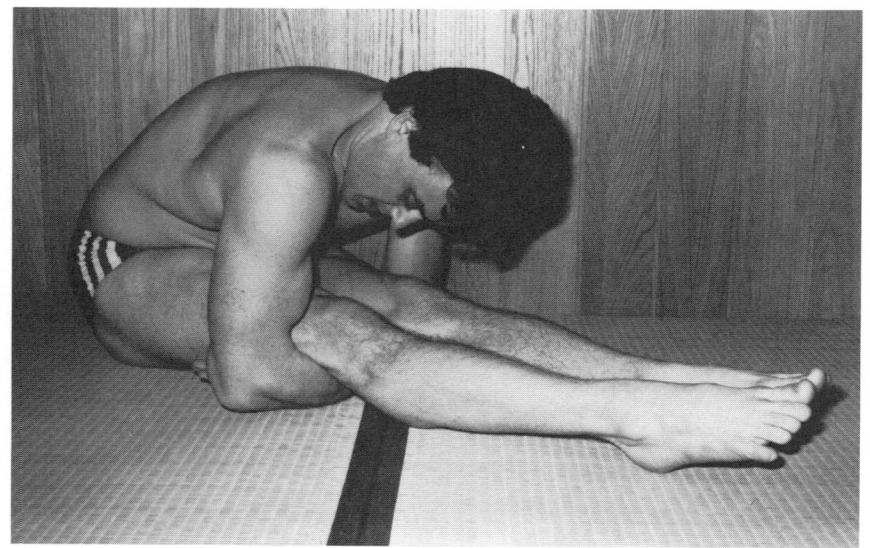

Abb. 188 In dieser komplizierten isometrischen Übung werden Anteile aller Muskelgruppen trainiert

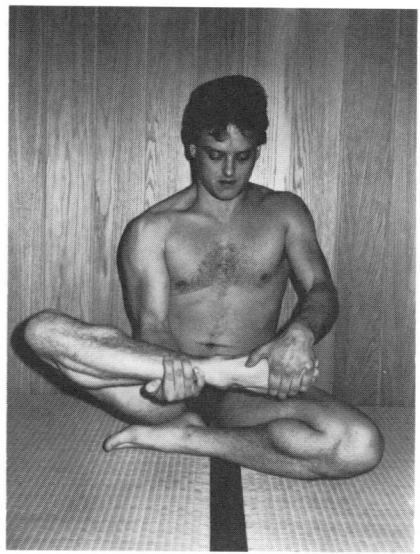

Abb. 189 Isometrisches Training der Fußbeuger

Übung 116
Trainingsziel: Teilbereiche aller Muskelgruppen

Man setzt sich in den Strecksitz. Der Oberkörper wird vorgebeugt, die Unterarme unter die Kniekehlen gelegt. Gegen die Streckkraft der Beine und die Haltekraft der Unterarme versucht man, den Oberkörper aufzurichten (Abb. 188).

Übung 117
Trainingsziel: Fußbeuger

Man setzt sich bequem hin. Das rechte Bein wird angewinkelt mit der rechten Hand angehoben. Die rechte Hand hält das Bein in Stel-

140

lung. Der gestreckte Fuß wird mit der linken Hand ergriffen. Gegen die Kraft der linken Hand versucht man, den Fuß zu beugen (Abb. 189). Beide Seiten trainieren. Vergleiche auch Übung 43.

Übung 118
Trainingsziel: Fußstrecker

Man sitzt wie in Übung 117. Das rechte Bein ist wieder angehoben. Die rechte Hand fixiert das angewinkelte rechte Bein. Der rechte Fuß ist nun um 90° gebeugt und die linke Hand drückt mit der Handfläche gegen die Fußsohle. Man versucht, gegen den Widerstand der Hand, den Fuß zu strekken (Abb. 190). Beide Seiten trainieren.
Vergleiche auch Übung 44.

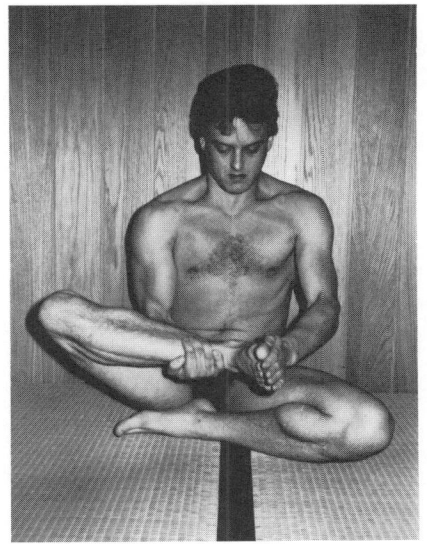

Abb. 190   Isometrisches Training der Fußstrecker

Übung 119
Trainingsziel: Nackenbeuger

Man sitzt bequem und legt die zusammengefalteten Hände hinter den Kopf. Gegen den Druck der Arme nach vorne spannt man die Nackenmuskulatur an (Abb. 191). Diese Übung entspricht der bislang im Stehen durchgeführten Übung 1, Variante 2.

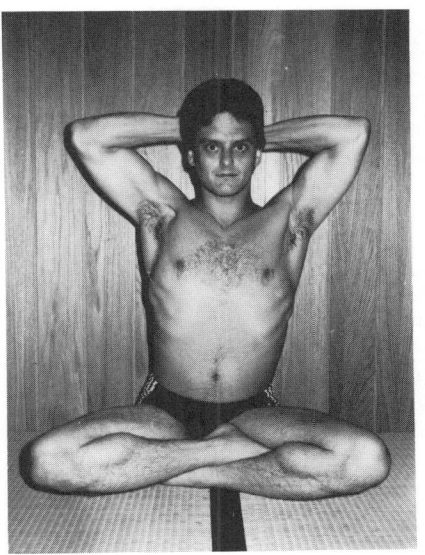

Abb. 191   Kräftigung der Nackenmuskulatur mit gefalteten Händen

141

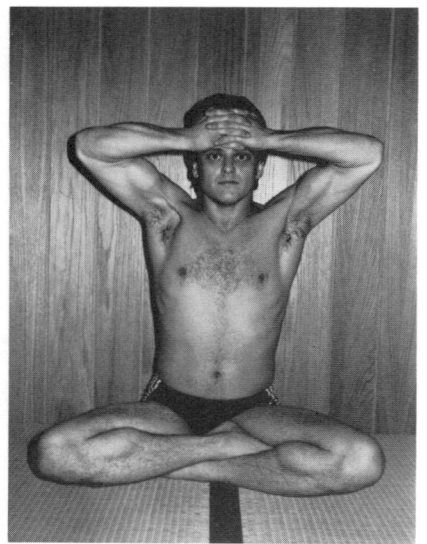

Übung 120
Trainingsziel: Vorwärtsneiger des Kopfes

Man sitzt bequem und legt die zusammengefalteten Hände vor die Stirn. Gegen den Armdruck nach hinten wird der Kopf vorwärts geneigt (Abb. 192).
Diese Übung entspricht der bislang im Stehen durchgeführten Übung 2, Variante 2.

Abb. 192 Kräftigung der Vorwärtsneiger mit gefalteten Händen

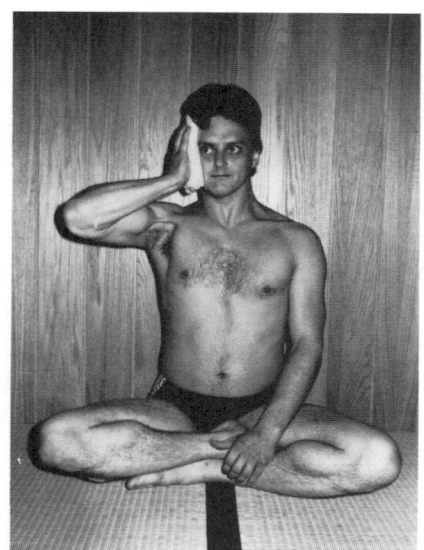

Übung 121
Trainingsziel: Seitwärtsneiger des Kopfes

Man setzt sich bequem hin. Die mit einem gefalteten Handtuch bewaffnete Hand legt man an die eine Seite des Kopfes. Gegen den Widerstand des Armes versucht man, den Kopf seitwärts zu neigen (Abb. 193). Beide Seiten trainieren.
Diese Übung entspricht der bislang im Stehen trainierten Übung 3.

Abb. 193 Kräftigung des Seitwärtsneigers durch Gegendruck des Armes

142

Trainingsanleitung

In diesem Abschnitt erhalten Anfänger und Fortgeschrittene Anleitungen, welche Übungen man in welchen Kombinationen zum Training heranzieht. Jeden Tag sollen etwa 12 Übungen durchgeführt werden. Die Trainingspläne sind auf 12 Übungen (Ausnahme Trainingsplan 13) ausgerichtet. Diese Trainingspläne sollen in den Trainingsablauf, wie er im Abschnitt *Zeitaufwand beim häuslichen Training* (Seite 30) beschrieben worden ist, eingebettet werden.

Folgende Abkürzungen finden sich in den Trainingsplänen:
Ü Übung
V Variante
() möglichst erstgenannte Übung oder Variante trainieren
P Partnerübung
W Weiterführung.

Dazu zwei Beispiele:
Ü1V1/Ü1V2 Übung 1 Variante 1 oder Übung 1 Variante 2 sollen trainiert werden
Ü55P/(Ü28) Partnerübung 55 soll trainiert werden; mögliche Ausweichübung ist Übung 28.

Trainingsprogramm für Anfänger

Die Trainingspläne 1 bis 4 sind als Grundprogramm gedacht. Beherrscht man alle Übungen eines Trainingsplanes, so geht man zum nächsten Trainingsplan über. Hat man diese 4 Trainingspläne erarbeitet, so sollte man eine Periode des täglichen Wechsels der 4 Trainingspläne zwischenschalten, bevor man das Fortgeschrittenen-Programm in Angriff nimmt.

Trainingsplan 1

Reihenfolge	Trainierte Muskulatur	Übungsnummer
1	Nackenbeuger	Ü1V1/Ü1V2
2	Vorwärtsneiger des Kopfes	Ü2V1/Ü2V2
3	Fingerbeuger	Ü5V1/Ü5V2
4	Fingerstrecker	Ü6
5	Unterarmbeuger und Unterarm-Strecker	Ü11
6	Armheber und Armstrecker	Ü20
7	Rumpfbeuger	Ü21
8	Rumpfstrecker	Ü23
9	Oberschenkel-Beuger	Ü31V1/Ü31V2
10	Oberschenkel-Strecker	Ü32V1/Ü32V2
11	Beinanspreizer	Ü36V2/Ü36V1
12	Unterschenkel-Beuger und Unterschenkel-Strecker	Ü42

Anmerkung: Grundprogramm für Anfänger

Trainingsplan 2

Reihenfolge	Trainierte Muskulatur	Übungsnummer
1	Seitwärtsneiger des Kopfes	Ü3
2	Kopfdreher	Ü4
3	Unterarm-Außendreher	Ü7
4	Unterarm-Innendreher	Ü8
5	Unterarm-Strecker	Ü12
6	Armheber und Armstrecker	Ü20
7	Bauchmuskulatur	Ü24V1/Ü24V2
8	Rückenmuskulatur	Ü27
9	Unterschenkel-Strecker	Ü40
10	Unterschenkel-Beuger	Ü41
11	Fußbeuger	Ü43
12	Fußstrecker	Ü44

Anmerkung: Grundprogramm für Anfänger

Trainingsplan 3

Reihenfolge	Trainierte Muskulatur	Übungsnummer
1	Kopfdreher	Ü4
2	Fingerbeuger	Ü5V1/Ü5V2
3	Fingerstrecker	Ü6
4	Unterarm-Beuger	Ü9
5	Armanspreizer	Ü13
6	Armabspreizer	Ü14
7	Rücken- und Bauchmuskulatur	Ü26V2/Ü26V1
8	Beinstrecker	Ü34
9	Beinanspreizer	Ü35V2
10	Beinabspreizer	Ü37V3
11	Unterschenkel-Strecker	Ü38
12	Unterschenkel-Beuger	Ü41

Anmerkung: Grundprogramm für Anfänger

Trainingsplan 4

Reihenfolge	Trainierte Muskulatur	Übungsnummer
1	Nackenbeuger	Ü1V1/Ü1V2
2	Vorwärtsneiger des Kopfes	Ü2V1/Ü2V2
3	Unterarm-Beuger	Ü10V1
4	Unterarm-Strecker	Ü12
5	Armanspreizer	Ü17V1/Ü17V2
6	Bauchmuskulatur	Ü24V1/Ü24V2
7	Rückenmuskulatur	Ü27
8	Beinanspreizer	Ü35V1
9	Beinabspreizer	Ü37V1/Ü37V2
10	Unterschenkel-Beuger und Unterschenkel-Strecker	Ü42
11	Fußbeuger	Ü43
12	Fußstrecker	Ü44

Anmerkung: Grundprogramm für Anfänger

Trainingsprogramm für Fortgeschrittene

Die Trainingspläne 5 bis 7 sind für Fortgeschrittene gedacht. Sie stellen auch ein Lehrprogramm dar, in dem der Übende in schwierigere Übungen eingeführt werden soll. Voraussetzung für die Erlernung dieser 3 Trainingspläne ist die fehlerlose Ausführung der in den Trainingsplänen 1 bis 4 vorkommenden Übungen.
Auch die Trainingspläne sind nach der Phase des Verständnisses täglich zu wechseln, um bessere Ergebnisse zu erzielen.

Trainingsplan 5

Reihenfolge	Trainierte Muskulatur	Übungsnummer
1	Nackenbeuger	Ü1V1/Ü1V2
2	Vorwärtsneiger des Kopfes	Ü2V1/Ü2V2
3	Kopfdreher	Ü4
4	Unterarm-Beuger	Ü10V2
5	Armanspreizer	Ü15
6	Armabspreizer	Ü16
7	Armheber	Ü19V1
8	Rumpfbeuger	Ü22
9	Seitliche Bauchmuskulatur	Ü25
10	Beinstrecker	Ü33
11	Beinanspreizer	Ü36V1
12	Unterschenkel-Strecker	Ü39V1

Anmerkung: Lehrprogramm für Fortgeschrittene

Trainingsplan 6

Reihenfolge	Trainierte Muskulatur	Übungsnummer
1	Seitwärtsneiger des Kopfes	Ü3
2	Unterarm-Außendreher	Ü7
3	Unterarm-Innendreher	Ü8
4	Armanspreizer und Armabspreizer	Ü18
5	Armheber	Ü19V2
6	Rumpfbeuger	Ü22
7	Rumpfstrecker	Ü23
8	Rückenmuskulatur	Ü28
9	Rumpfseitenmuskulatur	Ü29
10	Rückenseitenmuskulatur	Ü30
11	Fußbeuger	Ü43
12	Fußstrecker	Ü44

Anmerkung: Lehrprogramm für Fortgeschrittene

Trainingsplan 7

Reihenfolge	Trainierte Muskulatur	Übungsnummer
1	Unterarm-Beuger	Ü10V2
2	Armanspreizer	Ü15
3	Armabspreizer	Ü16
4	Armheber	Ü19V3
5	Rumpfbeuger	Ü22
6	Seitliche Bauchmuskulatur	Ü25
7	Rückenmuskulatur	Ü28
8	Rückenseitenmuskulatur	Ü30
9	Rumpfseitenmuskulatur	Ü29
10	Beinstrecker	Ü33
11	Beinanspreizer	Ü36
12	Unterschenkel-Strecker	Ü39V2

Anmerkung: Lehrprogramm für Fortgeschrittene

Minimales Erhaltungsprogramm

Dieses Programm, das man für eine kürzere Periode durchführen kann, ist für Fortgeschrittene gedacht. Es werden sämtliche wichtigen Muskelpartien trainiert. Die Trainingspläne 8 und 9 sollen täglich abgewechselt werden.

Wenn man allerdings schon so weit fortgeschritten ist, sollte man sich ein eigenes Trainingsprogramm erstellen. Wie man das macht, wird am Ende dieses Abschnitts erklärt.

Trainingsplan 8

Reihenfolge	Trainierte Muskulatur	Übungsnummer
1	Nackenbeuger	Ü1V1/Ü1V2
2	Vorwärtsneiger des Kopfes	Ü2V1/Ü2V2
3	Kopfdreher	Ü4
4	Unterarm-Außendreher	Ü7
5	Unterarm-Innendreher	Ü8
6	Armanspreizer	Ü15
7	Armabspreizer	Ü16
8	Rückenmuskulatur	Ü28
9	Oberschenkel-Beuger	Ü31V1/Ü31V2
10	Oberschenkel-Strecker	Ü32V1/Ü32V2
11	Unterschenkel-Strecker	Ü40
12	Unterschenkel-Beuger	Ü41

Anmerkung: Minimales Erhaltungsprogramm für Fortgeschrittene täglicher Wechsel mit Trainingsplan 9

Trainingsplan 9

Reihenfolge	Trainierte Muskulatur	Übungsnummer
1	Seitwärtsneiger des Kopfes	Ü3
2	Fingerbeuger	Ü5V1/(Ü5V2)
3	Fingerstrecker	Ü6
4	Unterarm-Beuger	Ü9
5	Unterarm-Strecker	Ü12
6	Rumpfbeuger	Ü22
7	Rumpfstrecker	Ü23
8	Bauchmuskulatur	Ü24V1/(Ü24V2)
9	Beinanspreizer	Ü36V1/Ü36V2
10	Beinabspreizer	Ü37V1/V2/V3
11	Fußbeuger	Ü43
12	Fußstrecker	Ü44

Anmerkung: Minimales Erhaltungsprogramm für Fortgeschrittene
täglicher Wechsel mit Trainingsplan 8

Partnerübungen für Fortgeschrittene

Da es auch eine große Anzahl von Partnerübungen gibt, sind hier für den täglichen Wechsel 2 Trainingspläne mit vorwiegend Partnerübungen erstellt worden.

Trainingsplan 10

Reihenfolge	Trainierte Muskulatur	Übungsnummer
1	Nackenbeuger	Ü1V1/Ü1V2
2	Vorwärtsneiger des Kopfes	Ü2V1/Ü2V2
3	Fingerstrecker	Ü6
4	Fingerbeuger	Ü45P
5	Armheber und Armsenker	Ü46P
6	Armanspreizer und Armabspreizer	Ü47P
7	Oberarm-Strecker	Ü50P
8	Oberarm-Strecker und Schulter-muskulatur	Ü51P
9	Rückenmuskulatur	Ü55P/(Ü28)
10	Unterschenkel-Strecker	Ü56P
11	Unterschenkel-Beuger	Ü57P
12	Beinanspreizer und Bein-abspreizer	Ü62P

Anmerkung: Partnerübungen für Fortgeschrittene

Trainingsplan 11

Reihenfolge	Trainierte Muskulatur	Übungsnummer
1	Seitwärtsneiger des Kopfes	Ü3
2	Kopfdreher	Ü4
3	Armanspreizer und Armabspreizer	Ü48P
4	Unterarm-Beuger	Ü49P
5	Rumpfstrecker	Ü52P
6	Rumpfdreher	Ü53P/Ü54P
7	Unterschenkel-Strecker	Ü57P
8	Unterschenkel-Beuger	Ü58P
9	Oberschenkel-Strecker	Ü60P
10	Oberschenkel-Beuger	Ü61P
11	Fußbeuger	Ü43
12	Fußstrecker	Ü44

Anmerkung: Partnerübungen für Fortgeschrittene

Trainingsplan Kampfsport

Der Trainingsplan 12 ist als Beispiel gedacht. In dieser Art kann man aus den vorhandenen Übungen für seine Sportart ein Trainingsprogramm erstellen. Es handelt sich hier um ein möglichst gemischtes Zusatzprogramm, das für alle Kampfsportler interessant sein wird.

Trainingsplan 12

Reihenfolge	Trainierte Muskulatur	Übungsnummer
1	Nackenbeuger	Ü1V1/Ü1V2
2	Fingermuskulatur	Ü63
3	Beinmuskulatur	Ü64P/Ü34
4	Armmuskulatur für Age-uke	Ü67V1/Ü67V2P
5	Armmuskulatur für Gedan-uke	Ü68V1/Ü68V2P
6	Armmuskulatur für Uchi-ude-uke	Ü69V1/Ü69V2P
7	Armmuskulatur für Soto-ude-uke	Ü70V1/Ü70V2P
8	Fingerspitzenmuskulatur und Fingerstrecker	Ü74
9	Arm-Brust-Muskulatur	Ü76P
10	Arm-Brust-Muskulatur	Ü77P
11	Ellenbogenstoß seitwärts	Ü78P
12	Armstreckmuskulatur	Ü95W

Anmerkung: Gemischtes Zusatzprogramm für den Kampfsport

Trainingsplan Weiterführung

Dieser Trainingsplan ist ein Sonderlehrplan für weit Fortgeschrittene und nicht für das tägliche Training gedacht. Vielmehr sollen die Unterscheidungsmerkmale einzelner Übungsformen verdeutlicht werden. Man kann es während des Trainings in den Sportstätten durchführen.

Trainingsplan 13

Reihenfolge	Trainierte Muskulatur	Übungsnummer
1	Rückenmuskulatur (Heuschrecke)	Ü28
2	Rückenmuskulatur (Heuschrecke)	Ü55P
3	Beinstrecker (Kniebeuge)	Ü34
4	Beinstrecker (Kniebeuge)	Ü64P
5	Beinstrecker (Kniebeuge)	Ü94W
6	Armbeuger (Klimmzug)	Ü92W
7	Armmuskulatur (Stemmen)	Ü90
8	Armmuskulatur (Stemmen)	Ü93W
9	Gerader Fauststoß	Ü73
10	Gerader Fauststoß	Ü95W

Anmerkung: Sonderlehrprogramm zur Weiterführung des isometrischen Krafttrainings

Trainingsplan Sitzberufe

Dieser Trainingsplan wurde auf einem Schwierigkeitsgrad erarbeitet, der von Jedermann zu bewältigen ist. Die einzelnen Übungen wirken straffend und stärkend auf überbeanspruchte Muskelpartien und kräftigen erschlaffte Muskeln. Die Übungen wurden überdies so gewählt, daß der Aufwand an Hilfsmitteln und Platz minimal ist, so daß sie in jeder Wohnung durchgeführt werden können.

Wie bereits angeführt, sollte man täglich die Übungen durchführen. Ist dies aber nicht möglich, dann empfiehlt es sich, die Abstände zwischen den Tagen, an denen man übt, und jenen, an denen man nicht üben kann, gleichmäßig zu gestalten. Wer nur jeden zweiten Tag üben kann, kommt nach Professor Hettinger immerhin noch auf einen Trainingseffekt von 70 %.

Trainingsplan 14

Reihenfolge	Trainierte Muskulatur	Übungsnummer
1	Nackenbeuger	Ü1V1/Ü1V2
2	Vorwärtsneiger des Kopfes	Ü2V1/Ü2V2
3	Unterarmbeuger und Unterarmstrecker	Ü11
4	Armanspreizer	Ü17V2
5	Armheber und Armstrecker	Ü20
6	Rumpfbeuger	Ü21
7	Rumpfstrecker	Ü23
8	Bauchmuskulatur	Ü24V1/Ü24V2
9	Rückenmuskulatur	Ü27
10	Oberschenkel-Beuger	Ü31V1/Ü31V2
11	Oberschenkel-Strecker	Ü32V1/Ü32V2
12	Unterschenkel-Beuger und Unterschenkel-Strecker	Ü42

Anmerkung: Übungsplan für Sitzberufe

Trainingsplan Büropause

Auch in der Büropause kann man isometrisches Training durchführen und Verkrampfungen und Verspannungen beseitigen. Da bei einer solchen Gelegenheit keine Aufwärmung betrieben werden kann, darf man nicht mit Maximalkraft arbeiten. Die isometrischen Übungen werden mit halber Kraft durchgeführt; auf die Lockerung nach den Übungen ist besonders zu achten. Im Trainingsplan 15 sind auch drei Übungen der Weiterführung aufgeführt, die sich für unser Ziel eignen. Die Übungsdauer dieser drei Punkte sollte um 2/3 gekürzt werden, außerdem soll auch hierbei nicht mit maximaler Kraft gearbeitet werden.

Trainingsplan 15

Reihenfolge	Trainierte Muskulatur	Übungsnummer
1	Nackenbeuger	Ü1V2
2	Vorwärtsneiger des Kopfes	Ü2V2
3	Fingerbeuger	Ü5V1/Ü5V2
4	Fingerstrecker	Ü6
5	Unterarmstrecker und Unterarmbeuger	Ü11
6	Rumpfbeuger	Ü21
7	Rücken- und Bauchmuskulatur	Ü26
8	Oberschenkel-Beuger	Ü31V2
9	Oberschenkel-Strecker	Ü32V2
10	Armbeuger (Klimmzug)	Ü92W
11	Armmuskulatur (Stemmen)	Ü93W
12	Beinstrecker (Kniebeuge)	Ü94W

Anmerkung: Übungsplan für die Büropause. Nicht mit Maximalkraft üben. Die Dauer der Punkte 10–12 um 2/3 kürzen.

Trainingsplan Autofahrer

Dieser Trainingsplan ist für die Rast bei langen Autofahrten gedacht. Wichtig ist ein vorheriges Aufwärmen mit Laufen und z. B. Kniebeugen. Lockern Sie zwischen den Übungen. Sie sollten nur mit einem Kraftaufwand von ca. 60% trainieren. Die ersten fünf Übungen sind keine Spezial-Übungen, sie stammen aus dem allgemeinen Teil des Buches; Sie können diese Übungen beliebig aus dem Buch austauschen und Ihren persönlichen Bedürfnissen anpassen.

Trainingsplan 16

Reihenfolge	Trainierte Muskulatur	Übungsnummer
1	Nackenbeuger	Ü1V2
2	Vorwärtsneiger des Kopfes	Ü2V2
3	Unterarmbeuger und -strecker	Ü11
4	Armanspreizer	Ü13
5	Armabspreizer	Ü14
6	Schulter-, Arm- und Beinmuskulatur	Ü96V1/Ü96V2
7	Armsenker	Ü97
8	Rumpfbeuger	Ü98
9	Unterarmbeuger, Schultergürtel, Beinmuskulatur	Ü99
10	Beinmuskulatur	Ü100
11	Unterschenkelbeuger	Ü101
12	Beinmuskulatur	Ü102

Anmerkung: Trainingsplan für den Autostopp. Nur mit ca. 60% der Maximalkraft üben.

Trainingsprogramm für Sitzübungen

Dieses Trainingsprogramme besteht aus den Trainingsplänen 17 und 18, die sich ergänzen. Üben Sie diese beiden Trainingspläne abwechselnd. Selbstverständlich können Sie sich ohne Probleme Ihren eigenen Plan schaffen, der die Übungen vereinigt, die Sie für Ihr persönliches Übungsziel benötigen.

Wenn Sie durch dieses Programm einen zusätzlichen Trainingsreiz schaffen wollen, dann trainieren Sie mit einem Kraftaufwand von 100 %. Wenn Sie jedoch die Übungen nur zur Entspannung anwenden wollen, dann reduzieren Sie den Krafteinsatz auf ca. 50 %.

Trainingsplan 17

Reihenfolge	Trainierte Muskulatur	Übungsnummer
1	Unterarmbeuger, Schultergürtel, Beinabspreizer	Ü103
2	Unterarmstrecker, Beinanspreizer	Ü104
3	Armmuskulatur, Rückenmuskulatur	Ü105
4	Armstrecker, Brust- und Rückenmuskulatur	Ü106
5	Armanspreizer	Ü107
6	Armabspreizer	Ü108
7	Rumpfstrecker	Ü109
8	Unterarmbeuger und -strecker	Ü111
9	Bauch- und Schultermuskulatur	Ü112
10	Rücken-, Bauch- und Schultermuskulatur	Ü113
11	Fußbeuger	Ü117
12	Fußstrecker	Ü118

Anmerkung: Wechsel mit Trainingsplan 18. Krafteinsatz beachten.

Trainingsplan 18

Reihenfolge	Trainierte Muskulatur	Übungsnummer
1	Unterarmbeuger, Schultergürtel, Beinabspreizer	Ü103
2	Unterarmstrecker, Beinanspreizer	Ü104
3	Armanspreizer	Ü107
4	Armabspreizer	Ü108
5	Rumpfstrecker, Armbeuger	Ü110
6	Unterarmbeuger und -strecker	Ü111
7	Seitliche Rückenmuskulatur	Ü114
8	Rumpfdreher	Ü115
9	Teilbereiche aller Muskelgruppen	Ü116
10	Nackenbeuger	Ü119
11	Vorwärtsneiger des Kopfes	Ü120
12	Seitwärtsneiger des Kopfes	Ü121

Anmerkung: Wechsel mit Trainingsplan 17. Krafteinsatz beachten.

Trainingsplan Eisenbahnfahrt

Längere Eisenbahnfahrten führen zu Verspannungen. Dem kann man mit wenigen Übungen entgegenarbeiten. Durch die zusätzliche Blutzirkulation ist man frischer und erreicht das Fahrtziel ausgeruhter. Der Gang im Waggon oder die Plattform vor dem Waschraum sind geeignete Orte, um die Übungen durchzuführen. Mit etwas »Traben auf der Stelle« kann man für genügend Vorwärmung sorgen. Trotzdem sollte nur mit etwa 50 % der Maximalkraft geübt werden; immerhin sind diese Übungen zuerst als Entspannungsübungen gedacht und dienen erst als Nebenprodukt der Kräftigung Ihrer Muskulatur. Bitte achten Sie auf Ihre Mitreisenden; wer auffällig zuschaut, wird eingeladen, auch isometrische Übungen zu trainieren.

Trainingsplan 19

Reihenfolge	Trainierte Muskulatur	Übungsnummer
1	Nackenbeuger	Ü1V2
2	Vorwärtsneiger des Kopfes	Ü2V2
3	Fingerbeuger	Ü5V2/Ü5V1
4	Unterarm-Innendreher	Ü8
5	Unterarm-Beuger	Ü10V1
6	Unterarm-Strecker	Ü12
7	Arm-Anspreizer	Ü15
8	Armabspreizer	Ü16
9	Armheber und -strecker	Ü20
10	Oberschenkel-Beuger	Ü31V2
11	Oberschenkel-Strecker	Ü32V2
12	Beinabspreizer	Ü37V2

Anmerkung: Trainingsplan für die Eisenbahnfahrt; Übungen mit 50 % der Maximalkraft trainieren. Stellen Sie während der Fahrt Ihren eigenen Trainingsplan auf!

Erstellung eines Trainingsprogrammes

Ein Trainingsplan soll 12 Übungen umfassen. Deshalb muß man mehrere Trainingspläne anfertigen, um alle Muskelgruppen zu trainieren. Zunächst kann man aus dem obigen Angebot schöpfen. Dann schaut man nach, ob in der eigenen Sportart Übungen angeboten werden oder ob solche Übungen vorhanden sind, die die Muskulatur in einer ähnlichen Weise schulen, wie sie in der Sportart gebraucht werden. Aus den ausgesuchten Übungen erstellt man die Trainingspläne, die man täglich wechselt. Die Trainingspläne sollen jeden Tag möglichst viele verschiedene Muskelsysteme schulen, also nicht den ersten Tag nur die Beine und den zweiten Tag nur die Rumpfmuskulatur.

158

Literaturverzeichnis

Cremer, H.-D. u. a. (Hrsg.): Ernährungslehre und Diätetik. Ein Handbuch in vier Bänden. Stuttgart, 1978

Düntsch, G. u. a.: Das Verhalten von Kraft und Ausdauer während eines isometrischen Trainings in Abhängigkeit von der Muskelmasse. In: Sportarzt und Sportmedizin, 17, S. 496 ff. und 543 ff., 1966

Hansen, W.: Die Trainingswirkung wiederholter isometrischer Muskelkontraktionen. In: Der Sportarzt, 9, S. 199, 1963

Hettinger, Th.: Zur Physiologie des Muskeltrainings. In: Sportmedizin, 9, Jahrgang VII, 1956

Hettinger, Th.: fit sein – fit bleiben. Isometrisches Training für den Alltag. Stuttgart, 1965

Hettinger, Th.: Isometrisches Muskeltraining. Stuttgart, 1968

Hettinger, Th.: Grundlage sportlichen Trainings. In: Orthopädische Praxis, 14, S. 1–5, 1978

Hofmann, W.: Judo. Grundlagen des Stand- und Bodenkampfes. Niedernhausen, 1978

Hollmann, W.: Körperliches Training als Prävention von Herz-Kreislaufkrankheiten. Stuttgart, 1965

Hollmann, W. (Hrsg.): Zentrale Themen der Sportmedizin. Berlin, 1972

Hoppstock, W.: Das Krafttraining im Geräteturnen. Diplomarbeit im Manuskript. Mainz, 1972

Huang, Tou-sheng: Tai-ji-quan yifa (Die Kunst des chinesischen Schattenboxens). Tainan, ROC, 1974

Hüllemann, K.-D. (Hrsg.): Leistungsmedizin – Sportmedizin – für Klinik und Praxis. Stuttgart, 1976

Jahn, F. L. u. a.: Die deutsche Turnkunst zur Errichtung der Turnplätze. Berlin, 1816.

Kirsten, G.: Der Einfluß isometrischen Trainings auf die Entwicklung der Muskelkraft Jugendlicher. In: Internationale Zeitschrift für Physiologie, einschließlich Arbeitsphysiologie, 19, S. 387–402, 1963

Koch, W. u. a.: Der Einfluß der Geschlechtshormone auf die Muskulatur. In: Acta endocrinica, 16, S. 369–376, 1954

Kroll, W.: A reliable method of assessing isometric strength. In: The Research Quarterly, 34, p. 350–355, 1963

Lee, B.: Bruce Lees Kampfstil, 4 Bände. Niedernhausen, 1979-80

Lewis, A. G. (Hrsg.): Manuel de la Culture Physique à L'Usage des Ecoles. Toronto, 1911

Li, Qing-nan: He-qi-dao ru-men (Grundlagen des Aikido). Taipei, ROC, 1971

Lysebeth, A. van: Yoga für Menschen von heute; lernen, üben, beherrschen. Gütersloh, 1972

McDonagh, M. J. N. u. a.: Isometric training in human elbow flexor muscles. In: I Bone Joint Surg (Br) 65-B, (3), 1983, S. 355–358

McGarvey, S. R. u. a.: Reliability of isometric strength testing. In: Clin Orthop 185, 1984, S. 301–305

Mellerowicz, H. u. a.: Training. Biologische u. medizinische Grundlagen und Prinzipien des Trainings für Sportärzte, Rehabilitationsärzte, Präventionsärzte, Werkärzte, Leibeserzieher, Trainer, Übungsleiter und Krankengymnasten. Berlin, 2. verbesserte Auflage, 1975

Müller, E. A.: Physiologische Wege zur Erhöhung der körperlichen Leistungsfähigkeit. In: Sportarzt und Sportmedizin, 10, S. 351–358, Jahrgang XVI, 1965

Nöcker, J.: Physiologie der Leibesübungen für Sportlehrer, Trainer, Sportstudenten und Sportärzte. Stuttgart, 1971

Obermann, H. u. a.: Fußball – Training und Wettkampf. Niedernhausen/Ts., 1979

Ohgo, M.: Judo – Grundlagen, Methodik. Niedernhausen, 1972

Overzier, C.: Systematik der Inneren Medizin für Mediziner und Zahnmediziner; Daten – Fakten – Übersichten. Stuttgart, 1972

Pflüger, A.: Karate – ein fernöstlicher Kampfsport. Band 1 – Grundlagen. Niedernhausen, 1969

Prokop, L.: Einführung in die Sportmedizin. Stuttgart, 1976

Prokop, L.: Vitamine und sportliche Leistungsfähigkeit. In: Österreichisches Journal der Sportmedizin, 4, S. 3–8, 1978

Roux, W.: Gesammelte Abhandlungen über Entwicklungsmechanik der Organismen, Band 1. Leipzig, 1895

Souci, S. W. u. a.: Die Zusammensetzung der Lebensmittel, Band 1 und 2. Stuttgart, 1969

Stoboy, H. u. a.: Das Verhalten der motorischen Einheiten unter den Bedingungen eines isometrischen Trainings. In: Internationale Zeitschrift für Physiologie, einschließlich Arbeitsphysiologie, 17, S. 391–399, 1959

Tanjaworn, S.: Thai Boxing. The devastating fighting art of Thailand. Mount View, California, 1975

Zebroff, K.: Yoga für Jeden. Niedernhausen, 1973

Gesamt-Programm

Essen und Trinken

Köstliche Suppen
für jede Tages- und Jahreszeit. (5122) Von E. Fuhrmann, 64 S., 38 Farbfotos, 2 Zeichnungen, Pappband. **DM 14,80**/S 119.–

Kochen, was allen schmeckt
1700 Koch- und Backrezepte für jede Gelegenheit. (4098) Von A. und G. Eckert, 796 S., 60 Farbtafeln, Pappband. **DM 29,80**/S 239.–

Brunos beste Rezepte
– rund ums Jahr (4154) Von B. Henrich, 136 S., 15 Farbfotos, kart. **DM 14,80**/S 119.–

Was koche ich heute?
Neue Rezepte für Fix-Gerichte. (0608) Von A. Badelt-Vogt, 112 S., 16 Farbtafeln, kart. **DM 9,80**/S 79.–

Kochen für 1 Person
Rationell wirtschaften, abwechslungsreich und schmackhaft zubereiten. (0586) Von M. Nicolin, 136 S., 8 Farbtafeln, 23 Zeichnungen, kart. **DM 9,80**/S 79.–

Gesunde Kost aus dem Römertopf
(0442) Von J. Kramer, 128 S., 8 Farbtafeln, 13 Zeichnungen, kart. **DM 8,80**/S 74.–

Nudelgerichte
– lecker, locker, leicht zu kochen. (0466) Von C. Stephan, 80 S., 8 Farbtafeln, kart. **DM 7,80**/S 69.–

Lieblingsrezepte
Phantasievoll zubereitet und originell dekoriert. (4234) Hrsg. P. Diller. 160 S., 120 Farbfotos, 34 Zeichnungen, Pappband. **DM 24,80**/S 198.–

Was Männer gerne essen
Leibgerichte
(2216) Von C. Arius, 80 S., 55 Farbabb., Pappband. **DM 9,80**/S 85,–

Omas Küche und unsere Küche heute
(4089) Von J. P. Lemcke, 160 S., 8 Farbtafeln, 95 Zeichnungen, Pappband. **DM 24,80**/S 198.–

Die besten Eintöpfe und Aufläufe
Das Beste aus den Kochtöpfen der Welt (5079) Von A. und G. Eckert, 64 S., 50 Farbfotos, Pappband. **DM 14,80**/S 119.–

FALKEN-FEINSCHMECKER
Herzhaftes für Leib und Seele
Eintöpfe
(0820) Von P. Klein, 48 S., 30 Farbfotos, Pappband. **DM 9,80**/S 79.–

Schnell und gut gekocht
Die tollsten Rezepte für den Schnellkochtopf. (0265) Von J. Ley, 96 S., 8 Farbtafeln, kart. **DM 7,80**/S 69.–

Kochen und backen im Heißluftherd
Vorteile, Gebrauchsanleitung, Rezepte. (0516) Von K. Kölner, 72 S., 8 Farbtafeln, kart. **DM 7,80**/S 69.–

Das neue Mikrowellen-Kochbuch
(0434) Von H. Neu, 64 S., 4 Farbtafeln, 16 s/w-Zeichnungen, kart. **DM 6,80**/S 59.–

Ganz und gar mit Mikrowellen
(4094) Von T. Peters, 208 S., 24 Farbfotos, 12 Zeichnungen, kart. **DM 29,80**/ S 239.–

FALKEN-FEINSCHMECKER
Schnell auf den Tisch gezaubert
Kochen mit Mikrowellen
(0818) Von A. Danner, 64 S., 52 Farbfotos, Pappband. **DM 9,80**/S 79.–

Haltbar machen durch
Trocknen und Dörren
Obst, Gemüse, Pilze, Kräuter (0696) Von M. Bustorf-Hirsch, 32 S., 42 Farbfotos, Spiralbindung. **DM 7,80**/ S 69.–

Marmeladen, Gelees und Konfitüre
Köstlich wie zu Omas Zeiten – einfach selbstgemacht. (0720) Von M. Gutta, 32 S., 23 Farbfotos, 1 Zeichnung, Pappband. **DM 7,80**/S 69,–

Einkochen
nach allen Regeln der Kunst. (0405) Von B. Müller, 128 S., 8 Farbtafeln, kart. **DM 9,80**/S 79.–

Einkochen, Einlegen, Einfrieren
(4055) Von B. Müller, 27 s/w.-Abb., kart. **DM 14,80**/S 119.–

Das neue Fritieren
geruchlos, schmackhaft und gesund. (0365) Von P. Kühne, 96 S., 8 Farbtafeln, kart. **DM 7,80**/S 69.–

Weltmeister-Soßen
Die Krönung der feinen Küche. (0357) Von G. Cavestri, 96 S., 4 Farbtafeln, 80 Zeichnungen, kart. **DM 9,80**/S 79.–

FALKEN-FEINSCHMECKER
Die Krönung der feinen Küche
Saucen
(0817) Von G. Cavestri, 48 S., 40 Farbfotos, Pappband. **DM 9,80**/S 79.–

Wildgerichte
einfach bis raffiniert. (5115) Von M. Gutta, 64 S., 43 Farbfotos, Pappband. **DM 14,80**/S 119.–

Geflügel
Die besten Rezepte aus aller Welt. (5050) Von M. Gutta, 64 S., 32 Farbfotos, Pappband. **DM 14,80**/S 119.–

Mehr Freude und Erfolg beim **Grillen** (4141) Von A. Berliner, 160 S., 147 Farbfotos, 10 farbige Zeichnungen, Pappband. **DM 24,80**/S 198.–

Grillen
Fleisch · Fisch · Beilagen · Soßen. (5001) Von E. Fuhrmann, 64 S., 38 Farbfotos, Pappband. **DM 14,80**/S 119.–

Chinesisch kochen
Schmackhafte Rezepte für die abwechslungsreiche Küche. (5011) Von A. und G. Eckert, 64 S., 57 Farbfotos, Pappband. **DM 14,80**/S 119.–

Chinesisch kochen
mit dem Wok-Topf und dem Mongolen-Topf. (0557) Von C. Korn, 64 S., 8 Farbtafeln, kart. **DM 7,80**/S 69.–

Schlemmerreise durch die
Chinesische Küche
(4184) Von Kuo Huey Jen, 160 S., 117 Farbfotos, Pappband. **DM 24,80**/S 198,–

Ostasiatische Küche
schmackhaft, bekömmlich und vielseitig. (5066) Von T. Sozuki, 64 S., 39 Farbfotos, Pappband. **DM 14,80**/S 119.–

Nordische Küche
Speisen und Getränke von der Küste. (5082) Von J. Kürtz, 64 S., 44 Farbfotos, Pappband. **DM 14,80**/S 119.–

Deutsche Küche
Schmackhafte Gerichte von der Nordsee bis zu den Alpen. (5025) Von E. Fuhrmann, 64 S., 52 Farbfotos, Pappband. **DM 14,80**/S 119.–

Essen in Hessen
Spezialitäten zwischen Schwalm und Odenwald (0837) Von R. Witt, 120 S., 10 s/w-Zeichnungen, Pappband. **DM 12,80**/S 99.–

Französisch kochen
Eine kulinarische Reise durch Frankreich. (5016) Von M. Gutta, 64 S., 35 Farbfotos, Pappband. **DM 14,80**/S 114.–

Französische Küche
(0685) Von M. Gutta, 96 S., 16 Farbtafeln, kart. **DM 8,80**/S 74.–

Französische Spezialitäten aus dem Backofen
Herzhafte Tartes und Quiches mit Fleisch, Fisch, Gemüse und Käse (5146) Von P. Klein, 64 S., 43 Farbfotos, Pappband. **DM 16,80**/139,–

Kochen und würzen mit **Knoblauch** (0725) Von A. und G. Eckert, 96 S., 8 Farbtafeln, kart. **DM 7,80**/S 69,–

Schlemmerreise durch die
Italienische Küche
(4172) Von V. Pifferi. 160 S., 109 Farbfotos, Pappband. **DM 24,80**/S 198,–

Italienische Küche
Ein kulinarischer Streifzug mit regionalen Spezialitäten. (5026) Von M. Gutta, 64 S., 35 Farbfotos, Pappband. **DM 14,80**/S 119.–

Portugiesische Küche und Weine
Kulinarische Reise durch Portugal. (0607) Von E. Kasten, 96 S., 16 Farbtafeln, kart. **DM 9,80**/S 79.–

Köstliche Pizzas, Toasts, Pasteten
Schmackhafte Gerichte schnell zubereitet. (5081) Von A. und G. Eckert, 64 S., 46 Farbfotos, Pappband. **DM 14,80**/S 119.–

FALKEN-FEINSCHMECKER
Schlemmen wie bei Mamma Maria
Pizzas
(0815) Von F. Faist, 64 S., 62 Farbfotos, Pappband. **DM 9,80**/S 79.–

Köstliche Pilzgerichte
Rezepte für die meistvorkommenden Speisepilze. (5133) Von V. Spicker-Noack, M. Knoop, 64 S., 52 Farbfotos, Pappband. **DM 14,80**/S 119.–

Am Tisch zubereitet
Fondues, Raclettes, Flambieren. (4152) Von I. Otton, 208 S., 12 Farbtafeln, 17 s/w-Fotos, Pappband. **DM 24,80**/S 198.–

Köstliche Fondues
mit Fleisch, Geflügel, Fisch, Käse, Gemüse und Süßem. (5006) Von E. Fuhrmann, 64 S., 50 Farbfotos, Pappband. **DM 14,80**/S 119.–

Fondues
und fritierte Leckerbissen. (0471) Von S. Stein, 96 S., 8 Farbtafeln, kart. **DM 6,80**/S 59.–

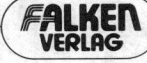
FALKEN VERLAG

Postfach 1120 · D-6272 Niedernhausen/Ts. Tel. 0 61 27/70 20 · Telex 4186585 fves d   1

Fondues · Raclettes · Flambiertes
(4081) Von R. Peiler und M.-L. Schult,
136 S., 15 Farbtafeln, 28 Zeichnungen,
kart. **DM 14,80**/S 119.–

Neue, raffinierte Rezepte mit dem Raclette-Grill
(0558) Von L. Helger, 56 S., 8 Farbtafeln,
kart. **DM 7,80**/S 69.–

Rezepte rund um Raclette und Hobby-Rechaud
(0420) Von J. W. Hochscheid, 72 S.,
8 Farbtafeln, kart. **DM 7,80**/S 69.–

Fondues und Raclettes
(4253) Von F. Faist, 160 S., 125 Farbfotos,
Pappband. **DM 24,80**/S 198.–

Kochen und Würzen mit
Paprika
(0792) Von A. u. G. Eckert, 88 S., 8 Farbtafeln,
kart. **DM 8,80**/S 74,–

Kleine Kalte Küche
für Alltag und Feste. (5097) Von A. und
G. Eckert, 64 S., 45 Farbfotos, Pappband. **DM 12,80**/S 99.–

Kalte Platten – Kalte Büfetts
rustikal bis raffiniert. (5015) Von
M. Gutta, 64 S., 34 Farbfotos, Pappband.
DM 14,80/S 119.–

Kalte Happen und Partysnacks
Canapés, Sandwiches, Pastetchen, Salate
und Suppen. (5029) Von D. Peters, 64 S.,
44 Farbfotos, Pappband.
DM 14,80/S 119.–

Garnieren und Verzieren
(4236) Von R. Biller, 160 S., 329 Farbfotos,
57 Zeichnungen, Pappband.
DM 24,80/S 198,–

Desserts
Puddings, Joghurts, Fruchtsalate, Eis,
Gebäck, Getränke. (5020) Von M. Gutta,
64 S., 41 Farbfotos, Pappband.
DM 14,80/S 119.–

Crêpes, Omeletts und Soufflés
Pikante und süße Spezialitäten. (5131)
Von J. Rosenkranz, 64 S., 45 Farbfotos,
Pappband. **DM 14,80**/S 119.–

Backen
(4113) Von M. Gutta, 240 S., 123 Farbfotos,
Pappband. **DM 48,–**/S 398.–

Kuchen und Torten
Die besten und beliebtesten Rezepte.
(5067) Von M. Sauerborn, 64 S.,
79 Farbfotos, Pappband.
DM 14,80/S 119.–

Tortenträume und Kuchenfantasien
Gebackene Köstlichkeiten originell
dekoriert und verziert
(0823) Von F. Faist, 80 S., 150 Farbfotos,
kart. **DM 19,80**/S 159.–

Schönes Hobby Backen
Erprobte Rezepte mit modernen Backformen.
(0451) Von E. Blome, 96 S.,
8 Farbtafeln, kart. **DM 7,80**/S 69.–

Backen, was allen schmeckt
Kuchen, Torten, Gebäck und Brot. (4166)
Von E. Blome, 556 S., 40 Farbtafeln,
Pappband. **DM 24,80**/S 198,–

Meine Vollkornbackstube
Brot · Kuchen · Aufläufe. (0616) Von R.
Raffelt, 96 S., 4 Farbtafeln, 12 Zeichnungen,
kart. **DM 6,80**/S 119.–

FALKEN-FEINSCHMECKER
Mit Körnern, Zimt und Mandelkern
Vollkorngebäck
(0816) Von M. Bustorf-Hirsch, 48 S.,
39 Farbfotos, Pappband.
DM 9,80/ S 79.–

Biologisch Backen
Neue Rezeptideen für Kuchen, Brote,
Kleingebäck aus vollem Korn. (4174) Von
M. Bustorf-Hirsch, 136 S., 15 Farbtafeln,
47 Zeichnungen, kart. **DM 14,80**/S 119.–

Selbst Brotbacken
Über 50 erprobte Rezepte. (0370) Von J.
Schiermann, 80 S., 6 Zeichnungen,
4 Farbtafeln, kart. **DM 6,80**/S 59.–

Mehr Freude und Erfolg beim
Brotbacken
(4148) Von A. und G. Eckert, 160 S.,
177 Farbfotos, Pappband.
DM 24,80/S 198,–

Brotspezialitäten
knusprig backen – herzhaft kochen.
(5088) Von J. W. Hochscheid und L.
Helger, 64 S., 48 Farbtafeln, Pappband.
DM 14,80/S 119.–

Weihnachtsbäckerei
Köstliche Plätzchen, Stollen, Honigkuchen
und Festtagstorten. (0682) Von
M. Sauerborn, 32 S., 36 Farbfotos,
Pappband. **DM 7,80**/S 69.–

Waffeln
süß und pikant. (0522) Von C. Stephan,
64 S., 8 Farbtafeln, kart.
DM 6,80/S 59.–

Kochen für Diabetiker
Gesund und schmackhaft für die ganze
Familie. (4132) Von M. Toeller,
W. Schumacher, A. C. Groote, 224 S.,
109 Farbfotos, 94 Zeichnungen,
Pappband. **DM 29,80**/S 239.–

Neue Rezepte für Diabetiker-Diät
Vollwertig – abwechslungsreich – kalorienarm.
(0418) Von M. Oehlrich, 120 S.,
8 Farbtafeln, kart. **DM 9,80**/S 79.–

Schlemmertips für Figurbewußte
(0680) Von V. Kahn, 64 S., 8 Farbtafeln,
kart. **DM 9,80**/S 79.–

Wer schlank ist, lebt gesünder
Tips und Rezepte zum Schlankwerden
und -bleiben. (0562) Von R. Mainer,
80 S., 8 Farbtafeln, kart.
DM 8,80/S 74.–

Kalorien – Joule
Eiweiß · Fett · Kohlenhydrate tabellarisch
nach gebräuchlichen Mengen.
(0374) Von M. Bormio, 88 S., kart.,
DM 6,80/S 59.–

Alles mit Joghurt
tagfrisch selbstgemacht. Mit vielen
Rezepten. (0382) Von G. Volz, 88 S.,
8 Farbtafeln u., kart., **DM 7,80**/S 69.–

Die Brot-Diät
Ein Schlankheitsplan ohne Extreme.
(0452) Von Prof. Dr. E. Menden und
W. Aign, 92 S., 8 Farbtafeln, kart.,
DM 7,80/S 69.–

Gesund leben – schlank werden mit der
Bio-Kur
(0657) Von S. Winter, 144 S., 4 Farbtafeln,
kart. **DM 9,80**/S 79.–

Miekes Kräuter- und Gewürzkochbuch
(0323) Von I. Persy und K. Mieke, 96 S.,
8 Farbtafeln, kart. **DM 8,80**/S 74,–

Salate
(4119) Von C. Schönherr, 240 S., 115 Farbfotos,
gebunden. **DM 48,–**/S 389.–

Delikate Salate
für alle Gelegenheiten rund um's Jahr.
(5002) Von E. Fuhrmann, 64 S., 50 Farbfotos,
Pappband. **DM 14,80**/S 119.–

Das köstliche knackige Schlemmervergnügen.
Salate
(4165) Von V. Müller. 160 S., 80 Farbfotos,
Pappband. **DM 24,80**/S 198,–

111 köstliche Salate
Erprobte Rezepte mit Pfiff. (0222) Von
C. Schönherr, 96 S., 8 Farbtafeln,
30 Zeichnungen, kart. **DM 8,80**/S 74.–

Rohkost
Schmackhafte Gerichte für die gesunde
Ernährung. (5044) Von I. Gabriel, 64 S.,
53 Farbfotos, Pappband.
DM 14,80/S 119.–

Joghurt, Quark, Käse und Butter
Schmackhaftes aus Milch hausgemacht.
(0739) Von M. Bustorf-Hirsch. 32 S.,
59 Farbabb., Pappband. **DM 7,80**/S 69.–

Die abwechslungsreiche Vollwertküche
Vitaminreich und naturbelassen kochen
und backen. (4229) Von M. Bustorf-Hirsch,
K. Siegel, 280 S., 31 Farbtafeln,
78 Zeichnungen, Pappband.
DM 36,–/ S 319,–

Alternativ essen
Die gesunde Sojaküche. (0553) Von U.
Kolster, 112 S., 8 Farbtafeln, kart.
DM 9,80/S 79,–

Das Reformhaus-Kochbuch
Gesunde Ernährung mit hochwertigen
Naturprodukten. (4180) Von A. u. G.
Eckert, 160 S. 15 Farbtafeln, Pappband.
DM 24,80/S 198,–

Gesund kochen mit Keimen und Sprossen
(0794) Von M. Bustorf-Hirsch, 104 S.,
8 Farbtafeln, 13 s/w-Zeichnungen, kart.
DM 8,80/S 74,–

Die feine Vegetarische Küche
(4235) Von F. Faist, 160 S., 191 Farbfotos,
Pappband. **DM 24,80**/S 198,–

Biologische Ernährung
für eine natürliche und gesunde Lebensweise.
(4125) Von G. Leibold, 136 S.,
15 Farbtafeln, 47 Zeichnungen, kart.
DM 14,80/S 119.–

Gesunde Ernährung für mein Kind
(0776) Von M. Bustorf-Hirsch, 96 S.,
8 Farbtafeln, 5 s/w Zeichnungen, kart.
DM 9,80/S 79,–

Vitaminreich und naturbelassen
Biologisch Kochen
(4162) Von M. Bustorf-Hirsch und
K. Siegel, 144 S., 15 Farbtafeln, 31 Zeichnungen,
kart., **DM 14,80**/S 119.–

Gesund kochen
wasserarm · fettfrei · aromatisch.
(4060) Von M. Gutta, 240 S., 16 Farbtafeln,
Pappband. **DM 29,80**/S 239,–

Kräuter- und Heilpflanzen-Kochbuch
für eine gesunde Lebensweise. (4066)
Von P. Pervenche, 143 S., 15 Farbtafeln,
kart. **DM 14,80**/S 119,–

Pralinen und Konfekt
Kleine Köstlichkeiten selbstgemacht.
(0731) Von H. Engelke, 32 S., 57 Farbfotos,
Pappband. **DM 7,80**/S 69.–

FALKEN-FEINSCHMECKER
Zart schmelzende Versuchungen
Schokolade
(0819) Von J. Schroer, 48 S., 53 Farbfotos,
Pappband. **DM 24,80**/S 198,–

Köstlichkeiten für Gäste und Feste
Kalte Platten
(4200) Von I. Pfliegner, 160 S., 130 Farbfotos,
Pappband. **DM 24,80**/S 198,–

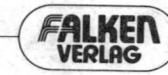

Die Preise entsprechen dem Status beim Druck dieses

Kochen für Gäste
Köstliche Menüs mit Liebe zubereitet.
(5149) Von R. Wesseler, 64 S., 40 Farbfotos, Pappband. **DM 14,80**/S 119,–

Das rühtige Frühstück
Gesunde Vollwertkost vitaminreich und
naturbelassen.
(0784) Von C. Kratzel und R. Böll, 32 S.,
28 Farbfotos, Pappband. **DM 7,80**/S 69.–

Bocuse à la carte
Französisch kochen mit dem Meister.
(4237) Von P. Bocuse, 88 S., 218 Farbfotos, Pappband. **DM 19,80**/S 159,–
Auch als Video-Kassette erhältlich

Kochschule mit Paul Bocuse
(6016/VHS, 6017/Video 2000,
6018/Beta), 60 Min. in Farbe
DM 69,–/S 619,–
(unverb. Preisempfehlung)

Natursammlers Kochbuch
Wildfrüchte und Gemüse, Pilze, Kräuter –
finden und zubereiten. (4040) Von
C. M. Kerler, 140 S., 12 Farbtafeln, kart.
DM 19,80/S 159,–

Neue Cocktails und Drinks
mit und ohne Alkohol. (0517) Von
S. Späth, 128 S., 4 Farbtafeln, kart.,
DM 9,80/S 79.–

Mixgetränke
mit und ohne Alkohol (5017) Von C. Arius,
64 S., 35 Farbfotos, Pappband.
DM 14.80/S 119.–

Cocktails und Mixereien
für häusliche Feste und Feiern. (0075)
Von J. Walker, 96 S., 4 Farbtafeln, kart.
DM 6,80/S 59.–

Die besten Punsche, Grogs und Bowlen
(0575) Von F. Dingden, 64 S., 2 Farbtafeln, kart. **DM 6,80**/S 59.–

Weine und Säfte, Liköre und Sekt
selbstgemacht. (0702) Von P. Arauner,
232 S., 76 Abb., kart. **DM 16,80**/S 139,–

Mitbringsel aus meiner Küche
selbst gemacht und liebevoll verpackt.
(0668) Von C. Schönherr, 32 S., 30 Farbfotos, Pappband. **DM 7,80**/S 69,–

Weinlexikon
Wissenswertes über die Weine der Welt.
(4149) Von U. Keller, 228 S., 6 Farbtafeln, 395 s/w-Fotos, Pappband.
DM 29,80/S 239.–

Köstliches Lebenselixier Wein
(2204) Von H. Steffan, 80 S., 74 Farbfotos u. Zeichnungen, Pappband.
DM 9,80/S 85.–

Von der Romantik der blauen Stunde
Cocktails und Drinks
(2209) Von S. Späth, 80 S., 25 Farbfotos
und Zeichnungen, Pappband.
DM 9,80/S 85.–

Vom Genuß des braunen Goldes
Kaffee
(2213) Von H. Strutzmann. 80 S.,
49 Fotos, Pappband. **DM 9,80**/S 85,–

Heißgeliebter Tee
Sorten, Rezepte und Geschichten. (4114)
Von C. Maronde, 133 S., 16 Farbtafeln,
93 Zeichnungen, gebunden.
DM 26,80/S 218.–

Tee für Genießer
Sorten · Riten · Rezepte. (0356) Von M.
Nicolin, 64 S., 4 Farbtafeln, kart.
DM 5,80/S 49.–

Tee
Herkunft · Mischungen · Rezepte. (0515)
Von S. Ruske, 96 S., 4 Farbtafeln,
16 s/w Abbildungen, Pappband.
DM 9,80/S 79.–

Vom höchsten Genuß des Teetrinkens
(2201) Von I. Ubenauf. 80 S., 57 Farbfotos u. Zeichnungen. Pappband.
DM 9,80/S 85.–

Kinder lernen spielend backen
(5110) Von M. Gutta, 64 S., 45 Farbfotos,
Pappband. **DM 14,80**/S 119,–

Kinder lernen spielend kochen
Lieblingsgerichte mit viel Spaß selbst
zubereitet. (5096) Von M. Gutta, 64 S.,
45 Farbfotos, Pappband.
DM 14,80/S 119,–

Hobby

Aquarellmalerei
als Kunst und Hobby.
(4147) Von H. Haack und B. Wersche,
136 S., 62 Farbfotos, 119 Zeichnungen,
gebunden **DM 39,–**/S 319,–

Aquarellmalerei
Materialien · Techniken · Motive.
(5099) Von T. Hinz, 64 S., 79 Farbfotos,
Pappband. **DM 14,80**/S 119,–

Aquarellmalerei leicht gelernt
Materialien · Techniken · Motive.
(0787) Von T. Hinz, R. Braun, B. Zeidler,
32 S., 38 Farbfotos, 1 Zeichnung,
DM 7,80/S 69.–

Origami
Die Kunst des Papierfaltens. (0280)
Von R. Harbin, 160 S., 633 Zeichnungen,
kart. **DM 9,80**/S 79,–

Hobby Origami
Papierfalten für groß und klein.
(0756) Von Z. Aytüre-Scheele, 88 S.,
über 800 Farbfotos, kart.
DM 19,80/S 159,–

Neue zauberhafte Origami-Ideen
Papierfalten für groß und klein.
(0805) Von Z. Aytüre-Scheele, 80 S.,
720 Farbfotos, kart. **DM 19,80**/S 159,–

Weihnachtsbasteleien
(0667) Von M. Kühnle und S. Beck, 32 S.,
56 Farbfotos, 6 Zeichnungen, Pappband.
DM 7,80/S 69.–

Falken-Handbuch
Zeichnen und Malen
(4167) Von B. Bagnall, 336 S., 1154 Farbabb., Pappband. **DM 68,–**/S 549,–

Naive Malerei
Materialien · Motive · Techniken
(5083) Von F. Krettek, 64 S., 76 Farbfotos, Pappband. **DM 14,80**/S 119,–

Bauernmalerei
als Kunst und Hobby. (4057) Von A. Gast
und H. Stegmüller, 128 S., 239 Farbfotos, 26 Riß-Zeichnungen, Pappband.
DM 39,–/S 319,–

Hobby Bauernmalerei
(0436) Von S. Ramos und J. Roszak,
80 S., 116 Farbfotos und 28 Motivvorlagen, kart. **DM 19,80**/S 159,–

Bauernmalerei
Kreatives Hobby nach alter Volkskunst
(5039) Von S. Ramos. 64 S., 85 Farbfotos, Pappband. **DM 14,80**/S 119,–

Glasmalerei
als Kunst und Hobby. (4088) Von
F. Krettek und S. Beeh-Lustenberger,
132 S., 182 Farbfotos, 38 Motivvorlagen,
Pappband. **DM 39,–**/S 319,–

Naive Hinterglasmalerei
Materialien · Techniken · Bildvorlagen
(5145) Von F. Krettek, 64 S., 87 Farbfotos, 6 Zeichnungen, Pappband.
DM 16,80/S 139,–

Glasritzen
Materialien · Formen · Motive. (5109)
Von G. Mègroz, 64 S., 110 Farbfotos,
15 Zeichnungen, Pappband.
DM 14,80/S 119.–

Kalligraphie
Die Kunst des schönen Schreibens
(4263) Von C. Hartmann, 168 S.,
44 Farbvorlagen, 29 s/w-Vorlagen,
2 s/w-Zeichnungen, 38 Farbfotos,
Pappband. **DM 49,–**/S 398.–

Kunstvolle Seidenmalerei
Mit zauberhaften Ideen zum Nachgestal-
ten. (0783) Von I. Demharter, 32 S.,
56 Farbfotos, Pappband.
DM 7,80/S 74,–

Zauberhafte Seidenmalerei
Materialien · Techniken · Gestaltungsvorschläge. (0664) Von E. Dorn, 32 S.,
62 Farbfotos, Pappband.
DM 7,80/S 69.–

Hobby Seidenmalerei
(0611) Von R. Henge, 88 S.,
106 Farbfotos, 28 Zeichnungen, kart.
DM 19,80/S 159,–

Hobby Stoffdruck und Stoffmalerei
(0555) Von A. Ursin, 80 S., 68 Farbfotos,
68 Zeichnungen, kart.
DM 19,80/S 159,–

Stoffmalerei und Stoffdruck
Materialien · Techniken · Ideen · Modelle
(5074) Von H. Gehring, 64 S., 110 Farbfotos, Pappband. **DM 14,80**/S 119,–

Batik
leicht gemacht. Materialien ·Färbe-
technik · Gestaltungsideen. (5112) Von
A. Gast, 64 S., 105 Farbfotos, Pappband.
DM 14,80/S 119,–

Textilfärben
Färben so einfach wie Waschen. (0693)
Von W. Siegrist, P. Schärli, 32 S., 47 Farb-
fotos, 3 Zeichnungen, Spiralbindung.
DM 7,80/S 69.–

Kreatives Bilderweben
Materialien – Vorlagen – Motive
(0814) Von A. Schulte-Huxel, 32 S.,
58 Farbfotos, 8 Zeichnungen, Pappband.
DM 9,80/S 79.–

Schöne Geschenke selbermachen
(4128) Von M. Kühnle, 128 S.,
278 Farbfotos, 85 farbige Zeichnungen,
gebunden. **DM 39,–**/S 319,–

Flechten
mit Bast, Stroh und Peddigrohr. (5098)
Von H. Hangleiter, 64 S., 47 Farbfotos,
76 Zeichnungen, Pappband.
DM 14,80/S 119,–

Makramee
Knüpfarbeiten leicht gemacht. (5075)
Von B. Pröttel, 64 S., 95 Farbfotos,
Pappband. **DM 12,80**/S 99,–

Häkeln und Makramee
Techniken · Geräte · Arbeitsmuster.
(0320) Von M. Stradal, 104 S., 191 Abb.
und Schemata, kart. **DM 6,80**/S 59,–

Falken-Handbuch
Häkeln
ABC der Häkeltechniken und Häkelmuster
in ausführlichen Schritt-für-Schritt-
Bildfolgen.
(4194) Von H. Fuchs, M. Natter, 288 S.,
597 Farbfotos, 476 farbige Zeichnungen.
DM 39,–/S 319,–

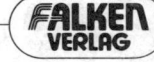

Häkeln
Schritt für Schritt für Rechts- und Links-
händer. (5134) Von H. Klaus, 64 S.,
120 Farbfotos, 144 Zeichnungen,
Pappband. **DM 14,80/S 119,–**

Klöppeln
Schritt für Schritt leicht gelernt. (0788)
Von U. Seiffer, 32 S., 42 Farb-, 1 s/w-
Foto, 25 Zeichnungen, mit Klöppelbriefen,
Pappband. **DM 9,80/S 79,–**

Sticken
Schritt für Schritt für Rechts- und Links-
händer. (5135) Von U. Werner, 64 S.,
196 Farbfotos, 96 Zeichnungen, Pappband. **DM 14,80/S 119,–**

Monogrammstickerei
Mit Vorlagen für Initialen, Vignetten und
Ornamente. (5148) Von H. Fuchs, 64 S.,
50 Farbfotos, 50 Zeichnungen, Pappband. **DM 14,80/S 119,–**

Falken-Handbuch Stricken
ABC der Stricktechniken und Strick-
muster in ausführlichen Schritt-für-
Schritt-Bildfolgen. (4137) Von M. Natter,
312 S., 106 Farb- und 922 s/w-Fotos,
318 Zeichnungen, Pappband.
DM 36,–/S 298,–

Bestrickend schöne Ideen
Pullover, Westen, Ensembles, Jacken
(4178) Von R. Weber, 208 S., 220 Farbfotos, 358 Zeichnungen, Pappband.
DM 29,80/S 239,–

Chic in Strick
Neue Pullover
Westen · Jacken · Kleider · Ensembles.
(4224) Hrsg. R. Weber, 192 S., 255 Farbabb., Pappband. **DM 29,80/S 239,–**

Perfekt Stricken
(4250) Von H. Jaacks, 256 S.,
703 Farbfotos, 169 Farb- und
121 s/w-Zeichnungen, Pappband.
DM 29,80/S 239,–

Videokassette Stricken
(6007/VHS, 6008/Video 2000,
6009/Beta). Von P. Krolikowski-Habicht,
H. Jaacks, 51 Min., in Farbe.
DM 49,80/S 448,–
(unverbindl. Preisempf.)

Stricken
Schritt für Schritt für Rechts- und Links-
händer. (5142) Von S. Oelwein-Schefczik,
64 S., 148 Farbfotos, 173 Zeichnungen,
Pappband. **DM 14,80/S 119,–**

**Die schönsten Handarbeiten zum
Verschenken**
(4225) Von B. Wenzelburger, 128 S.,
156 Farbfotos, 70 2-farbige Zeichnungen, Pappband. **DM 39,–/S 319,–**

Kuscheltiere stricken und häkeln
Arbeitsanleitungen und Modelle. (0734)
Von B. Wehrle, 32 S., 60 Farbfotos,
28 Zeichnungen, Spiralbindung.
DM 7,80/S 69,–

Hobby Patchwork und Quilten
(0768) Von B. Staub-Wachsmuth, 80 S.,
108 Farbabb., 43 Zeichnungen, kart.
DM 19,80/S 159,–

Textiles Gestalten
Weben, Knüpfen, Batiken, Sticken,
Objekte und Strukturen. (5123) Von
J. Fricke, 136 S., 67 Farb- und 189 s/w-
Fotos, 15 Zeichnungen, kart.
DM 16,80/S 139,–

Gestalten mit Glasperlen
fädeln · sticken · weben (0640) Von
A. Köhler, 32 S., 55 Farbfotos, Spiralbindung. **DM 6,80/S 59,–**

Neue zauberhafte Salzteig-Ideen
(0719) Von I. Kiskalt, 80 S., 320 Farbfotos, 12 Zeichnungen, kart.
DM 19,80/S 159,–

Hobby Salzteig
(0662) Von I. Kiskalt, 80 S., 150 Farbfotos, 5 Zeichnungen, Schablonen, kart.
DM 19,80/S 159,–

Gestalten mit Salzteig
formen · bemalen · lackieren. (0613) Von
W.-U. Cropp, 32 S., 56 Farbfotos,
17 Zeichnungen, Pappband.
DM 7,80/S 69,–

Originell und dekorativ
Salzteig mit Naturmaterialien
(0833) Von A. und H. Wegener, 80 S.,
166 Farbfotos, kart. **DM 19,80/S 159,–**

**Buntbemalte Kunstwerke aus
Salzteig**
Figuren, Landschaften und Wandbilder.
(5141) Von G. Belli, 64 S., 165 Farbfotos,
1 Zeichnung, Pappband.
DM 14,80/S 119,–

Kreatives Gestalten mit Salzteig
Originelle Motive für Fortgeschrittene.
(0769) Hrsg. I. Kiskalt, 80 S., 168 Farbfotos, kart. **DM 19,80/S 159,–**

Videokassette Salzteig
(6010/VHS, 6011/Video 2000,
6012/Beta) Von I. Kiskalt, Dr. A. Teuchert,
in Farbe, ca. 35 Min. **DM 69,–/S 619,–**
(Unverb. Preisempfehlung)

Tiffany-Spiegel selbermachen
Materialien · Arbeitsanleitung · Vorlagen.
(0761) Von R. Thomas, 32 S., 53 Farbfotos, Pappband. **DM 7,80/S 69,–**

Tiffany-Lampen selbermachen
Arbeitsanleitung · Materialien · Modelle.
(0684) Von I. Spliethoff, 32 S., 60 Farbfotos, Pappband. **DM 7,80/S 69,–**

Hobby Glaskunst in Tiffany-Technik
(0781) Von N. Köppel, 80 S., 194 Farbfotos, 6 s/w-Abb., kart.,
DM 19,80/S 159,–

Kerzen und Wachsbilder
gießen · modellieren · bemalen. (5108)
Von Ch. Riess, 64 S., 110 Farbfotos,
Pappband. **DM 14,80/S 119,–**

Hobby Holzschnitzen
Von der Astholzfigur zur Vollplastik.
(5101) Von H.-D. Wilden, 112 S., 16 Farbtafeln, 135 s/w-Fotos, kart.
DM 16,80/S 139,–

Bastelspaß mit der Laubsäge
Mit Schnittmusterbogen für viele Modelle
in Originalgröße. (0741) Von L. Giesche,
M. Bausch, 32 S., 61 Farbfotos, 7 Zeich-
nungen, Schnittmusterbogen, Pappband.
DM 9,80/S 79,–

Falken-Heimwerker-Praxis
Tapezieren
(0743) Von W. Nitschke, 112 S., 186 Farbfotos, 9 Zeichnungen, kart.
DM 19,80/S 159,–

Falken-Heimwerker-Praxis
Anstreichen und Lackieren
(0771) Von P. Müller, 120 S., 186 Farbfotos, 2 s/w Fotos, 3 Zeichnungen, kart.
DM 19,80/S 159,–

Falken-Heimwerker-Praxis
Fahrrad-Reparaturen
(0796) Von R. van der Plas, 112 S.,
140 Farbfotos, 113 farbige Zeichnungen,
kart. **DM 19,80/S 159,–**

Falken-Handbuch
Heimwerken
Reparieren und Selbermachen in Haus
und Wohnung – über 1100 Farbfotos.
Praktische Tips vom Profi: Selbermachen
– Reparieren, Renovieren, Kostensparen.
(4117) Von Th. Pochert, 440 S.,
1103 Farbfotos. 100 ein- und zweifarbige
Abb., Pappband. **DM 49,–/S 398,–**

Restaurieren von Möbeln
Stilkunde, Materialien, Techniken,
Arbeitsanleitungen in Bildfolgen.
(4120) Von E. Schnaus-Lorey, 152 S.,
37 Farbfotos, 75 s/w Fotos, 352 Zeichnungen, Pappband. **DM 39,–/ S 319,–**

**Möbel aufarbeiten, reparieren und
pflegen**
(0386) Von E. Schnaus-Lorey, 96 S.,
28 Fotos, 101 Zeichnungen, kart.,
DM 9,80/S 79,–

**Vogelhäuschen, Nistkästen, Vogel-
tränken** mit Plänen und Anleitungen
zum Selbstbau. (0695) Von J. Zech,
32 S., 42 Farbfotos, 5 Zeichnungen,
Pappband. **DM 7,80/S 69,–**

Papiermachen
ein neues Hobby. (5105) Von R. Weiden-
müller, 64 S., 84 Farbfotos, 9 s/w-Fotos,
14 Zeichnungen, Pappband.
DM 16,80/S 139,–

**Schmuck und Objekte aus Metall und
Email**
(5078) Von J. Fricke, 120 S., 183 Abb.,
kart. **DM 16,80/S 139,–**

Strohschmuck selbstgebastelt
Sterne, Figuren und andere Dekorationen
(0740) Von E. Rombach, 32 S., 60 Farbfotos, 17 Zeichnungen, Pappband.
DM 7,80/S 69,–

Das Herbarium
Pflanzen sammeln, bestimmen und
pressen. (5113) Von I. Gabriel, 96 S.,
140 Farbfotos, Pappband.
DM 16,80/S 139,–

Gestalten mit Naturmaterialien
Zweige, Kerne, Federn, Muscheln und
anderes. (5128) Von I. Krohn, 64 S.,
101 Farbfotos, 11 farbige Zeichnungen,
Pappband. **DM 14,80/S 119,–**

Dauergestecke
mit Zweigen, Trocken- und Schnittblumen.
(5121) Von G. Vocke, 64 S., 57 Farbfotos,
Pappband. **DM 14,80/S 119,–**

Ikebana
Einführung in die japanische Kunst des
Blumensteckens. (0548) Von G. Vocke,
152 S., 47 Farbfotos, kart.
DM 19,80/S 159,–

Blumengestecke im Ikebanastil
(5041) Von G. Vocke, 64 S., 37 Farbfotos, viele Zeichnungen, Pappband.
DM 14,80/S 119,–

Hobby Trockenblumen
Gewürzsträuße, Gestecke, Kränze,
Buketts. (0643) Von R. Strobel-Schulze,
88 S., 170 Farbfotos, kart.
DM 19,80/S 159,–

Hobby Gewürzsträuße
und zauberhafte Gebinde nach Salz-
burger Art. (0726) Von A. Ott, 80 S.,
101 Farbfotos, 51 farbige Zeichnungen,
kart. **DM 19,80/S 159,–**

Trockenblumen und Gewürzsträuße
(5084) Von G. Vocke, 64 S., 63 Farbfotos, Pappband. **DM 12,80/S 99,–**

Arbeiten mit Ton
Töpfern mit und ohne Scheibe.
(5048) Von J. Fricke, 128 S., 15 Farbtafeln, 166 s/w-Fotos, kart.
DM 14,80/S 119,–

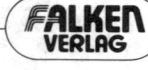

Die Preise entsprechen dem Status beim Druck diese

Töpfern
als Kunst und Hobby. (4073) Von
J. Fricke, 132 S., 37 Farbfotos, 222 s/w-
Fotos, gebunden. **DM 39,–**/S 319,–

Schöne Sachen modellieren
Originelles aus Cernit – indeenreich
gestaltet. (0762) Von G. Thelen, 32 S.,
105 Farbfotos, Pappband.
DM 7,80/S 69,–

Modellieren
mit selbsthärtendem Material. (5085)
Von K. Reinhardt, 64 S., 93 Farbfotos,
Pappband. **DM 14,80**/S 119,–

Porzellanpuppen
Zauberhafte alte Puppen selbst nach-
bilden. (5138) Von C. A. und D. Stanton,
64 S., 58 Farbfotos, 22 Zeichnungen,
Pappband. **DM 16,80**/S 139.–

Marionetten
entwerfen · gestalten · führen (5118) Von
A. Krause und A. Bayer, 64 S., 83 Farbfotos, 2 s/w-Fotos, 40 Zeichnungen,
Pappband. **DM 14,80**/S 119,–

Stoffpuppen
Liebenswerte Modelle selbermachen.
(5150) Von I. Wolff, 56 S., 115 Farbfotos,
15 Zeichnungen, mit Schnittmusterbogen,
Pappband. **DM 16,80**/S 139,–

Hobby Puppen
Bezaubernde Modelle selbst gestalten.
(0742) Von B. Wenzelburger, 88 S.,
163 Farbfotos, 41 Zeichnungen,
11 Schnittmuster, kart.
DM 19,80/S 159,–

Puppen und Figuren aus Kunst-
porzellan
gießen, bemalen und gestalten. (0735)
Von G. Baumgarten, 32 S., 86 Farbfotos,
Pappband. **DM 9,80**/S 79,–

Die liebenswerte Welt der Puppen
(2212) Von U. D. Damrau, 80 S., 60 Farbfotos, Pappband. **DM 9,80**/S 85,–

Selbstgestrickte Puppen
Materialien und Arbeitsanleitungen.
(0638) Von B. Wehrle, 32 S., 23 Farbfotos, 24 Zeichnungen, Pappband.
DM 9,80/S 79,–

Dekorative Rupfenpuppen
Arbeitsanleitungen und Gestaltungsvorschläge. (0733) Von B. Wenzelburger,
32 S., 57 Farbfotos, 14 Zeichnungen,
Spiralbindung. **DM 7,80**/S 69,–

Phantasiepuppen stricken und häkeln
Märchenhafte Modelle mit Arbeitsanleitungen. (0813) Von B. Wehrle, 32 S.,
26 Farbfotos, 30 einfarbige und 16 drei-
farbige Zeichnungen, Pappband.
DM 9,80/S 79.–

Schritt für Schritt zum Scheren-
schnitt
Materialien · Techniken · Gestaltungsvorschläge. (0732) Von H. Klingmüller,
32 S., 38 Farbfotos, 34 Vorlagen, Spiralbindung. **DM 7,80**/S 69,–

Garagentore selbst bemalt
Techniken und Motive. (0786) Von
H. u. Y. Nadolny, 32 S., 24 Farbfotos,
12 s/w-Zeichnungen, Pappband.
DM 9,80/S 79,–

Alle Jahre wieder...
Advent und Weihnachten
Basteln – Backen – Schmücken – Singen
– Vorlesen – Feiern
(4260) Von H. und Y. Nadolny, 256 S.,
105 Farbfotos, 130 Zeichnungen,
Pappband. **DM 25,–**/S 200.–

Freizeit

Aktfotografie
Interpretationen zu einem unerschöpf-
lichen Thema.
Gestaltung · Technik · Spezialeffekte.
(0737) Von H. Wedewardt, 88 S.,
144 Farb- und 6 s/w-Fotos, 6 Zeichnungen, kart. **DM 19,80**/S 159,–

Videokassette Aktfotografie
Laufzeit ca. 60 Min. In Farbe.
(6001/VHS, 6002/Video 2000,
6003/Beta) **DM 69,–**/S 619,–
(unverb. Preisempfehlung)

So macht man bessere Fotos
Das meistverkaufte Fotobuch der Welt.
(0614) Von M. L. Taylor, 192 S., 457 Farbfotos, 15 Abb., kart. **DM 14,80**/S 119,–

Falken-Handbuch
Dunkelkammerpraxis
Laboreinrichtung · Arbeitsabläufe ·
Fehlerkatalog. (4140) Von E. Pauli,
200 S., 54 Farbfotos, 239 s/w-Fotos,
171 Zeichnungen, Pappband.
DM 39,–/S 319,–

Falken-Handbuch Trickfilmen
Flach-, Sach- und Zeichentrickfilme – von
der Idee zur Ausführung. (4131) Von
H.-D. Wilden, 144 S., über 430 überwie-
gend farbige Abb., Pappband.
DM 39,–/S 319,–

Moderne Schmalfilmpraxis
Ausrüstungen · Drehbuch · Aufnahme
Schnitt · Vertonung. (4043) Von U. Ney,
328 S., 29 Farbfotos, 177 s/w-Fotos,
57 Zeichnungen, gebunden.
DM 29,80/S 239,–

Schmalfilmen
Ausrüstung · Aufnahmepraxis · Schnitt
Ton. (0342) Von U. Ney, 108 S., 4 Farb-
tafeln, 25 s/w-Fotos, kart.
DM 9,80/S 79,–

Schmalfilme selbst vertonen
(0593) Von U. Ney, 96 S., 57 s/w-Fotos,
14 Zeichnungen, kart. **DM 9,80**/S 79,–

Fotografie – Das Schöne als Ziel
Zur Ästhetik und Psychologie der visuel-
len Wahrnehmung. (4122) Von E. Stark,
208 S., 252 Farbfotos, 63 Zeichnungen,
Ganzleinen. **DM 78,–**/S 624,–

Ferngelenkte Motorflugmodelle
bauen und fliegen. (0400) Von W. Thies,
184 S., mit Zeichnungen und Detail-
plänen, kart. **DM 16,80**/S 139,–

Modellflug-Lexikon
(0549) Von W. Thies, 280 S.,
98 s/w-Fotos, 234 Zeichnungen,
Pappband. **DM 36,–**/S 298,–

Flugmodelle
bauen und einfliegen. (0361) Von W.
Thies und Willi Rolf, 160 S., 63 Abb.,
7 Faltpläne, kart. **DM 12,80**/S 99,–

CB-Code
Wörterbuch und Technik. (0435) Von
R. Kerler, 120 S., 5 s/w Fotos, 9 Zeich-
nungen, kart. **DM 9,80**/S 79,–

Kleine Welt auf Rädern
Das faszinierende Spiel mit Modelleisen-
bahnen (4175) Von F. Eisen, 256 S.,
72 Farb- und 180 s/w-Fotos, 25 Zeichnungen, Pappband. **DM 29,80**/S 239,–

Modelleisenbahnen im Freien
Mit Volldampf durch den Garten. (4245)
Von F. Eisen, 96 S., 115 Farb-, 4 s/w-
Fotos, 5 Zeichnungen, Pappband.
DM 29,80/S 239,–

Raketen auf Rädern
Autos und Motorräder an der Schall-
grenze. (4220) Von H. G. Isenberg, 96 S.,
112 Farbfotos, 21 s/w-Fotos, Pappband.
DM 24,80/S 198,–

Die rasantesten Rallyes der Welt
(4213) Von H. G. Isenberg und D.
Maxeiner, 96 S., 116 Farbfotos,
Pappband. **DM 24,80**/S 198,–

Trucks
Giganten der Landstraßen in aller Welt.
(4222) Von H. G. Isenberg, 96 S.,
131 Farbfotos, Pappband.
DM 24,80/S 198,–

Die Super-Trucks der Welt
(4257) Von H. G. Isenberg, 194 S.,
205 Farbfotos, 87 s/w-Fotos, 7 Farbzeichnungen, 4 Ausklapptafeln,
Pappband. **DM 39,–**/S 319.–

Ferngelenkte Elektromodelle
bauen und fliegen. (0700) Von W. Thies,
144 S., 52 s/w-Fotos, 50 Zeichnungen,
kart. **DM 16,80**/139.–

Schiffsmodelle
selber bauen. (0500) Von D. und R. Loch-
ner, 200 S., 93 Zeichnungen, 2 Faltpläne,
kart. **DM 14,80**/S 119,–

Dampflokomotiven
(4204) Von W. Jopp, 96 S., 134 Farbfotos, Pappband. **DM 24,80**/S 198,–

Zivilflugzeuge
Vom Kleinflugzeug zum Überschall-Jet.
(4218) Von R. J. Höhn und H. G.
Isenberg, 96 S., 115 Farbfotos,
Pappband. **DM 24,80**/S 198,–

Ferngelenkte Segelflugmodelle
bauen und fliegen. (0446) Von W. Thies,
176 S., 22 s/w-Fotos, 115 Zeichnungen,
kart. **DM 14,80**/S 119,–

Die schnellsten Motorräder der Welt
(4206) Von H. G. Isenberg und D.
Maxeiner, 96 S., 100 Farbfotos,
Pappband. **DM 24,80**/S 198,–

Motorrad-Hits
Chopper, Tribikes, Heiße Öfen. (4221)
Von H. G. Isenberg, 96 S., 119 Farbfotos,
Pappband. **DM 24,80**/S 198,–

Die Super-Motorräder der Welt
(4193) Von H. G. Isenberg, 192 S.,
170 Farb- und 100 s/w-Fotos, 8 Zeichnungen, Pappband. **DM 39,–**/S 319,–

Motorrad-Faszination
Heiße Öfen, von denen jeder träumt.
(4223) Von H. G. Isenberg, 96 S.,
103 Farb- und 20 s/w-Fotos, Pappband.
DM 24,80/S 198,–

Autos, die die Welt bewegten
Oldtimer
(2217) Von H. G. Isenberg, 80 S.,
32 Farb- und 22 s/w-Fotos, Pappband.
DM 9,80/S 85,–

Münzen
Ein Brevier für Sammler. (0353) Von
E. Dehnke, 128 S., 4 Farbtafeln, 17 s/w-
Abb., kart. **DM 9,80**/S 79.–

Astronomie als Hobby
Sternbilder und Planeten erkennen und
benennen. (0572) Von D. Block, 176 S.,
16 Farbtafeln, 49 s/w-Fotos, 93 Zeichnungen, kart. **DM 14.80**/S 119.–

Der Bart
Die individuelle Note des Mannes. (2222)
Von H. Strutzmann, 80 S., 58 Farbfotos,
Pappband. **DM 9,80**/S 85,–

Gitarre spielen
Ein Grundkurs für den Selbstunterricht.
(0534) Von A. Roßmann, 96 S., 1 Schall-
folie, 150 Zeichnungen, kart.
DM 24,80/S 198.–

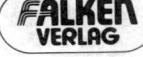

Falken-Handbuch Zaubern
Über 400 verblüffende Tricks. (4063)
Von F. Stutz, 368 S., 1200 Zeichnungen,
Pappband. **DM 36,–**/S 298.–

Zaubern
einfach – aber verblüffend. (2018) Von
D. Buoch, 84 S., 41 Zeichnungen, kart.
DM 6,80/S 59.–

Zaubertricks
Das große Buch der Magie. (0282) Von
J. Zmeck, 244 S., 113 Abb., kart.
DM 14,80/S 119.–

Magische Zaubereien
(0672) Von W. Widenmann, 64 S.,
31 Zeichnungen, kart. **DM 7,80**/S 69.–

Pfeife rauchen
Die hohe Kunst, Tabak zu genießen.
(2203) Von W. Hufnagel, 80 S., 77 Farbfotos, 4 s/w-Fotos, 11 Zeichnungen,
Pappband. **DM 9,80**/S 85.–

Mit vollem Genuß
Pfeife rauchen
Alles über Tabaksorten, Pfeifen und
Zubehör. (4227) Von H. Behrens,
H. Frickert, 168 S., 127 Farbfotos,
18 Zeichnungen, Pappband.
DM 39,–/S 319.–

Mineralien, Steine und Fossilien
Grundkenntnisse für Hobby-Sammler.
(0437) Von D. Stobbe, 96 S., 16 Farbtafeln, 14 s/w-Fotos, 10 Zeichnungen,
kart. **DM 9,80**/S 79.–

Vom verführerischen Feuer der
Edelsteine
(2221) Von H. A. Mehler, R. Klotz, 80 S.,
46 Farbfotos, Pappband.
DM 9,80/S 85.–

Freizeit mit dem Mikroskop
(0291) Von M. Deckart, 132 S., 8 Farbtafeln, 64 s/w Abb., 2 Zeichnungen, kart.
DM 9,80/S 79.–

Briefmarken
sammeln für Anfänger. (0481) Von
D. Stein, 120 S., 4 Farbtafeln,
98 s/w-Abb., kart. **DM 9,80**/S 79.–

Wir lernen tanzen
Standard- und lateinamerikanische
Tänze. (0200) Von E. Fern, 168 S.,
118 s/w-Fotos, 47 Zeichnungen, kart.
DM 9,80/S 79,–

Tanzstunde
Das Welttanzprogramm · Party-Tanz-
stunde. (5018) Von G. Hädrich, 172 S.,
443 s/w-Fotos, 140 Zeichnungen,
Pappband. **DM 19,80**/S 159.–

So tanzt man Rock'n'Roll
Grundschritte · Figuren · Akrobatik.
(0573) Von W. Steuer und G. Marz,
224 S., 303 Abb., kart.
DM 16,80/S 139,–

Disco-Tänze
(0491) Von B. und F. Weber, 104 S.,
104 Abb., kart. **DM 6,80**/S 59,–

Tanzen überall
Discofox, Rock'n'Roll, Blues, Langsamer
Walzer, Cha-Cha-Cha zum Selberlernen.
(0760) Von H. M. Pritzer, 112 S.,
128 Farbfotos, kart. **DM 19,80**/S 159,–

Videokassette **Tanzen überall**
Discofox, Rock'n'Roll, Blues. (6004/VHS,
6005/Video 2000, 6006/Beta) Von
H. M. Pritzer, G. Steinheimer, in Farbe,
ca. 45 Min. **DM 69,–**/S 619.–
(unverb. Preisempfehlung)

**Unser schönes Deutschland
neu gesehen**
(4199) Hrsg. U. Moll, 208 S., 800 Farbfotos, Pappband. **DM 29,80**/S 239,–

Schwarzwald-Romantik
Vom Zauber einer deutschen Landschaft.
(4232) Hrsg. A. Rolf, 184 S., 273 Farbfotos, Pappband. **DM 29,80**/S 239.–

Sport

Judo
Grundlagen des Stand- und Bodenkampfes. (4013) Von W. Hofmann,
244 S., 589 Fotos, Pappband.
DM 29,80/S 239.–

Neue Lehrmethoden der Judo-Praxis
(0424) Von P. Herrmann, 223 S.,
475 Abb., kart. **DM 16,80**/S 139.–

Judo
Grundlagen – Methodik. (0305) Von
M. Ohgo, 208 S., 1025 Fotos, kart.
DM 14,80/S 119.–

Fußwürfe
für Judo, Karate und Selbstverteidigung.
(0439) Von H. Nishioka, 96 S., 260 Abb.,
kart. **DM 9,80**/S 79.–

Karate für alle
Karate-Selbstverteidigung in Bildern.
(0314) Von A. Pflüger, 112 S., 356 s/w-
Fotos, kart. **DM 9,80**/S 79.–

Karate für Frauen und Mädchen
Sport und Selbstverteidigung. (0425)
Von A. Pflüger, 168 S., 259 s/w-Fotos,
kart. **DM 12,80**/S 99.–

Nakayamas Karate perfekt 1
Einführung. (0487) Von M. Nakayama,
136 S., 605 s/w-Fotos, kart.
DM 19,80/S 159.–

Nakayamas Karate perfekt 2
Grundtechniken. (0512) Von
M. Nakayama, 136 S., 354 s/w-Fotos,
53 Zeichnungen, kart.
DM 19,80/S 159.–

Nakayamas Karate perfekt 3
Kumite 1: Kampfübungen. (0538) Von
M. Nakayama, 128 S., 424 s/w-Fotos,
kart. **DM 19,80**/S 159.–

Nakayamas Karate perfekt 4
Kumite 2: Kampfübungen. (0547) Von
M. Nakayama, 128 S., 394 s/w-Fotos,
kart. **DM 19,80**/S 159.–

Nakayamas Karate perfekt 5
Kata 1: Heian, Tekki. (0571) Von
M. Nakayama, 144 S., 1229 s/w-Fotos,
kart. **DM 19,80**/S 159.–

Nakayamas Karate perfekt 6
Kata 2: Bassai-Dai, Kanku-Dai,
(0600) Von M. Nakayama, 144 S.,
1300 s/w-Fotos, 107 Zeichnungen, kart.
DM 19,80/S 159.–

Nakayamas Karate perfekt 7
Kata 3: Jitte, Hangetsu, Empi. (0618)
Von M. Nakayama, 144 S., 1988 s/w-
Fotos, 105 Zeichnungen, kart.
DM 19,80/S 159.–

Nakayamas Karate perfekt 8
Gankaku, Jion. (0650) Von
M. Nakayama, 144 S., 1174 s/w-Fotos,
99 Zeichnungen, kart. **DM 19,80**/S 159.–

Kontakt-Karate
Ausrüstung · Technik · Training. (0396)
Von A. Pflüger, 112 S., 238 s/w-Fotos,
kart. **DM 14,80**/S 119.–

Karate-Do
Das Handbuch des modernen Karate.
(4028) Von A. Pflüger, 360 S., 1159 Abb.,
Pappband. **DM 39,–**/S 319.–

Bo-Karate
Kukishin-Ryu – die Techniken des Stock-
kampfes. ((0447) Von G. Stiebler, 176 S.,
424 s/w-Fotos, 38 Zeichnungen, kart.
DM 16,80/S 139.–

Karate I
Einführung · Grundtechniken. (0227)
Von A. Pflüger, 148 S., 195 s/w-Fotos,
120 Zeichnungen, kart.
DM 9,80/S 79.–

Karate II
Kombinationstechniken · Katas. (0239)
Von A. Pflüger, 176 S., 452 s/w-Fotos
und Zeichnungen, kart.
DM 9,80/S 79.–

Karate Kata 1
Heian 1-5, Tekki 1, Bassai Dai. (0683)
Von W.-D. Wichmann, 164 S., 703 s/w-
Fotos, kart. **DM 19,80**/S 159.–

Karate Kata 2
Jion, Empi, Kanku-Dai, Hangetsu.
(0723) Von W.-D. Wichmann, 140 S.,
661 s/w Fotos, 4 Zeichnungen, kart.
DM 19,80/S 159.–

Ninja 1
Die Lehre der Schattenkämpfer. (0758)
Von S. K. Hayes, 144 S., 137 s/w-Fotos,
kart. **DM 16,80**/S 139.–

Ninja 2
Die Wege zum Shoshin (0763) Von
S. K. Hayes, 160 S., 309 s/w-Fotos, kart.
DM 16,80/S 139.–

Ninja 3
Der Pfad des Togakure-Kämpfers.
(0764) Von S. K. Hayes, 144 S., 197 s/w-
Fotos, 2 Zeichnungen, kart.
DM 16,80/S 139.–

Ninja 4
Das Vermächtnis der Schattenkämpfer.
(0807) Von S. K. Hayes, 196 S., 466 s/w-
Fotos, kart. **DM 16,80**/S 139.–

Der König des Kung-Fu
Bruce Lee
Sein Leben und Kampf. (0392) Von
seiner Frau Linda. 136 S., 104 s/w-Fotos,
kart. **DM 19,80**/S 159.–

Bruce Lees Kampfstil 1
Grundtechniken. (0473) Von B. Lee und
M. Uyehara, 109 S., 220 Abb., kart.
DM 9,80/S 79.–

Bruce Lees Kampfstil 2
Selbstverteidigungs-Techniken. (0486)
Von B. Lee und M. Uyehara, 128 S.,
310 Abb., kart. **DM 9,80**/S 79.–

Bruce Lees Kampfstil 3
Trainingslehre. (0503) Von B. Lee und
M. Uyehara, 112 S., 246 Abb., kart.
DM 9,80/S 79.–

Bruce Lees Kampfstil 4
Kampftechniken. (0523) Von B. Lee und
M. Uyehara, 104 S., 211 Abb., kart.
DM 9,80/S 79.–

Bruce Lees Jeet Kune Do
(0440) Von B. Lee, 192 S., mit 105 eigen-
händigen Zeichnungen von B. Lee, kart.
DM 19,80/S 159.–

Ju-Jutsu 1
Grundtechniken – Moderne Selbstverteidigung. (0276) Von W. Heim und
F. J. Gresch, 160 S., 460 s/w-Fotos,
8 Zeichnungen, kart. **DM 9,80**/S 79.–

Ju-Jutsu 2
für Fortgeschrittene und Meister. (0378)
Von W. Heim und F. J. Gresch, 164 S.,
798 s/w-Fotos, kart. **DM 19,80**/S 159.–

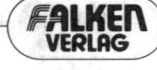

Ju-Jutsu 3
Spezial-, Gegen- und Weiterführungs-Techniken. (0485) Von W. Heim und F. J. Gresch, 214 S., über 600 s/w-Fotos, kart. **DM 19,80**/S 159.–

Ju-Jutsu als Wettkampf
(0826) Von G. Kulot, 168 S., 418 s/w-Fotos, 2 Zeichnungen, kart. **DM 19,80**/S 159.–

Nunchaku
Waffe · Sport · Selbstverteidigung. (0373) Von A. Pflüger, 144 S., 247 Abb., kart. **DM 16,80**/S 139.–

Shuriken · Tonfa · Sai
Stockfechten und andere bewaffnete Kampfsportarten aus Fernost. (0397) Von A. Schulz, 96 S., 253 s/w-Fotos, kart. **DM 12,80**/S 99.–

Illustriertes Handbuch des Taekwon-Do
Koreanische Kampfkunst und Selbstverteidigung. (4053) Von K. Gil, 248 S., 1026 Abb., Pappband. **DM 29,80**/S 239.–

Taekwon-Do
Koreanischer Kampfsport. (0347) Von K. Gil, 152 S., 408 Abb., kart. **DM 12,80**/S 99.–

Aikido
Lehren und Techniken des harmonischen Weges. (0537) Von R. Brand, 280 S., 697 Abb., kart. **DM 19,80**/S 159.–

Kung-Fu und Tai-Chi
Grundlagen und Bewegungsabläufe. (0367) Von B. Tegner, 182 S., 370 s/w-Fotos, kart. **DM 14,80**/S 119.–

Kung-Fu
Theorie und Praxis klassischer und moderner Stile. (0376) Von M. Pabst, 160 S., 330 Abb., kart. **DM 12,80**/S 99.–

Shaolin-Kempo – Kung-Fu
Chinesisches Karate im Drachenstil. (0395) Von R. Czerni und K. Konrad. 246 S., 723 Abbildungen, kart. **DM 19,80**/S 159.–

Hap Ki Do
Grundlagen und Techniken koreanischer Selbstverteidigung. (0379) Von Kim Sou Bong, 112 S., 153 Abb., kart. **DM 14,80**/S 119.–

Dynamische Tritte
Grundlagen für den Zweikampf. (0438) Von C. Lee, 96 S., 398 s/w-Fotos, 10 Zeichnungen, kart. **DM 9,80**/S 79.–

Kickboxen
Fitneßtraining und Wettkampfsport. (0795) Von G. Lemmens, 96 S., 208 s/w-Fotos, 234 Zeichnungen, kart. **DM 16,80**/S 139.–

Muskeltraining mit Hanteln
Leistungssteigerung für Sport und Fitness. (0676) Von H. Schulz, 108 S., 92 s/w-Fotos, 2 Zeichnungen, kart. **DM 9,80**/S 79.–

Leistungsfähiger durch Krafttraining
Eine Anleitung für Fitness-Sportler, Trainer und Athleten (0617) Von W. Kieser, 100 S., 20 s/w-Fotos, 62 Zeichnungen, kart. **DM 9,80**/S 79.–

Bodybuilding
Anleitung zum Muskel- und Konditionstraining für sie und ihn. (0604) Von R. Smolana. 160 S., 171 s/w-Fotos, kart. **DM 9,80**/S 79.–

Hanteltraining zu Hause
(0800) Von W. Kieser, 80 S., 71 s/w-Fotos, 4 Zeichnungen, kart. **DM 9,80**/S 79.–

Fit und gesund
Körpertraining und Bodybuilding zu Hause. (0782) Von H. Schulz, 80 S., 100 Farbfotos, 3 Zeichnungen, kart. **DM 14,80**/S 119.–
Video-Kassette:

Fit und gesund
VHS (6013), Video 2000 (6014), Beta (6015), Laufzeit 30 Minuten, in Farbe. **DM 49,80**/S 448.–
(unverb. Preisempf.)
Package (Buch und Kassette)

Fit und gesund
(6019/VHS, 6020/Video 2000, 6021/Beta). Von H. Schulz, **DM 69,–**/S 619,–
(unverbindl. Preisempf.)

Bodybuilding für Frauen
Wege zu Ihrer Idealfigur (0661) Von H. Schulz, 108 S., 84 s/w-Fotos, 4 Zeichnungen, großes farbiges Übungsposter, kart. **DM 14,80**/S 119.–

Isometrisches Training
Übungen für Muskelkraft und Entspannung. (0529) Von L. M. Kirsch, 140 S., 162 s/w-Fotos, kart. **DM 9,80**/S 79.–

Spaß am Laufen
Jogging für die Gesundheit. (0470) Von W. Sonntag, 140 S., 41 s/w-Fotos, 1 Zeichnung, kart. **DM 9,80**/S 79.–

Mein bester Freund, der Fußball
(5107) Von D. Brüggemann und D. Albrecht, 144 S., 171 Abb., kart. **DM 16,80**/S 139.–

Fußball
Training und Wettkampf. (0448) Von H. Obermann und P. Walz, 166 S., 92 s/w-Fotos, 15 Zeichnungen, 29 Diagramme, kart. **DM 12,80**/S 99.–

Handball
Technik · Taktik · Regeln. (0426) Von F. und P. Hattig, 128 S., 91 s/w-Fotos, 121 Zeichnungen, kart. **DM 14,80**/S 119.–

Volleyball
Technik · Taktik · Regeln. (0351) Von H. Huhle, 104 S., 330 Abb., kart. **DM 9,80**/S 79.–

Basketball
Technik und Übungen für Schule und Verein. (0279) Von C. Kyriasoglou, 116 S., mit 252 Übungen zur Basketballtechnik, 186 s/w-Fotos und 164 Zeichnungen, kart. **DM 12,80**/S 99.–

Hockey
Technische und taktische Grundlagen. (0398) Von H. Wein, 152 S., 60 s/w-Fotos, 30 Zeichnungen, kart. **DM 16,80**/S 139.–

Eishockey
Lauf- und Stocktechnik, Körperspiel, Taktik, Ausrüstung und Regeln. (0414) Von J. Čapla, 264 S., 548 s/w-Fotos, 163 Zeichnungen, kart. **DM 19,80**/S 159.–

Badminton
Technik · Taktik · Training. (0699) Von K. Fuchs, L. Sologub, 168 S., 51 Abb., kart., **DM 16,80**/S 139.–

Golf
Ausrüstung · Technik · Regeln. (0343) Von J. C. Jessop, übersetzt von H. Biemer, mit einem Vorwort von H. Krings, Präsident des Deutschen Golf-Verbandes, 160 S., 65 Abb., Anhang Golfregeln des DGV, kart. **DM 16,80**/S 139.–

Pool-Billard
(0484) Herausgegeben vom Deutschen Pool-Billard-Bund, von M. Bach und K.-W. Kühn, 88 S., mit über 80 Abb., kart. **DM 7,80**/S 69.–

Sportschießen
für jedermann. (0502) Von A. Kovacic, 124 S., 116 s/w-Fotos, kart. **DM 14,80**/S 119.–

Fechten
Florett · Degen · Säbel. (0449) Von E. Beck, 88 S., 219 Fotos und Zeichnungen, kart. **DM 11,80**/S 94.–

Reiten
Dressur · Springen · Gelände. (0415) Von U. Richter, 168 S., 235 Abb., kart. **DM 12,80**/S 99.–

Fibel für Kegelfreunde
Sport- und Freizeitkegeln · Bowling. (0191) Von G. Bocsai, 72 S., 62 Abb., kart. **DM 5,80**/S 49.–

Beliebte und neue Kegelspiele
(0271) Von G. Bocsai, 92 S., 62 Abb., kart. **DM 5,80**/S 49.– –

111 spannende Kegelspiele
(2031) Von H. Regulski, 88 S., 53 Zeichnungen, kart., **DM 7,80**/S 69.–

Ski-Gymnastik
Fit für Piste und Loipe. (0450) Von H. Pilss-Samek, 104 S., 67 s/w-Fotos, 20 Zeichnungen, kart. **DM 6,80**/S 59.–

Die neue Skischule
Ausrüstung · Technik · Trickskilauf · Gymnastik. (0369) Von C. und R. Kerler, 128 S., 100 Abb., kart. **DM 14,80**/S 119.–

Skilanglauf, Skiwandern
Ausrüstung · Techniken · Skigymnastik. (5129) Von T. Reiter und R. Kerler, 80 S., 8 Farbtafeln, 85 Zeichnungen und s/w-Fotos, kart. **DM 14,80**/S 119.–

Alpiner Skisport
Ausrüstung · Techniken · Skigymnastik (5130) Von K. Meßmann, 128 S., 8 Farbtafeln, 93 s/w-Fotos, 45 Zeichnungen, kart. **DM 14,80**/S 119.–

Die neue Tennis-Praxis
Der individuelle Weg zu erfolgreichem Spiel. (4097) Von R. Schönborn, 240 S., 202 Farbzeichnungen, 31 s/w-Abb., Pappband. **DM 39,–**/S 319.–

Erfolgreiche Tennis-Taktik
(4086) Von R. Ford Greene, übersetzt von M. R. Fischer, 182 S., 87 Abb., kart. **DM 19,80**/S 159.–

Moderne Tennistechnik
(4187) Von G. Lam, 192 S., 339 s/w-Fotos, 91 Zeichnungen, kart. **DM 24,80**/S 199.–

Tennis kompakt
Der erfolgreiche Weg zu Spiel, Satz und Sieg. (5116) Von W. Taferner, 128 S., 82 s/w-Fotos, 67 Zeichnungen, kart. **DM 14,80**/S 119.–

Tennis
Technik · Taktik · Regeln. (0375) Von H. Elschenbroich, 112 S., 81 Abb., kart. **DM 6,80**/S 59.–

Tischtennis-Technik
Der individuelle Weg zu erfolgreichem Spiel. (0775) Von M. Perger, 144 S., 296 Abb. kart. **DM 16,80**/S 139.–

Squash
Ausrüstung · Technik · Regeln. (0539) Von D. von Horn und H.-D. Stünitz, 96 S., 55 s/w-Fotos, 25 Zeichnungen, kart. **DM 8,80**/S 74.–

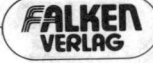

Sporttauchen
Theorie und Praxis des Gerätetauchens.
(0647) Von S. Müßig, 144 S., 8 Farbtafeln, 35 s/w-Fotos, 89 Zeichnungen, kart., **DM 14,80**/S 119.–

Windsurfing
Lehrbuch für Grundschein und Praxis.
(5028) Von C. D. Schmidt, 64 S., 60 Farbfotos, Pappband. **DM 12,80**/S 99.–

Segeln
Der neue Grundschein – Vorstufe zum A-Schein – Mit Prüfungsfragen.
(5147) Von C. D. Schmidt, 88 S., 8 Farbtafeln, 18 Farbfotos, 82 Zeichnungen, kart., **DM 14,80**/S 119.–

Sportfische
Fische – Geräte – Technik. (0324) Von H. Oppel, 144 S., 49 s/w-Fotos, 8 Farbtafeln, kart. **DM 9,80**/S 79.–

Falken-Handbuch Angeln
in Binnengewässern und im Meer. (4090) Von H. Oppel, 344 S., 24 Farbtafeln, 66 s/w-Fotos, 151 Zeichnungen, gebunden. **DM 39,–**/S 319.–

Angeln
Kleine Fibel für den Sportfischer. (0198) Von E. Bondick, 96 S., 116 Abb., kart. **DM 8,80**/S 74.–

Die Erben Lilienthals
Sportfliegen heute
(4054) Von G. Brinkmann, 240 S., 32 Farbtafeln, 176 s/w-Fotos, 33 Zeichnungen, gebunden. **DM 39,–**/S 319.–

Einführung in das Schachspiel
(0104) Von W. Wollenschläger und K. Colditz, 92 S., 116 Diagramme, kart. **DM 6,80**/S 59.–

Schach mit dem Computer
(0747) Von D. Frickenschmidt, 140 S., 112 Diagramme, 29 s/w-Fotos, 5 Zeichnungen, **DM 16,80**/S 139.–

Spielend Schach lernen
(2002) Von T. Schuster, 128 S., kart. **DM 6,80**/S 49.–

Kinder- und Jugendschach
Offizielles Lehrbuch des Deutschen Schachbundes zur Erringung des Bauern-, Turm- und Königsdiplome. (0561) Von B. J. Withuis und H. Pfleger, 144 S., 220 Zeichnungen u. Diagramme, kart. **DM 12,80**/S 99.–

Neue Schacheröffnungen
(0478) Von T. Schuster, 108 S., 100 Diagramme, kart. **DM 8,80**/S 74.–

Schach für Fortgeschrittene
Taktik und Probleme des Schachspiels. (0219) Von R. Teschner, 96 S., 85 Diagramme, kart. **DM 5,80**/S 49.–

Taktische Schachendspiele
(0752) Von J. Nunn, 200 S., 151 Diagramme, kart. **DM 16,80**/S 139.–

Schach-WM '85 Karpow – Kasparow.
Mit ausführlichen Kommentaren zu allen Partien. (0785) Von H. Pfleger, O. Borik, M. Kipp-Thomas, 128 S., zahlreiche Abb. und Diagramme, kart. **DM 14,80**/S 119.–

Schachstrategie
Ein Intensivkurs mit Übungen und ausführlichen Lösungen. (0584) Von A. Koblenz, dt. Bearb. von K. Colditz, 212 S., 240 Diagramme, kart. **DM 16,80**/S 139.–

Falken-Handbuch Schach
(4051) Von T. Schuster, 360 S., über 340 Diagramme, gebunden. **DM 36,–**/S 298.–

Die besten Partien deutscher Schachgroßmeister
(4121) Von H. Pfleger, 192 S., 29 s/w-Fotos, 89 Diagramme, Pappband. **DM 29,80**/S 239.–

Turnier der Schachgroßmeister '83
Karpow · Hort · Browne · Miles · Chandler · Garcia · Rogers · Kindermann. (0718) Von H. Pfleger, E. Kurz, 176 S., 29 s/w-Fotos, 71 Diagramme, kart. **DM 16,80**/S 139.–

Lehr-, Übungs- und Testbuch der Schachkombinationen
(0649) Von K. Colditz, 184 S., 227 Diagramme, kart. **DM 14,80**/S 119.–

Zug um Zug
Schach für Jedermann 1
Offizielles Lehrbuch des Deutschen Schachbundes zur Erringung des Bauerndiploms. (0648) Von H. Pfleger und E. Kurz, 80 S., 24 s/w-Fotos, 8 Zeichnungen, 60 Diagramme, kart. **DM 6,80**/ S 59.–

Zug um Zug
Schach für Jedermann 2
Offizielles Lehrbuch des Deutschen Schachbundes zur Erringung des Turmdiploms. (0659) Von H. Pfleger und E. Kurz, 132 S., 8 s/w-Fotos, 14 Zeichnungen, 78 Diagramme, kart. **DM 9,80**/S 79.–

Zug um Zug
Schach für Jedermann 3
Offizielles Lehrbuch des Deutschen Schachbundes zur Erringung des Königsdiploms. (0728) Von H. Pfleger, G. Treppner, 128 S., 4 s/w-Fotos, 84 Diagramme, 10 Zeichnungen, kart. **DM 9,80**/S 79.–

Schachtraining mit den Großmeistern
(0670) Von H. Bouwmeester, 128 S., 90 Diagramme, kart. **DM 14,80**/ S 119.–

Schach als Kampf
Meine Spiele und mein Weg. (0729) Von G. Kasparow, 144 S., 95 Diagramme, 9 s/w-Fotos, kart. **DM 14,80**/S 119.–

Spiele, Denksport, Unterhaltung

Kartenspiele
(2001) Von C. D. Grupp, 144 S., kart. **DM 9,80**/S 79.–

Neues Buch der
siebzehn und vier Kartenspiele
(0095) Von K. Lichtwitz, 96 S., kart. **DM 6,80**/S 59.–

Alles über Pokern
Regeln und Tricks. (2024) Von C. D. Grupp, 120 S., 29 Kartenbilder, kart. **DM 8,80**/S 74.–

Rommé und Canasta
in allen Variationen. (2025) Von C. D. Grupp, 124 S., 24 Zeichnungen, kart., **DM 9,80**/S 79.–

Schafkopf, Doppelkopf, Binokel, Cego, Gaigel, Jaß, Tarock und andere „Lokalspiele".
(2015) Von C. D. Grupp, 152 S., kart. **DM 12,80**/S 99.–

Spielend Skat lernen
unter freundlicher Mitarbeit des deutschen Skatverbandes. (2005) Von Th. Krüger, 156 S., 181 s/w-Fotos, 22 Zeichnungen, kart. **DM 9,80**/S 79.–

Das Skatspiel
Eine Fibel für Anfänger. (0206) Von K. Lehnhoff, überarb. von P. A. Höfges, 96 S., kart. **DM 6,80**/S 59.–

Black Jack
Regeln und Strategien des Kasinospiels. (2032) Von K. Kelbratowski, 88 S., kart. **DM 9,80**/S 79.–

Falken-Handbuch Patiencen
Die 111 interessantesten Auslagen. (4151) Von U. v. Lyncker, 216 S., 108 Abbildungen, Pappband. **DM 29,80**/S 239.–

Patiencen
in Wort und Bild. (2003) Von I. Wolter, 136 S., kart. **DM 7,80**/S 69.–

Falken-Handbuch Bridge
Von den Grundregeln zum Turnierspiel. (4092) Von W. Voigt und K. Ritz, 276 S., 792 Zeichnungen, gebunden. **DM 39,–**/S 319.–

Spielend Bridge lernen
(2012) Von J. Weiss, 108 S., 58 Zeichnungen, kart. **DM 7,80**/S 69.–

Spieltechnik im Bridge
(2004) Von V. Mollo und N. Gardener, deutsche Adaption von D. Schröder, 216 S., kart. **DM 16,80**/S 139.–

Besser Bridge spielen
Reiztechnik, Spielverlauf und Gegenspiel. (2026) Von J. Weiss, 144 S., 60 Diagramme, kart. **DM 14,80**/S 119.–

Herausforderung im Bridge
200 Aufgaben mit Lösungen. (2033) Von V. Mollo, 152 S., kart. **DM 19,80**/S 159.–

Kartentricks
(2010) Von T. A. Rosee, 80 S., 13 Zeichnungen, kart. **DM 6,80**/S 59.–

Mah-Jongg
Das chinesische Glücks-, Kombinations- und Gesellschaftsspiel. (2030) Von U. Eschenbach, 80 S., 30 s/w-Fotos, 5 Zeichnungen, kart. **DM 9,80**/S 79.–

Neue Kartentricks
(2027) Von K. Pankow, 104 S., 20 Abb., kart. **DM 7,80**/S 69.–

Backgammon
für Anfänger und Könner. (2008) Von G. W. Fink und G. Fuchs, 116 S., 41 Abb., kart. **DM 9,80**/S 79.–

Würfelspiele
für jung und alt. (2007) Von F. Pruss, 112 S., 21 s/w-Zeichnungen, kart. **DM 7,80**/S 69.–

Gesellschaftsspiele
für drinnen und draußen. (2006) Von H. Görz, 128 S., kart. **DM 6,80**/S 59.–

Spiele für Party und Familie
(2014) Von Rudi Carrell, 160 S., 50 Abb., kart. **DM 9,80**/S 79.–

Dame
Das Brettspiel in allen Variationen. (2028) Von C. D. Grupp, 104 S., 122 Diagramme, kart. **DM 9,80**/S 79.–

Das japanische Brettspiel Go
(2020) Von W. Dörholt, 104 S., 182 Diagramme, kart. **DM 9,80**/S 79.–

Roulette sicher gespielt
Systemspiele, die Vermögen brachten. (0121) Von M. Jung, 96 S., zahlreiche Tabellen, kart. **DM 7,80**/S 69.–

So gewinnt man gegen
Video- und Computerspiele
(0644) Von C. Kerler, 160 S., 25 Fotos, 30 s/w-Fotos, kart. **DM 6,80**/S 59.–

Denksport und Schnickschnack
für Tüftler und fixe Köpfe. (0362) Von J. Barto, 100 S., 45 Abb., kart. **DM 6,80**/S 59.–

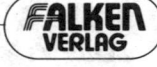

Rätselspiele, Quiz- und Scherzfragen
für gesellige Stunden. (0577) Von K.-H.
Schneider, 168 S., über 100 Zeichnungen,
Pappband. **DM 16,80** /S 139.–

Knobeleien und Denksport
(2019) Von K. Rechberger, 142 S.,
105 Zeichnungen, kart. **DM 7,80** /S 69.–

Quiz
Mehr als 1500 ernste und heitere Fragen
aus allen Gebieten. (0129) Von R. Sautter
und W. Pröve, 92 S., 9 Zeichnungen,
kart. **DM 7,80** /S 69.–

500 Rätsel selberraten
(0681) Von E. Krüger, 272 S., kart.
DM 9,95 /S 79.–

Das Super-Kreuzwort-Rätsel-Lexikon
Über 150.000 Begriffe. (4126) Von
H. Schiefelbein, 684 S., Pappband.
DM 19,80 /S 159.–

365 Schwedenrätsel
(4173) Von Günther Borutta, 336 S.,kart.
DM 16,80 /S 139.–

501 Rätsel selberraten
(0711) Von E. Krüger, 272 S., kart.
DM 9,95 /S 79.–

Riesen-Kreuzwort-Rätsel-Lexikon
über 250.000 Begriffe. (4197) Von
H. Schiefelbein, 1024 S., Pappband.
DM 29,80 /S 239.–

Das große farbige Kinderlexikon
(4195) Von U. Kopp, 320 S., 493 Farbabb.,
17 s/w-Fotos, Pappband.
DM 29,80 /S 239.–

Das große farbige
Bastelbuch für Kinder
(4254) Von U. Barff, I. Burkhardt,
J. Maier, 224 S., 157 Farbfotos,
430 Farb- und 69 s/w-Zeichnungen,
Pappband. **DM 29,80** /S 239.–

Punkt, Punkt, Komma, Strich
Zeichenstunden für Kinder. (0564) Von
H. Witzig, 144 S., über 250 Zeichnungen,
kart. **DM 6,80** /S 59.–

Einmal grad und einmal krumm
Zeichenstunden für Kinder. (0599) Von
H. Witzig, 144 S., 363 Abb., kart.
DM 6,80 /S 59.–

Kinderspiele
die Spaß machen. (2009) Von H. Müller-
Stein, 112 S., 28 Abb., kart.
DM 6,80 /S 59.–

Spiele für Kleinkinder
(2011) Von D. Kellermann, 80 S.,
23 Abb., kart. **DM 5,80** /S 49.–

Kasperletheater
Spieltexte und Spielanleitungen · Bastel-
tips für Theater und Puppen. (0641) Von
U. Lietz, 136 S., 4 Farbtafeln,
12 s/w-Fotos, 39 Zeichnungen, kart.
DM 9,80 /S 79.–

Kindergeburtstag
Vorbereitung, Spiel und Spaß. (0287)
Von Dr. I. Obrig, 104 S., 40 Abb.,
11 Zeichnungen, 9 Lieder mit Noten, kart.
DM 5,80 /S 49.–

Kindergeburtstag die keiner vergißt
Planung, Gestaltung, Spielvorschläge.
(0698) Von G. und G. Zimmermann, 102 S.,
80 Vignetten, kart. **DM 9,80** / S 79,–

Kinderfeste
daheim und in Gruppen. (4033) Von
G. Blechner, 240 S., 320 Abb., kart.
DM 19,80 /S 159.–

Scherzfragen, Drudel und Blödeleien
gesammelt von Kindern. (0506) Hrsg.
von W. Pröve, 112 S., 57 Zeichnungen,
kart. **DM 5,80** /S 49.–

Kein schöner Land...
**Das große Buch unserer beliebtesten
Volkslieder.** (4150) 208 S., 108 Farb-
zeichnungen, Pappband. **19,80** /S 159.–

Komm mit ins Land der Lieder
Das große Buch der Kinder-, Volks- und
Chorlieder. (4261) Hrsg. von H. Rauhe,
176 S., 146 Farbzeichnungen, Pappband.
DM 25,– /S 200.–

**Die schönsten Wander- und Fahrten-
lieder**
(0462) Hrsg. von F. R. Miller, empfohlen
vom Deutschen Sängerbund, 80 S., mit
Noten und Zeichnungen, kart.
DM 5,80 /S 49.–

Die schönsten Volkslieder
(0432) Hrsg. von D. Walther, 128 S.,
mit Noten und Zeichnungen, kart.
DM 6,80 / S 55.–

Neue Spiele für Ihre Party
(2022) Von G. Blechner, 120 S., 54 Zeichnungen, kart. **DM 9,80** / S 79.–

Lustige Tanzspiele und Scherztänze
für Parties und Feste. (0165) Von
E. Bäulke, 80 S., 53 Abb., kart.
DM 6,80 /S 59.–

Straßenfeste, Flohmärkte und Basare
Praktische Tips für Organisation und
Durchführung. (0592) Von H. Schuster,
96 S., 52 Fotos, 17 Zeichnungen, kart.
DM 12,80 /S 99.–

Humor

Großes Wilhelm Busch Album
mit 1.700 farbigen Bildern. (4249) Von
W. Busch, 400 S., 1700 Farbzeichnungen,
Pappband. **DM 16,80** /S 139.–

Es ist ein Brauch von alters her...
Lebensweisheiten
(2214) Von W. Busch, 80 S., 38 Zeichnungen, Pappband. **DM 9,80** /S 79.–

Heitere Vorträge und witzige Reden
Lachen, Witz und gute Laune. (0149) Von
E. Müller, 104 S., 44 Abb., kart.
DM 9,80 /S 79,–

Tolle Sketche
mit zündenden Pointen – zum Nachspielen. (0656) Von E. Cohrs, 112 S.,
kart. **DM 9,80** /S 79.–

Vergnügliche Sketche
(0476) Von H. Pillau, 96 S., mit
7 lustigen Zeichnungen, kart.
DM 6,80 /S 59.–

Heitere Vorträge
(0528) Von E. Müller, 128 S., 14 Zeichnungen, kart. **DM 9,80** /S 79.–

Die große Lachparade
Neue Texte für heitere Vorträge und
Ansagen. (0188) Von E. Müller, 108 S.,
kart. **DM 6,80** /S 59.–

So feiert man Feste fröhlicher
Heitere Vorträge und Gedichte.
(0098) Von Dr. Allos, 96 S., 15 Abb.,
kart. **DM 7,80** /S 69.–

Lustige Vorträge für fröhliche Feiern
(0284) Von Karl Lehnhoff, 96 S., kart.
DM 6,80 /S 59.–

Vergnügliches Vortragsbuch
(0091) Von J. Plaut, 192 S., kart.
DM 8,80 /S 74.–

**Tolle Sachen zum Schmunzeln und
Lachen**
Lustige Ansagen und Vorträge. (0163)
Von E. Müller, 92 S., kart.
DM 6,80 /S 59.–

Locker vom Hocker
Witzige Sketche zum Nachspielen.
(4262) Von W. Giller, 144 S., 41 Zeichnungen, Pappband. **DM 19,80** /S 159.–

Fidele Sketche und heitere Vorträge
Humor zum Nachspielen. (0157) Von
H. Ehnle. 96 S., kart. **DM 6,80** /S 59.–

Sketche und spielbare Witze
für bunte Abende und andere Feste.
(0445) Von H. Friedrich, 120 S., 7 Zeichnungen, kart. **DM 6,80** /S 59.–

Sketche
Kurzspiele zu amüsanter Unterhaltung.
(0247) Von M. Gering, 132 S., 16 Abb.,
kart., **DM 6,80** /59.–

Dalli-Dalli-Sketche
aus dem heiteren Ratespiel von und mit
Hans Rosenthal. (0527) Von H. Pillau,
144 S., 18 Zeichnungen, kart.
DM 9,80 /S 79.–

Witzige Sketche zum Nachspielen
(0511) Von D. Hallervorden, 160 S., kart.
DM 14,80 /S 119.–

Gereimte Vorträge
für Bühne und Bütt. (0567) Von G. Wagner,
96 S., kart. **DM 7,80** /S 69.–

Damen in der Bütt
Scherze, Büttenreden, Sketche.
(0354) Von T. Müller, 136 S., kart.
DM 8,80 /S 74.–

Narren in der Bütt
Leckerbissen aus dem rheinischen
Karneval. (0216) Zusammengestellt von
T. Lücker, 112 S., kart.
DM 8,80 /S 74.–

Rings um den Karneval
Karnevalsscherze und Büttenreden.
(0130) Von Dr. Allos, 136 S., kart.
DM 9,80 /S 79.–

Helau und Alaaf 1
Närrisches aus der Bütt.
(0304) Von E. Müller, 112 S., kart.
DM 6,80 /S 59.–

Helau und Alaaf 2
Neue Büttenreden.
(0477) Von E. Luft, 104 S., kart.
DM 7,80 /S 69.–

Helau und Alaaf 3
Neue Reden für die Bütt. (0832) Von
H. Fauser, 144 S., 13 Zeichnungen, kart.
DM 9,80 /S 79.–

Humor und Stimmung
Ein heiteres Vortragsbuch. (0460) Von
G. Wagner, 112 S., kart. **DM 6,80** /S 59.–

Humor und gute Laune
Ein heiteres Vortragsbuch.
(0635) Von G. Wagner, 112 S., 5 Zeichnungen, kart. **DM 8,80** /S 74.–

Das große Buch der Witze
(0384) Von E. Holz, 320 S., 36 Zeichnungen, Pappband. **DM 16,80** /S 139.–

Da lacht das Publikum
Neue lustige Vorträge für viele Gelegenheiten. (0716) Von H. Schmalenbach,
104 S., kart. **DM 9,80** /S 79,–

Witzig, witzig
(0507) Von E. Müller, 128 S., 16 Zeichnungen, kart. **DM 6,80** /S 59.–

**Die besten Witze und Cartoons des
Jahres 1**
(0454) Hrsg. von K. Hartmann, 288 S.,
125 Zeichnungen, geb. **DM 16,80** /S 139.–

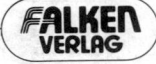

Die besten Witze und Cartoons des Jahres 2
(0488) Hrsg. von K. Hartmann, 288 S., 148 Zeichnungen, geb. **DM 16,80**/S 139.–

Die besten Witze und Cartoons des Jahres 3
(0524) Hrsg. von K. Hartmann, 288 S., 105 Zeichnungen, Pappband.
DM 16,80/S 139.–

Die besten Witze und Cartoons des Jahres 4
(0579) Hrsg. von K. Hartmann, 288 S., 140 Zeichnungen, Pappband.
DM 16,80/S 139.–

Die besten Witze und Cartoons des Jahres 5
(0642) Hrsg. von K. Hartmann, 288 S., 88 Zeichnungen, Pappband.
DM 16,80/S 139.–

Das Superbuch der Witze
(4146) Von B. Bornheim, 504 S., 54 Cartoons, Pappband.
DM 16,80/S 139.–

Witze
Lachen am laufenden Band (4241) Von J. Burkert, D. Kroppach, 400 S., 41 Zeichnungen, Pappband.
DM 15,–/S 120,–

Die besten Beamtenwitze
(0574) Hrsg. von W. Pröve, 112 S., 59 Cartoons, kart. **DM 5,80**/S 49.–

Die besten Kalauer
(0705) Von K. Frank, 112 S., 12 Zeichnungen, kart., **DM 5,80**/S 49.–

Robert Lembkes Witzauslese
(0325) Von Robert Lembke, 160 S., mit 10 Zeichnungen von E. Köhler, Pappband. **DM 14,80**/S 119.–

Fred Metzlers Witze mit Pfiff
(0368) Von F. Metzler, 120 S., kart.
DM 6,80/S 59.–

O frivol ist mir am Abend
Pikante Witze von Fred Metzler. (0388) Von F. Metzler, 128 S., mit Karikaturen, kart. **DM 5,80**/S 49.–

Herrenwitze
(0589) Von G. Wilhelm, 112 S., 31 Zeichnungen, kart. **DM 5,80**/S 49.–

Witze am laufenden Band
(0461) Von F. Asmussen, 118 S., kart.
DM 6,80/S 59.–

Horror zum Totlachen
Gruselwitze
(0536) Von F. Lautenschläger, 96 S., 44 Zeichnungen, kart. **DM 5,80**/S 49.–

Die besten Ostfriesenwitze
(0495) Hrsg. von O. Freese, 112 S., 17 Zeichnungen, kart. **DM 5,80**/S 49.–

Die Kleidermotte ernährt sich von nichts, sie frißt nur Löcher
Stilblüten, Sprüche und Widersprüche aus Schule, Zeitung, Rundfunk und Fernsehen. (0738) Von P. Haas, D. Kroppach, 112 S., zahlr. Abb., kart. **DM 6,80**/S 59,–

Olympische Witze
Sportlerwitze in Wort und Bild.
(0505) Von W. Willnat, 112 S., 126 Zeichnungen, kart. **DM 5,80**/S 49.–

Ich lach mich kaputt! Die besten Kinderwitze
(0545) Von E. Hannemann, 128 S., 15 Zeichnungen, kart. **DM 5,80**/S 49.–

Lach mit!
Witze für Kinder, gesammelt von Kindern. (0468) Hrsg. von W. Pröve, 128 S., 17 Zeichnungen, kart. **DM 6,80**/S 59,–

Die besten Kinderwitze
(0757) Von K. Rank, 120 S., 28 Zeichnungen, kart. **DM 6,80**/S 59.–

Lustige Sketche für Jungen und Mädchen
Kurze Theaterstücke für Jungen und Mädchen. (0669) Von U. Lietz und U. Lange, 104 S., kart. **DM 7,80**/S 69.–

Spielbare Witze für Kinder
(0824) Von H. Schmalenbach, 128 S., 30 Zeichnungen, kart. **DM 9,80**/S 79.–

Natur

Faszination Berg
zwischen Alpen und Himalaya.
(4214) Von T. Hiebeler, 96 S., 100 Farbfotos, Pappband. **DM 24,80**/S 198.–

Hilfe für den Wald
Ursachen, Schadbilder, Hilfsprogramme. Was jeder wissen muß, um unser wichtigstes Öko-System zu retten. (4164) Von K. F. Wentzel, R. Zundel, 128 S., 178 Farb- und 6 s/w-Abb., 60 Zeichnungen, kart. **DM 19,80**/S 159.–

Gefährdete und geschützte Pflanzen
erkennen und benennen. (0596) Von W. Schnedler und K. Wolfstetter. 160 S., 140 Farbfotos, 4 Zeichnungen, kart.
DM 19,80/S 159.–

Beeren und Waldfrüchte
erkennen und benennen, eßbar oder giftig? (0401) Von J. Raithelhuber, 120 S., 90 Farbfotos, 40 Zeichnungen, kart. **DM 16,80**/S 139.–

Pilze
erkennen und benennen. (0380) Von J. Raithelhuber, 136 S., 110 Farbfotos, kart. **DM 14,80**/S 119.–

Falken-Handbuch Pilze
Mit über 250 Farbfotos und Rezepten. (4061) Von M. Knoop, 276 S., 250 Farbfotos, Pappband. **DM 39,–**/S 319.–

Das Gartenjahr
Arbeitsplan für den Hobbygärtner. (4075) Von G. Bambach, 152 S., 16 Farbtafeln, 141 Abb., kart. **DM 14,80**/S 119.–

Gartenteiche und Wasserspiele
planen, anlegen und pflegen. (4083) Von H. R. Sikora, 160 S., 31 Farb- und 31 s/w-Fotos, 73 Zeichnungen, Pappband.
DM 29,80/S 239.–

Wasser im Garten
Von der Vogeltränke zum Naturteich – Natürliche Lebensräume selbst gestalten. (4230) Von H. Hendel, 240 S., 247 Farbfotos, 68 Farbzeichnungen, Pappband.
DM 59,–/S 479.–

Gärtnern
(5004) Von I. Manz, 64 S., 38 Farbfotos, Pappband. **DM 14,80**/S 119.–

Gärtner Gustavs Gartenkalender
Arbeitspläne · Pflanzenporträts · Gartenlexikon. (4155) Von G. Schoser, 120 S., 146 Farbfotos, 13 Tabellen, 203 farbige Zeichnungen, Pappband.
DM 24,80/S 198.–

Ziersträucher und -bäume im Garten
(5071) Von I. Manz, 64 S., 91 Farbfotos, Pappband. **DM 14,80**/S 119.–

Das Blumenjahr
Arbeitsplan für drinnen und draußen. (4142) Von G. Vocke, 136 S., 15 Farbtafeln, kart. **DM 14,80**/S 119.–

Der richtige Schnitt von Obst- und Ziergehölzen, Rosen und Hecken
(0619) Von E. Zettl, 88 S., 8 Farbtafeln, 39 Zeichnungen, 21 s/w-Fotos, kart.
DM 7,80/S 69.–

Blumenpracht im Garten
(5014) Von I. Manz, 64 S., 93 Farbfotos, Pappband. **DM 14,80**/S 119.–

Vom betörenden Zauber der Rosen
(2206) Von H. Steinhauer, 80 S., 89 Farbfotos und Zeichnungen, Pappband. **DM 9,80**/S 85.–

Blütenpracht in Haus und Garten
(4145) Von M. Haberer, u. a., 352 S., 1012 Farbfotos, Pappband.
DM 39,–/S 319.–

Das bunte Blütenparadies der Blumen
(2219) Von B. Zeidelhack, 80 S., 72 Farbabb., Pappband. **DM 9,80**/S 85.–

Sag's mit Blumen
Pflege und Arrangieren von Schnittblumen. (5103) Von P. Möhring, 64 S., 68 Farbfotos, 2 s/w-Abb., Pappband. **DM 14,80**/S 119.–

Grabgestaltung
Bepflanzung und Pflege zu jeder Jahreszeit. (5120) Von N. Uhl, 64 S., 77 Farbfotos, 2 Zeichnungen, Pappband. **DM 16,80**/S 139.–

Leben im Naturgarten
Der Biogärtner und seine gesunde Umwelt. (4124) Von N. Jorek, 128 S., 68 s/w-Fotos, kart. **DM 14,80**/S 119.–

So wird mein Garten zum Biogarten
Alles über die Umstellung auf naturgemäßen Anbau. (0706) Von I. Gabriel, 128 S., durchgehend 4farbig, 73 Farbfotos, 54 Farbzeichnungen, kart.
DM 14,80/S 119.–

Gesunde Pflanzen im Biogarten
Biologische Maßnahmen bei Schädlingsbefall und Pflanzenkrankheiten. (0707) Von I. Gabriel, 128 S., durchgehend 4farbig, 126 Farbfotos, 12 Farbzeichnungen, kart. **DM 14,80**/S 119.–

Der Biogarten unter Glas und Folie
Ganzjährig erfolgreich ernten. (0722) Von I. Gabriel, 128 S., durchgehend 4farbig, 62 Farbfotos, 45 Farbzeichnungen, kart. **DM 14,80**/S 119.–

Obst und Beeren im Biogarten
Gesunde und schmackhafte Früchte durch natürlichen Anbau. (0780) Von I. Gabriel, 128 S., 38 Farbfotos, 71 Farbzeichnungen, kart. **DM 14,80**/S 119.–

Neuanlage eines Biogartens
Planung, Bodenvorbeitung, Gestaltung. (0721) Von I. Gabriel, 128 S., durchgehend 4farbig, 73 Farbfotos, 39 Zeichnungen, kart. **DM 14,80**/S 119.–

Der biologische Zier- und Wohngarten
Planen, Vorbereiten, Bepflanzen und Pflegen. (0748) Von I. Gabriel, 128 S., 72 Farbfotos, 46 Farbzeichnungen, kart. **DM 14,80**/S 119.–

Das Bio-Gartenjahr
Arbeitsplan für naturgemäßes Gärtnern. (4169) Von N. Jorek, 128 S., 8 Farbtafeln, 70 s/w-Abb. kart.
DM 14,80/S 119.–

Selbstversorgung aus dem eigenen Anbau
Reichen Erntesegen verwerten und haltbar machen. (4182) Von M. Bustorf-Hirsch, M. Hirsch, 216 S., 270 Zeichnungen, Pappband. **DM 29,80**/S 239.–

Mischkultur im Nutzgarten
Mit Jahreskalender und Anbauplänen. (0651) Von H. Oppel, 112 S., 8 Farbtafeln, 23 s/w-Fotos, 29 Zeichnungen, kart. **DM 9,80**/S 79,–

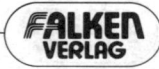

Erfolgstips für den Gemüsegarten
Mit naturgemäßem Anbau zu höherem Ertrag. (0674) Von F. Mühl, 80 S., 30 s/w-Fotos, 4 Zeichnungen, kart. **DM 7,80**/ S 69.–

Erfolgstips für den Obstgarten
Gesunde Früchte durch richtige Sortenwahl und Pflege. (0827) Von F. Mühl, 184 S., 16 Farbtafeln, 33 Zeichnungen, kart. **DM 14,80**/S 119.–

Der erfolgreiche Obstgarten
Pflanzung · Veredelung und Schnitt. (5100) Von J. Zech, 64 S., 54 Farbfotos, Pappband. **DM 14,80**/S 119.–

Gemüse, Kräuter, Obst aus dem Balkongarten
– Erfolgreich ernten auf kleinstem Raum. (0694) Von S. Stein, 32 S., 34 Farbfotos, 6 Zeichnungen, Spiralbindung, kart.**DM 7,80**/ S 69.–

Keime, Sprossen, Küchenkräuter
am Fenster ziehen – rund ums Jahr. (0658) Von F. und H. Jantzen, 32 S., 55 Farbfotos, Pappband. **DM 6,80**/S 59.–

Balkons in Blütenpracht
zu allen Jahreszeiten. (5047) Von N. Uhl, 64 S., 80 Farbfotos, Pappband. **DM 14,80**/S 119.–

Kübelpflanzen
für Balkon, Terrasse und Dachgarten. (5132) Von M. Haberer, 64 S., 70 Farbfotos, Pappband. **DM 14,80**/S 119.–

Kletterpflanzen
Rankende Begrünung für Fassade, Balkon und Garten. (5140) Von M. Haberer, 64 S., 70 Farbabb., 2 Zeichnungen, Pappband. **DM 14,80**/S 119.–

Mein Kräutergarten rund ums Jahr
Täglich schnittfrisch und gesund würzen. (4192) Von Prof. Dr. G. Lysek, 136 S., 15 Farbtafeln, 91 Zeichnungen, kart. **DM 16,80**/S 139.–

Blühende Zimmerpflanzen
94 Arten mit Pflegeanleitungen. (5010) Von R. Blaich, 64 S., 107 Farbfotos, Pappband. **DM 14,80**/S 119.–

Falken-Handbuch Zimmerpflanzen
1600 Pflanzenporträts. (4082) Von R. Blaich, 432 S., 480 Farbfotos, 84 Zeichnungen, 1600 Pflanzenbeschreibungen, Pappband. **DM 39,–**/S 319.–

Blütenpracht in Grolit 2000
Der neue, mühelose Weg zu farbenprächtigen Zimmerpflanzen. (5127) Von G. Vocke, 64 S., 50 Farbfotos, Pappband. **DM 14,80**/S 119.–

Ziergräser
Über 100 Arten erfolgreich kultivieren. (0829) Von H. Jantra, 104 S., 73 Farbfotos, 6 Farbzeichnungen, kart. **DM 16,80**/S 139.–

Bonsai
Japanische Miniaturbäume und Miniaturlandschaften. Anzucht, Gestaltung und Pflege. (4091) Von B. Lesniewicz, 160 S., 106 Farbfotos, 46 s/w-Fotos, 115 Zeichnungen, gebunden. **DM 68,–**/S 549.–

Zimmerbäume, Palmen und andere Blattpflanzen
Standort, Pflege, Vermehrung, Schädlinge. (5111) Von G. Schoser, 96 S., 98 Farbfotos, 7 Zeichnungen, Pappband. **DM 19,80**/S 159.–

Biologisch zimmergärtnern
Zier- und Nutzpflanzen natürlich pflegen. (4144) Von N. Jorek, 152 S., 15 Farbtafeln, 120 s/w-Fotos, Pappband. **DM 19,80**/S 159.–

Hydrokultur
Pflanzen ohne Erde – mühelos gepflegt. (4080) Von H.-A. Rotter, 120 S., 82 Abb., Pappband. **DM 19,80**/S 159.–

Zimmerpflanzen in Hydrokultur
Leitfaden für problemlose Blumenpflege. (0660) Von H.-A. Rotter, 32 S., 76 Farbfotos, 4 farbige Zeichnungen, Pappband, **DM 7,80**/ S 69.–

Sukkulenten
Mittagsblumen, Lebende Steine, Wolfsmilchgewächse u. a. (5070) Von W. Hoffmann, 64 S., 82 Farbfotos, Pappband. **DM 14,80**/S 119.–

Kakteen und andere Sukkulenten
300 Arten mit über 500 Farbfotos. (4116) Von G. Andersohn, 316 S., 520 Farbfotos, 193 Zeichnungen, Pappband. **DM 49,–**/S 398.–

Fibel für Kakteenfreunde
(0199) Von H. Herold, 102 S., 23 Farbfotos, 37 s/w-Abb., kart. **DM 7,80**/S 69.–

Kakteen
Herkunft, Anzucht, Pflege, Arten. (5021) Von W. Hoffmann, 64 S., 70 Farbfotos, Pappband. **DM 14,80**/S 119.–

Kakteen
Faszinierende Formen und Farben (4211) Von K. und F. Schild, 96 S., 127 Farbfotos, Pappband. **DM 24,80**/S 198.–

Orchideen
(4215) Von G. Schoser, 96 S., 143 Farbfotos, Pappband. **DM 24,80**/S 198.–

Falken-Handbuch Orchideen
Lebensraum, Kultur, Anzucht und Pflege. (4231) Von G. Schoser, 144 S., 121 Farbfotos, 28 Farbzeichnungen, Pappband. **DM 29,80**/S 239.–

Falken-Handbuch Katzen
(4158) Von B. Gerber, 176 S., 294 Farbund 88 s/w-Fotos, Pappband. **DM 39,–**/S 319.–

Katzen
Rassen · Haltung · Pflege. (4216) Von B. Eilert-Overbeck, 96 S., 82 Farbfotos, Pappband. **DM 24,80**/S 198.–

Das neue Katzenbuch
Rassen – Aufzucht – Pflege. (0427) Von B. Eilert-Overbeck, 136 S., 14 Farbfotos, 26 s/w-Fotos, kart. **DM 8,80**/S 74.–

Lieblinge auf Samtpfötchen Katzen
(2202) Von B. Eilert-Overbeck, 80 S., 53 Farbfotos, 5 s/w-Fotos, 1 Zeichnung, Pappband. **DM 9,80**/S 85.–

Katzenkrankheiten
Erkennung und Behandlung. Steuerung des Sexualverhaltens. (0652) Von Dr. med. vet. R. Spangenberg, 176 S., 64 s/w-Fotos, 4 Zeichnungen, kart. **DM 9,80**/S 79.–

Falken-Handbuch Hunde
(4118) Von H. Bielfeld, 176 S., 222 Farbfotos und Farbzeichnungen, 73 s/w-Abb., Pappband. **DM 39,–**/S 319.–

Hunde
Die treuen Freunde des Menschen (2207) Von R. Spangenberg, 80 S., 49 Farbfotos und Zeichnungen, Pappband. **DM 9,80**/S 85,–

Hunde
Rassen · Erziehung · Haltung. (4209) Von H. Bielfeld, 96 S., 101 Farbfotos, Pappband. **DM 24,80**/S 198.–

Das neue Hundebuch
Rassen · Aufzucht · Pflege. (0009) Von W. Busack, überarbeitet von Dr. med. vet. A. H. Hacker und H. Bielfeld, 112 S., 8 Farbtafeln, 27 s/w-Fotos. 6 Zeichnungen, kart. **DM 8,80**/S 74.–

Falken-Handbuch Der Deutsche Schäferhund
(4077) Von U. Förster, 228 S., 160 Abb., Pappband. **DM 29,80**/S 239.–

Der Deutsche Schäferhund
Aufzucht, Pflege und Ausbildung. (0073) Von A. Hacker, 104 S., 56 Abb., kart. **DM 7,80**/S 69.–

Dackel, Teckel, Dachshund
Aufzucht · Pflege · Ausbildung. (0508) Von M. Wein-Gysae, 112 S., 4 Farbtafeln, 43 s/w-Fotos, 2 Zeichnungen, kart. **DM 9,80**/S 79.–

Hundeausbildung
Verhalten – Gehorsam – Abrichtung. (0346) Von Prof. Dr. R. Menzel, 96 S., 18 Fotos, kart. **DM 7,80**/S 69.–

Grundausbildung für Gebrauchshunde
Schäferhund, Boxer, Rottweiler, Dobermann, Riesenschnauzer, Airedaleterrier, Hovawart und Bouvier. (0801) Von M. Schmidt und W. Koch, 104 S., 8 Farbtafeln, 11 s/w-Fotos, 5 s/w-Zeichnungen, kart. **DM 9,80**/S 79.–

Hundekrankheiten
Erkennung und Behandlung, Steuerung des Sexualverhaltens. (0570) Von Dr. med. vet. R. Spangenberg, 128 S., 68 s/w-Fotos, 10 Zeichnungen, kart. **DM 9,80**/S 79.–

Falken-Handbuch Pferde
(4186) Von H. Werner, 176 S., 196 Farbund 50 s/w-Fotos, 100 Zeichnungen, Pappband. **DM 48,–**/S 389,–

Ponys
Rassen, Haltung, Reiten. (4205) Von S. Braun, 96 S., 84 Farbfotos, Pappband. **DM 24,80**/S 198.–

Schmetterlinge
Tagfalter Miteleuropas erkennen und benennen. (0510) Von T. Ruckstuhl, 156 S., 136 Farbfotos, kart. **DM 16,80**/S 139.–

Wellensittiche
Arten · Haltung · Pflege · Sprechunterricht · Zucht. (5136) Von H. Bielfeld, 64 S., 59 Farbfotos, Pappband. **DM 14,80**/S 119.–

Papageien und Sittiche
Arten · Pflege · Sprechunterricht. (0591) Von H. Bielfeld, 112 S., 8 Farbtafeln, kart. **DM 9,80**/S 79.–

Geflügelhaltung als Hobby
(0749) Von M. Baumeister, H. Meyer, 184 S., 8 Farbtafeln, 47 s/w-Fotos, 15 Zeichnungen, kart. **DM 16,80**/S 139.–

Falken-Handbuch Das Terrarium
(4069) Von B. Kahl, P. Gaupp, Dr. G. Schmidt, 336 S., 215 Farbfotos, geb. **DM 58,–**/S 460.–

DIE TIERSPRECHSTUNDE
Alles über Igel in Natur und Garten
(0810) Von Dr. med. vet. E. M. Bartenschlager, 68 S., 51 Farbfotos, kart. **DM 9,80**/S 79.–

DIE TIERSPRECHSTUNDE
Alles über Meerschweinchen
(0809) Von Dr. med. vet. E. M. Bartenschlager, 72 S., 43 Farbfotos, 11 Farbzeichnungen, kart. **DM 9,80**/S 79.–

Das Süßwasser-Aquarium
Einrichtung · Pflege · Fische · Pflanzen. (0153) Von H. J. Mayland, 152 S., 16 Farbtafeln, 43 s/w-Zeichnungen, kart. **DM 12,80**/S 99,–

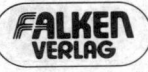

Falken-Handbuch
Süßwasser-Aquarium
(4191) Von H. J. Mayland, 288 S.,
564 Farbfotos, 75 Zeichnungen,
Pappband. **DM 49,–**/S 398,–

Cichliden
Pflege, Herkunft und Nachzucht der
wichtigsten Buntbarscharten. (5144) Von
Jo in't Veen, 96 S., 163 Farbfotos,
Pappband. **DM 19,80**/S 159,–

Gesundheit

Die Frau als Hausärztin
Der unentgeltliche Ratgeber für die
Gesundheit. (4072) Von Dr. med.
A. Fischer-Dückelmann, 808 S., 14 Farb-
tafeln, 146 s/w-Fotos, 203 Zeichnungen,
Pappband. **DM 29,80**/S 239,–

**Heiltees und Kräuter für die
Gesundheit**
(4123) Von G. Leibold, 136 S., 15 Farbtafeln, 16 Zeichnungen, kart.
DM 14,80/S 119.–

Falken-Handbuch
Heilkräuter
Modernes Lexikon der Pflanzen und
Anwendungen (4076) Von G. Leibold,
392 S., 183 Farbfotos, 22 Zeichnungen,
geb. **DM 39,–**/S 319.–

Die farbige Kräuterfibel
Heil- und Gewürzpflanzen. (0245) Von
I. Gabriel, 196 S., 49 farbige und
97 s/w-Abb., kart. **DM 14,80**/ S 119.–

Arzneikräuter und Wildgemüse
erkennen und benennen. (0459) Von
J. Raithelhuber, 144 S., 108 Farbfotos,
31 Zeichnungen, kart. **DM 16,80**/S 139.–

Falken-Handbuch
Bio-Medizin
Alles über die moderne Naturheilpraxis.
(4136) Von G. Leibold, 552 S., 38 Farb-
fotos, 232 s/w-Abb., Pappband.
DM 39,–/ S 319.–

Enzyme
(0677) Von G. Leibold, 96 S., kart.
DM 9,80/S 79.–

Heilfasten
(0713) Von G. Leibold, 108 S., kart.
DM 9,80/S 79.–

**So lebt man länger nach Dr. Le
Comptes Erfolgsmethode!**
Vital und gesund bis ins hohe Alter.
(4129) Von Dr. H. Le Compte,
P. Pervenche, 224 S., gebunden.
DM 24,80/S 198.–

**Gesundheit und Spannkraft durch
Yoga**
(0321) Von L. Frank und U. Ebbers,
112 S., 50 s/w-Fotos, kart.
DM 7,80/S 69.–

Yoga für jeden
(0341) Von K. Zebroff, 156 S., 135 Abb.,
Spiralbindung, **DM 20,–**/S 160.–

Yoga für Schwangere
Der Weg zur sanften Geburt. (0777) Von
V. Bolesta-Hahn, 108 S., 76 2-farbige
Abb. **DM 12,80**/S 99.–

**Yoga gegen Haltungsschäden und
Rückenschmerzen**
(0394) Von A. Raab, 104 S., 215 Abb.,
kart. **DM 6,80**/S 59.–

Hypnose und Autosuggestion
Methoden – Heilwirkungen – praktische
Beispiele. (0483) Von G. Leibold, 116 S.,
kart. **DM 7,80**/S 69.–

Autogenes Training
Anwendung · Heilwirkungen · Methoden.
(0541) Von R. Faller, 128 S., 3 Zeichnungen, kart. **DM 9,80**/S 79.–

**Die fernöstliche Fingerdrucktherapie
Shiatsu**
Anleitungen zur Selbsthilfe – Heilwirkungen. (0615) Von G. Leibold, 196 S.,
180 Abb., kart. **DM 16,80**/S 139.–

Eigenbehandlung durch Akupressur
Heilwirkungen – Energielehre – Meri-
diane. (0417) Von G. Leibold, 152 S.,
78 Abb., kart. **DM 9,80**/S 79.–

Chinesische Naturheilverfahren
Selbstbehandlung mit bewährten
Methoden der physikalischen Therapie.
Atemtherapie · Heilgymnastik · Selbst-
massage · Vorbeugen · Behandeln · Ent-
spannen. (4247) Von F. Tjoeng Lie,
160 S., 292 zweifarbige Zeichnungen.
Pappband. **DM 29,80**/S 239.–

Bauch, Taille und Hüfte gezielt formen
durch **Aktiv Yoga**
(0709) Von K. Zebroff, 112 S., 102 Farbfotos, Spiralbindung, **DM 14,80**/S 119.–

10 Minuten täglich Tele-Gymnastik
(5102) Von B. Manz und K. Biermann,
128 S., 381 Abb., kart.
DM 14,80/S 119.–

Gesund und fit durch Gymnastik
(0366) Von H. Pilss-Samek, 132 S.,
150 Abb., kart. **DM 9,80**/S 79.–

Stretching
Mit Dehnungsgymnastik zu Entspannung, Geschmeidigkeit und Wohl-
befinden. (0717) Von H. Schulz, 80 S.,
90 s/w-Fotos, kart. **DM 7,80**/S 69.–

Gesund und leistungsfähig durch
**Konditionsübungen, Fitneßtraining,
Wirbelsäulengymnastik**
(0844) Von R. Milser, K. Grafe, 104 S.,
99 Farbfotos, 12 Farbzeichnungen, 5 s/w-
Zeichnungen, kart. **DM 16,80**/S 139.–

Schönheitspflege
Kosmetische Tips für jeden Tag. (0493)
Von H. Zander, 80 S., 25 Abb., kart.
DM 7,80/S 69.–

Natur-Apotheke
Gesundheit durch altbewährte Kräuter-
rezepte und Hausmittel.
(4156) Von G. Leibold, 236 S., 8 Farbtafeln, 100 Zeichnungen, kart.,
DM 19,80/S 159.–
(4157) Pappband, **29,80**/S 239.–

**Diät bei Krankheiten des Magens und
Zwölffingerdarms**
Rezeptteil von B. Zöllner. (3201) Von
Prof. Dr. med. H. Kaess, 96 S., 4 Farb-
tafeln, kart. **DM 10,80**/S 85.–

**Diät bei Herzkrankheiten und
Bluthochdruck**
Salzarme (natriumarme) Kost. Rezeptteil
von B. Zöllner. (3202) Von Prof. Dr. med.
H. Rottka, 92 S., 4 Farbtafeln, kart.
DM 10,80/S 85.–

**Diät bei Erkrankungen der Niere und
Harnwege, bei Nierensteinen und bei
Dialysebehandlung**
Rezeptteil von B. Zöllner. (3203) Von
Prof. Dr. med. H. J. Sarre und Prof. Dr.
med. R. Kluthe, 100 S., 4 Farbtafeln,
kart. **DM 10,80**/S 85.–

Richtige Ernährung im Alter
Rezeptteil von B. Zöllner. (3204) Von
Priv.-Doz. Dr. med. H.-J. Pusch und Dr.
med. W. Koch, 88 S., 4 Farbtafeln, kart.
DM 10,80/S 85.–

Diät bei Gicht und Harnsäuresteinen
Rezeptteil von B. Zöllner. (3205) Von
Prof. Dr. med. N. Zöllner, 80 S., 4 Farb-
tafeln, kart. **DM 10,80**/S 85.–

Diät bei Zuckerkrankheit
Rezeptteil von B. Zöllner. (3206) Von
Prof. Dr. med. P. Dieterle, 80 S., 4 Farb-
tafeln, kart. **DM 10,80**/S 85.–

**Diät bei Krankheiten der Gallenblase,
Leber und Bauchspeicheldrüse**
Rezeptteil von B. Zöllner. (3207) Von
Prof. Dr. med. H. Kasper, 88 S., 4 Farb-
tafeln, kart. **DM 10,80**/S 85.–

**Diät bei Störungen des Fettstoff-
wechsels und zur Vorbeugung der
Arteriosklerose**
Rezeptteil von B. Zöllner. (3208) Von
Prof. Dr. med. G. Wolfram und Dr. med.
O. Adam, 104 S., 4 Farbtafeln, kart.
DM 10,80/S 85.–

Diät bei Übergewicht
Rezeptteil von B. Zöllner. (3209) Von
Priv.-Doz. Dr. med. Ch. Keller, 96 S.,
4 Farbtafeln, kart. **DM 10,80**/S 85.–

Diät bei Darmkrankheiten
Durchfall – Divertikulose, Reizdarm und
Darmträgheit – einheimischer Sprue
(Zöliakie) – Disaccharidasemangel –
Dünndarmresektion – Dumping
Syndrom. Rezeptteil von B. Zöllner.
(3211) Von Prof. Dr. med. G. Strohmeyer,
88 S., 4 Farbtafeln, kart.
DM 10,80/S 85.–

**Ballaststoffreiche Kost bei Funktions-
störungen des Darms**
Rezeptteil von B. Zöllner. (3212) Von
Prof. Dr. med. H. Kasper, 80 S., 4 Farbtafeln, kart. **DM 10,80**/S 85.–

Bildatlas des menschlichen Körpers
(4177) Von G. Pogliani, V. Vannini, 112 S.,
402 Farbabb., 28 s/w-Fotos, Pappband.
DM 29,80/S 239.–

Fußmassage
Reflexzonentherapie am Fuß (0714) Von
G. Leibold, 96 S., 38 Zeichnungen, kart.
DM 9,80/S 79.–

Rheuma und Gicht
Krankheitsbilder, Behandlung, Therapie-
verfahren, Selbstbehandlung, richtige
Lebensführung und Ernährung. (0712)
Von Dr. J. Höder, J. Bandick, 104 S., kart.
DM 9,80/S 79.–

Krampfadern
Ursachen, Vorbeugung, Selbstbehandlung, Therapieverfahren. (0727) Von
Dr. med. K. Steffens, 96 S., 38 Abb.,
kart. **DM 9,80**/S 79.–

Gallenleiden
Krankheitsbilder, Behandlung, Therapie-
verfahren, Selbstbehandlung, Richtige
Lebensführung und Ernährung. (0673)
Von Dr. med. K. Steffens, 104 S.,
34 Zeichnungen, kart. **DM 9,80**/S 79,–

Asthma
Pseudokrupp, Bronchitis und Lungen-
emphysem. (0778) Von Prof. Dr. med.
W. Schmidt, 120 S., 56 Zeichnungen,
kart. **DM 9,80**/S 79,–

Vitamine und Ballaststoffe
So ermittle ich meinen täglichen Bedarf
(0746) Von Prof. Dr. M. Wagner,
I. Bongartz, 96 S., 6 Farbabb., zahlreiche
Tabellen, kart. **DM 9,80**/S 79,–

Darmleiden
Krankheitsbilder, Behandlung, Selbst-
behandlung, Richtige Lebensführung und
Ernährung. (0798) Von Dr. med. K. Stef-
fens, 112 S., 46 Zeichnungen, kart.
DM 9,80/S 79,–

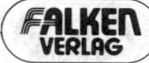

Die Preise entsprechen dem Status beim Druck dieses

Massage
(0750) Von B. Rumpler, K. Schutt, 112 S., 116 2-farbige Zeichnungen, kart. **DM 12,80**/S 99,–

Ratgeber Aids
Entstehung, Ansteckung, Krankheitsbilder, Heilungschancen, Schutzmaßnahmen. (0803) Von B. Baartman, Vorwort von Dr. med. H. Jäger, 112 S., 8 Farbtafeln, 4 Grafiken, kart. **DM 15,80**/S 139,–

Wenn Kinder krank werden
Medizinischer Ratgeber für Eltern. (4240) Von Dr. med. I. J. Chasnoff, B. Nees-Delaval, 232 S., 163 Zeichnungen, Pappband. **DM 29,80**/S 239,–

Ratgeber Lebenshilfe

Umgangsformen heute
Die Empfehlungen des Fachausschusses für Umgangsformen. (4015) 282 S., 160 s/w-Fotos, 25 Zeichnungen, Pappband. **DM 29,80**/S 239.–

Der gute Ton
Ein moderner Knigge. (0063) Von I. Wolter, 168 S., 38 Zeichnungen, 53 s/w-Fotos, kart. **DM 9,80**/S 79.–

Haushaltstips von A bis Z
(0759) Von A. Eder, 80 S., 30 Zeichnungen, kart. **DM 7,80**/S 69,–

Wir heiraten
Ratgeber zur Vorbereitung und Festgestaltung der Verlobung und Hochzeit. (4188) Von C. Poensgen, 216 S., 8 s/w-Fotos, 30 s/w-Zeichnungen, 8 Farbtafeln, Pappband. **DM 19,80**/S 159,–

Kleines Dankeschön für die charmante **Gastgeberin**
(2218) Von S. Gräfin Schönfeldt, 80 S., 46 Farbabb., Pappband. **DM 9,80**/S 85,–

Familienforschung · Ahnentafel · Wappenkunde
Wege zur eigenen Familienchronik. (0744) Von P. Bahn, 128 S., 8 Farbtafeln, 30 Abbildungen, kart. **DM 14,80**/S 119.–

Die Kunst der freien Rede
Ein Intensivkurs mit vielen Übungen, Beispielen und Lösungen. (4189) Von G. Hirsch, 232 S., 11 Zeichnungen, Pappband. **DM 29,80**/S 239.–

Reden zur Taufe, Kommunion und Konfirmation
(0751) Von G. Georg, 96 S., kart. **DM 6,80**/S 59,–

Der richtige Brief zu jedem Anlaß
Das moderne Handbuch mit 400 Musterbriefen. (4179) Von H. Kirst, 376 S., Pappband. **DM 26,80**/S 218,–

Von der Verlobung zur Goldenen Hochzeit
(0393) Von E. Ruge, 120 S., kart. **DM 6,80**/S 59.–

Reden zur Hochzeit
Musteransprachen für Hochzeitstage. (0654) Von G. Georg, 112 S., kart. **DM 6,80**/S 59.–

Glückwünsche, Toasts und Festreden zur Hochzeit.
(0264) Von I. Wolter, 128 S., 18 Zeichnungen, kart. **DM 7,80**/S 69.–

Hochzeits- und Bierzeitungen
Muster, Tips und Anregungen. (0288) Von H.-J. Winkler, mit vielen Text- und Gestaltungsanregungen, 116 S., 15 Abb., 1 Musterzeitung, kart. **DM 6,80**/ S 59.–

Kindergedichte zur Grünen, Silbernen und Goldenen Hochzeit
(0318) Von H.-J. Winkler, 104 S., 20 Abb., kart. **DM 5,80**/S 49.–

Die Silberhochzeit
Vorbereitung · Einladung · Geschenkvorschläge · Dekoration · Festablauf · Menüs · Reden · Glückwünsche. (0542) Von K. F. Merkle, 120 S., 41 Zeichnungen, kart. **DM 9,80**/S 79.–

Großes Buch der Glückwünsche
(0255) Hrsg. von O. Fuhrmann, 240 S., 77 Zeichnungen und viele Gestaltungsvorschläge, kart. **DM 9,80**/S 79.–

Neue Glückwunschfibel
für Groß und Klein. (0156) Von R. Christian-Hildebrandt, 96 S., kart. **DM 4,80**/S 39.–

Glückwunschverse für Kinder
(0277) Von B. Ulrici, 80 S., kart. **DM 5,80**/S 49.–

Die Redekunst
Rhetorik · Rednererfolg (0076) Von K. Wolter, überarbeitet von Dr. W. Tappe, 80 S., kart. **DM 5,80**/S 49.–

Reden und Ansprachen
für jeden Anlaß. (4009) Hrsg. von F. Sicker, 454 S., gebunden. **DM 39,–**/S 319.–

Reden zum Jubiläum
Musteransprachen für viele Gelegenheiten (0595) Von G. Georg, 112 S., kart. **DM 6,80**/S 59.–

Reden zum Ruhestand
Musteransprachen zum Abschluß des Berufslebens (0790) Von G. Georg, 104 S., kart. **DM 7,80**/S 69.–

Reden und Sprüche zu Grundsteinlegung, Richtfest und Einzug
(0598) Von A. Bruder, G. Georg, 96 S., kart. **DM 6,80**/S 59.–

Reden zu Familienfesten
Musteransprachen für viele Gelegenheiten. (0675) Von G. Georg, 108 S., kart. **DM 6,80**/S 59.–

Reden zum Geburtstag
Musteransprachen für familiäre und offizielle Anlässe. (0773) Von G. Georg, 104 S., kart. **DM 7,80**/S 69.–

Festreden und Vereinsreden
Ansprachen für festliche Gelegenheiten. (0069) Von K. Lehnhoff, E. Ruge, 88 S., kart. **DM 5,80**/S 49.–

Reden im Verein
Musteransprachen für viele Gelegenheiten. (0703) Von G. Georg, 112 S., kart. **DM 6,80**/S 59.–

Trinksprüche
Fest- und Damenreden in Reimen. (0791) Von L. Metzner, 88 S., 14 s/w-Zeichnungen, kart. **DM 7,80**/S 69.–

Trinksprüche, Richtsprüche, Gästebuchverse
(0224) Von D. Kellermann, 80 S., kart. **DM 5,80**/S 49.–

Ins Gästebuch geschrieben
(0576) Von K. H. Trabeck, 96 S., 24 Zeichnungen, kart. **DM 7,80**/S 69.–

Poesiealbumverse
Heiteres und Besinnliches. (0578) Von A. Göttling, 112 S., 20 Zeichnungen, Pappband. **DM 14,80**/S 119.–

Verse fürs Poesiealbum
(0241) Von I. Wolter, 96 S., 20 Abb., kart. **DM 5,80**/S 49.–

Rosen, Tulpen, Nelken . . .
Beliebte Verse fürs Poesiealbum
(0431) Von W. Pröve, 96 S., 11 Faksimile-Abb., kart. **DM 5,80**/S 49.–

Der Verseschmied
Kleiner Leitfaden für Hobbydichter. Mit Reimlexikon. (0597) Von T. Parisius, 96 S., 28 Zeichnungen, kart. **DM 7,80**/S 69.–

Was wäre das Leben ohne Hoffnung
Trostreiche Worte
(2224) Hrsg. E. Heinold, 80 S., 23 Farbfotos, Pappband. **DM 9,80**/S 85,–

Moderne Korrespondenz
Handbuch für erfolgreiche Briefe. (4014) Von H. Kirst und W. Manekeller, 544 S., gebunden. **DM 39,–**/S 319.–

Der neue Briefsteller
Musterbriefe für alle Gelegenheiten. (0060) Von I. Wolter-Rosendorf, 112 S., kart. **DM 5,80**/S 49.–

Geschäftliche Briefe
des Privatmanns, Handwerkers, Kaufmanns. (0041) Von A. Römer, 120 S., kart. **DM 6,80**/S 59.–

Behördenkorrespondenz
Musterbriefe – Anträge – Einsprüche. (0412) Von E. Ruge, 120 S., kart. **DM 7,80**/S 69.–

Musterbriefe
für alle Gelegenheiten. (0231) Hrsg. von O. Fuhrmann, 240 S., kart. **DM 9,80**/S 79.–

Privatbriefe
Muster für alle Gelegenheiten. (0114) Von I. Wolter-Rosendorf, 132 S., kart. **DM 6,80**/S 59.–

Briefe zu Geburt und Taufe
Glückwünsche und Danksagungen. (0802) Von H. Beitz, 96 S., 12 Zeichnungen, kart. **DM 9,80**/S 79.–

Erfolgstips für den Schriftverkehr
Briefwechsel leicht gemacht durch einfachen Stil und klaren Ausdruck (0678) Von J. Werbellin, 120 S., kart. **DM 8,80**/S 74.–

Worte und Briefe der Anteilnahme
(0464) Von E. Ruge, 128 S., mit vielen Abb., kart. **DM 9,80**/S 79.–

Reden in Trauerfällen
Musteransprachen für Beerdigungen und Trauerfeiern (0736) Von G. Georg, 104 S., kart. **DM 6,80**/S 59,–

Lebenslauf und Bewerbung
Beispiele für Inhalt, Form und Aufbau. (0428) Von H. Friedrich, 112 S., kart. **DM 6,80**/S 59:–

Erfolgreiche Bewerbungsbriefe und Bewerbungsformen.
(0138) Von W. Manekeller, 88 S., kart. **DM 5,80**/S 49.–

Die erfolgreiche Bewerbung
Bewerbung und Vorstellung. (0173) Von W. Manekeller, 156 S., kart. **DM 9,80**/S 79.–

Die Bewerbung
Der moderne Ratgeber für Bewerbungsbriefe, Lebenslauf und Vorstellungsgespräche. (4138) Von W. Manekeller, 264 S., Pappband. **DM 19,80**/S 159.–

Vorstellungsgespräche
sicher und erfolgreich führen. (0636) Von H. Friedrich, 144 S., kart. **DM 9,80**/S 79.–

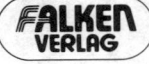

Keine Angst vor Einstellungstests
Ein Ratgeber für Bewerber. (0793) Von
Ch. Titze, 120 S., 67 Zeichnungen, kart.
DM 9,80/S 79.–

Zeugnisse im Beruf
richtig schreiben, richtig verstehen.
(0544) Von H. Friedrich, 112 S., kart.
DM 9,80/S 79.–

In Anerkennung Ihrer . . . ,
**Lob und Würdigung in Briefen
und Reden.**
(0535) Von H. Friedrich, 136 S., kart.
DM 9,80/S 79.–

Erfolgreiche Kaufmannspraxis
Wirtschaftliche Grundlagen, Geld, Kredit-
wesen, Steuern, Betriebsführung, Recht,
EDV. (4046) Von W. Göhler, H. Gölz,
M. Heibel, Dr. D. Machenheimer, 544 S.,
gebunden. **DM 39,–**/S 319.–

Der Rechtsberater im Haus
(4048) Von K.-H. Hofmeister, 528 S., gebunden. **DM 39,–**/S 319.–

Arbeitsrecht
Praktischer Ratgeber für Arbeitnehmer
und Arbeitgeber, (0594) Von J. Beuthner,
192 S., kart. **DM 16,80**/S 139.–

Mietrecht
Leitfaden für Mieter und Vermieter.
(0479) Von J. Beuthner, 196 S., kart.
DM 14,80/S 119.–

Familienrecht
Ehe – Scheidung – Unterhalt. (4190) Von
T. Drewes, R. Hollender, 368 S., Papp-
band. **DM 29,80**/S 239.–

**Erziehungsgeld, Mutterschutz,
Erziehungsurlaub**
Alles über das neue Recht für Eltern. Mit
den Gesetzestexten. (0835) Von J. Grö-
nert, 144 S., kart. **DM 12,80**/S 99.–

Scheidung und Unterhalt
nach dem neuen Eherecht. (0403) Von
Rechtsanwalt H. T. Drewes, 112 S., mit
Kosten- und Unterhaltstabellen, kart.
DM 7,80/S 69.–

Testament und Erbschaft
Erbfolge, Rechte und Pflichten der Erben,
Erbschafts- und Schenkungssteuer.
Mustertestamente. (4139) Von T. Drewes,
R. Hollender, 304 S., Pappband.
DM 26,80/S 218.–

Erbrecht und Testament
Mit Erläuterungen des Erbschaftssteuer-
gesetzes von 1974. (0046) Von Dr. jur.
H. Wandrey, 124 S., kart. **DM 6,80**/S 59.–

Endlich 18 und nun?
Rechte und Pflichten mit der Volljährig-
keit. (0646) Von R. Rathgeber, 224 S.,
27 Zeichnungen, kart. **DM 14,80**/S 119.–

Was heißt hier minderjährig?
(0765) Von R. Rathgeber, C. Rummel,
148 S., 50 Fotos, 25 Zeichnungen, kart.
DM 14,80/S 119.–

**Erfolgreiche Bewerbung um einen
Ausbildungsplatz**
(0715) Von H. Friedrich, 136 S., kart.
DM 9,80/S 79.–

Elternsache Grundschule
(0692) Hrsg. von K. Meynersen, 324 S.,
kart. **DM 26,80**/S 218.–

Sexualberatung
(0402) Von Dr. M. Röhl, 168 S., 8 Farbtafeln, 17 Zeichnungen, Pappband.
DM 19,80/S 159.–

Die Kunst des Stillens
nach neuesten Erkenntnissen
(0701) Von Prof. Dr. med. E. Schmidt/
S. Brunn, 112 S., 20 Fotos und Zeichnungen, kart. **DM 9,80**/S 79.–

Wenn Sie ein Kind bekommen
(4003) Von U. Klamroth, Dr. med.
H. Oster, 240 S., 86 s/w-Fotos, 30 Zeichnungen, Pappband. **DM 24,80**/S 198.–

Vorbereitung auf die Geburt
Schwangerschaftsgymnastik, Atmung,
Rückbildungsgymnastik. (0251) Von
S. Buchholz, 112 S., 98 s/w-Fotos, kart.
DM 6,80/S 59.–

Wie soll es heißen?
(0211) Von D. Köhr, 136 S., kart.
DM 5,80/S 49.–

Das Babybuch
Pflege · Ernährung · Entwicklung. (0531)
Von A. Burkert, 128 S., 16 Farbtafeln,
38 s/w-Fotos, 20 Zeichnungen, kart.
DM 12,80/S 99.–

Wenn der Mensch zum Vater wird
Ein heiter-besinnlicher Ratgeber.
(4259) Von D. Zimmer, 160 S., 20 Zeichnungen, Pappband. **DM 19,80**/S 159.–

Mitmachen – die Umwelt retten!
Das Öko-Testbuch
Analysen und Experimente zur Eigen-
initiative. (4160) Von M. Häfner,
400 Farbfotos, 137 farbige Zeichnungen,
Pappband. **DM 39,–**/S 319.–

Die neue Lebenshilfe **Biorhytmik**
Höhen und Tiefen der persönlichen
Lebenskurven vorausberechnen und
danach handeln. (0458) Von W. A. Appel,
157 S., 63 Zeichnungen, Pappband.
DM 12,80/S 99.–

Vom Urkrümel zum Atompilz
Evolution – Ursache und Ausweg aus der
Krise. (4181) Von Jürgen Voigt, 188 S.,
20 Farb- und 70 s/w-Fotos, 32 Zeichnungen, kart. **DM 19,80**/S 159.–

Dinosaurier
und andere Tiere der Urzeit. (4219) Von
G. Alschner, 96 S., 81 Farbzeichnungen,
4 Fotos, Pappband. **DM 24,80**/S 198.–

Der Sklave Calvisius
Alltag in einer römischen Provinz 150 n.
Chr. (4058) Von A. Ammermann,
T. Röhrig, G. Schmidt, 120 S.,
99 Farbabb., 47 s/w-Abb., Pappband.
DM 19,80/S 159.–

ZDF · ORF · DRS
Kompaß Jugend-Lexikon
(4096) Von R. Kerler, J. Blum, 336 S.,
766 Farbfotos, 39 s/w-Abb., Pappband.
DM 39,–/S 319.–

Astrologie
Das Orakel der Sterne. (2211) Von
B. A. Mertz, 80 S., 42 Farb- und 15 s/w-
Fotos, Pappband. **DM 9,80**/S 85,–

Psycho-Tests
– Erkennen Sie sich selbst. (0710) Von
B. M. Nash, R. B. Monchick, 304 S.,
81 Zeichnungen, kart. **DM 16,80**/S 139,–

Falken-Handbuch **Astrologie**
Charakterkunde · Schicksal · Liebe und
Beruf · Berechnung und Deutung von
Horoskopen · Aszendententabelle. (4068)
Von B. A. Mertz, 342 S., mit 60 er-
läuternden Grafiken, gebunden.
DM 29,80/S 239.–

Selbst Wahrsagen mit Karten
Die Zukunft in Liebe, Beruf und Finanzen.
(0404) Von R. Koch, 112 S., 252 Abb.,
Pappband. **DM 12,80**/S 99.–

Weissagen, Hellsehen, Kartenlegen . . .
Wie jeder die geheimen Kräfte ergründen
und für sich nutzen kann. (4153) Von
G. Haddenbach, 192 S., 40 Zeichnungen,
Pappband. **DM 19,80**/S 159.–

Frauenträume, Männerträume
und ihre Bedeutung. (4198) Von
G. Senger, 272 S., mit Traumlexikon,
Pappband. **DM 29,80**/S 239,–

Wahrsagen mit Tarot-Karten
(0482) Von E. J. Nigg, 112 S., 4 Farbtafeln, 52 s/w-Abb., Pappband.
DM 14,80/S 119.–

Aztekenhoroskop
Deutung von Liebe und Schicksal nach
dem Aztekenkalender. (0543) Von
C.-M. und R. Kerler, 160 S., 20 Zeichnungen, Pappband. **DM 9,80**/S 79.–

Was sagt uns das Horoskop?
Praktische Einführung in die Astrologie.
(0655) Von B. A. Mertz, 176 S., 25 Zeichnungen, kart. **DM 9,80**/S 79.–

Das Super-Horoskop
Der neue Weg zur Deutung von Charakter,
Liebe und Schicksal nach chinesischer
und amerikanischer Astrologie. (0465)
Von G. Haddenbach, 175 S., kart.
DM 9,80/S 79.–

**Liebeshoroskop für die
12 Sternzeichen**
Alles über Chancen, Beziehungen, Erotik,
Zärtlichkeit, Leidenschaft. (0587) Von
G. Haddenbach, 144 S., 11 Zeichnungen,
kart. **DM 7,80**/S 69.–

Die 12 Sternzeichen
Charakter, Liebe und Schicksal. (0385)
Von G. Haddenbach, 160 S., Pappband.
DM 12,80/S 99.–

**Die 12 Tierzeichen im chinesischen
Horoskop**
(0423) Von G. Haddenbach, 128 S.,
Pappband. **DM 9,80**/S 79.–

Sternstunden
für Liebe, Glück und Geld, Berufserfolg
und Gesundheit. Das ganz persönliche
Mitbringsel für Widder (0621), Stier
(0622), Zwillinge (0623), Krebs (0624),
Löwe (0625), Jungfrau (0626), Waage
(0627), Skorpion (0628), Schütze
(0629), Steinbock (0630), Wassermann
(0631), Fische (0632) Von L. Cancer,
62 S., durchgehend farbig, Zeichnungen,
Pappband. **DM 5,–**/S 39.–

So deutet man Träume
Die Bildersprache des Unbewußten.
(0444) Von G. Haddenbach, 160 S.,
Pappband. **DM 9,80**/S 79.–

Die Familie im Horoskop
Glück und Harmonie gemeinsam erleben
– Probleme und Gegensätze verstehen
und tolerieren. (4161) Von B. A. Mertz,
296 S., 40 Zeichnungen, kart.
DM 19,80/S 159,–

Erkennen Sie Psyche und Charakter
durch **Handdeutung**
(4176) Von B. A. Mertz, 252 S., 9 s/w-
Fotos, 160 Zeichnungen, Pappband.
DM 36,–/S 298.–

Falken-Handbuch
Kartenlegen
Wahrsagen mit Tarot-, Skat-, Lenormand-
und Zigeunerblättern. (4226) Von
B. A. Mertz, 288 S., 38 Farb- und
108 s/w-Abb. Pappband.
DM 39,–/S 319.–

I Ging der Liebe
Das altchinesische Orakel für Partner-
schaft und Ehe. (4244) Von G. Damian-
Knight, 320 S., 64 s/w-Zeichnungen,
Pappband. **DM 29,80**/S 239,–

Wenn die Schwalben niedrig fliegen
Bauernregeln
(2208) Von G. Haddenbach, 80 S.,
52 Farbfotos, Pappband.
DM 9,80/S 85,–

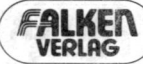

Die Preise entsprechen dem Status beim Druck dieses

Bauernregeln, Bauernweisheiten, Bauernsprüche

(4243) Von G. Haddenbach, 192 S., 62 Farbabb. 9 s/w-Fotos, 144 s/w-Zeichnungen, Pappband. **DM 29,80**/S 239.–

Computer

Computer Grundwissen
Eine Einführung in Funktion und Einsatzmöglichkeiten. (4302) Von W. Bauer, 176 Seiten, 193 Farb- und 12 s/w-Fotos, 37 Computergrafiken, kart., **DM 29,80**/S 239.–
(4301) Pappband, **DM 39,–**/S 312.–

Einführung in die Programmiersprache BASIC. (4303) Von S. Curran und R. Curnow, 192 S., 92 Zeichnungen, kart. **DM 19,80**/S 159.–

Lernen mit dem Computer. (4304) Von S. Curran und R. Curnow, 144 S., 34 Zeichnungen, Spiralbindung. **DM 19,80**/S 159.–

Computerspiele, Grafik und Musik (4305) Von S. Curran und R. Curnow, 147 S., 46 Zeichnungen, Spiralbindung. **DM 19,80**/S 159.–

dBase III
Einführung für Einsteiger und Nachschlagewerk für Profis. (4310) Von J. Brehm, G. A. Karl, 211 S., 23 Abb., kart. **DM 58,–**/S 460.–

Das Medienpaket
Buch und Programmdiskette „dBase III" zusammen (4312) **DM 98,–**/S 784.–

Grundwissen Informationsverarbeitung (4314) Von H. Schiro, 312 S., 59 s/w-Fotos, 143 s/w-Zeichnungen, Pappband. **DM 58,–**/S 460.–

Heimcomputer-Bastelkiste
Messen, Steuern, Regeln mit C 64-, Apple II-, MSX-, TANDY-, MC-, Atari- und Sinclair-Computern. (4309) Von G. A. Karl, 256 S., 160 Zeichnungen, kart. **DM 39,–**/S 319.–

Drucker und Plotter
Text und Grafik für Ihren Computer. (4315) Von K.-H. Koch, 192 S., 12 Farbtafeln, 5 s/w-Fotos, kart. **DM 39,–**/S 319.–

Textverarbeitung mit Home- und Personal-Computern
Systeme – Vergleiche – Anwendungen. (4316) Von A. Görgens, 128 S., 49 s/w-Fotos, kart. **DM 29,80**/S 239,–

Software

Maschinenschreiben
In 10 Tagen spielend gelernt. Von Bernhard Hoppius. (7008) Diskette für den C 64 und C 128 PC. **DM 49,80** (unverb. Preisempf.), (7009) für IBM + kompatibel, **DM 79,–** (unverb. Preisempf.), (7010) für Schneider CPC 464, 664, 6128, **DM 69,–** (unverb. Preisempf.)

The Grammar Master
Englische Grammatik üben und beherrschen. (7002) C 64-Diskettenversion, **DM 49,80**

Lernhilfen

Deutsch für Ausländer im Selbstunterricht Ausgabe für Jugoslawen
(0261) Von I. Hladek und E. Richter, 132 S., 62 Zeichnungen, kart. **DM 9,80**/S 79.–

Deutsch – Ihre neue Sprache. Grundbuch (0327) Von H.-J. Demetz und J. M. Puente, 204 S., mit über 200 Abb., kart. **DM 14,80**/S 119.–

Glossar Italienisch (0329) Von H.-J. Demetz und J. M. Puente, 74 S., kart. **DM 9,80**/S 79.–

In gleicher Ausstattung:
Glossar Spanisch (0330) **DM 9,80**/S 79.–
Glossar Serbokroatisch (0331) **DM 9,80**/S 79.–
Glossar Türkisch (0332) **DM 9,80**/S 79.–
Glossar Arabisch (0335) **DM 9,80**/S 79.–
Glossar Französisch (0337) **DM 9,80**/S 79.–

Das Deutschbuch
Ein Sprachprogramm für Ausländer, Erwachsene und Jugendliche.
Autorenteam: J. M. Puente, H.-J. Demetz, S. Sargut, M. Spohner.

Grundbuch Jugendliche (4915) Von Puente, Demetz, Sargut, Spohner, Hirschberger, Kersten, von Stolzenwaldt, 256 S., durchgehend zweifarbig, kart. **DM 19,80**/S 159.–

Grundbuch Erwachsene (4901) Von Puente, Demetz, Sargut, Spohner, 292 S., durchgehend zweifarbig, kart. **DM 24,80**/S 198.–

Arbeitsheft
zu Grundbuch Erwachsene und Jugendliche. (4903) Von Puente, Demetz, Sargut, Spohner, 160 S., durchgehend zweifarbig, kart. **DM 16,80**/S 139.–

Aufbaukurs (4902) Von Puente, Sargut, Spohner, 232 S., durchgehend zweifarbig, kart. **DM 22,80**/S 182.–

Lehrerhandbuch Grundbuch Erwachsene (4904) 144 S., kart. **DM 14,80**/S 119.–

Lehrerhandbuch Grundbuch Jugendliche (4929) 120 S., kart. **DM 14,80**/S 119.–

Lehrerhandbuch Aufbaukurs (4930) 64 S., kart. **DM 9,80**/S 79.–

Glossare Erwachsene:
Türkisch (4906) 100 S., kart. **DM 9,80**/S 79.–
Englisch (4912) 100 S., kart. **DM 9,80**/S 79.–
Französisch (4911) 104 S., kart. **DM 9,80**/S 79.–
Spanisch (4909) 98 S., kart. **DM 9,80**/S 79.–
Italienisch (4908) 100 S., kart. **DM 9,80**/S 79.–
Serbokroatisch (4914) 100 S., kart. **DM 9,80**/S 79.–
Griechisch (4907) 102 S., kart. **DM 9,80**/S 79.–
Portugiesisch (4910) 100 S., kart. **DM 9,80**/S 79.–

Polnisch (4913) 102 S., kart. **DM 9,80**/S 79.–
Arabisch (4905) 100 S., kart. **DM 9,80**/S 79.–

Glossare Jugendliche:
Türkisch (4927) 104 S., kart. **DM 9,80**/S 79.–
Italienisch (4932) Von A. Baumgartner, 104 S., kart. **DM 9,80**/S 79.–
Spanisch (4933) Von M. Weidemann, 104 S., kart. **DM 9,80**/S 79.–
Serbokroatisch (4934) Von M. Vuckovic, 104 S., kart. **DM 9,80**/S 79.–
Griechisch (4936) Von Dr. G. Tzounakis, 112 S., kart. **DM 9,80**/S 79.–

Tonband Grundbuch Erwachsene (4916) Ø 18 cm. **DM 125,–**/S 1.000.–
Tonband Grundbuch Jugendliche (4917) Ø 18 cm. **DM 125,–**/S 1.000.–
Tonband Aufbaukurs (4918) Ø 18 cm. **DM 125,–**/S 1.000.–
Tonband Arbeitsheft (4919) Ø 18 cm. **DM 89,–**/S 712.–

Kassetten Grundbuch Erwachsene (4920) 2 Stück à 90 Min. Laufzeit. **DM 39,–**/S 319.–
Kassetten Grundbuch Jugendliche (4921) 2 Stück à 90 Min. Laufzeit. **DM 39,–**/S 319.–
Kassetten Aufbaukurs (4922) 2 Stück à 90 Min. Laufzeit. **DM 39,–**/S 319.–
Kassette Arbeitsheft Grundbuch (4923) 60 Min. Laufzeit. **DM 19,80**/S 159.–

Overheadfolien Grundbuch Erwachsene (4924) 60 Stück **DM 159,–**/S 1.270.–
Overheadfolien Grundbuch Jugendliche (4925) 59 Stück. **DM 159,–**/S 1.270.–
Overheadfolien Aufbaukurs (4931) 54 Stück. **DM 159,–**/S 1.270.–
Diapositive Grundbuch Erwachsene (4926) 300 Stück. **DM 398,–**/S 3.184.–
Bildkarten
zum Grundbuch Jugendliche und Erwachsene. (4928) 200 Stück. **DM 159,–**/S 1.270.–

Arbeitshefte für ausländische Jugendliche in der Berufsvorbereitung
Fachsprache im projektorientierten/fachübergreifenden Unterricht Metall 1
(4937) Von S. Sargut, M. Spohner, 96 S., 30 Farbfotos, 100 Zeichnungen, kart. **DM 14,80**/S 119.–

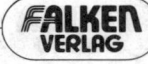

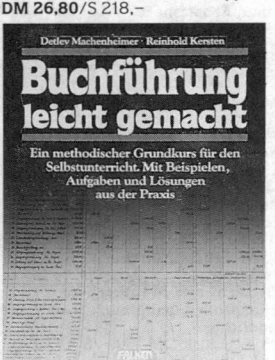
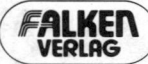